冷空气对心脑血管疾病的影响及其机制研究

张书余　牛静萍　罗斌　王宝鉴　著

气象出版社
China Meteorological Press

内 容 简 介

本书系统介绍了冷空气对心脑血管疾病的影响及其机制研究的成果，第一章论述了全球心脑血管疾病流行现状；第二章统计研究了兰州、张掖和平凉三地区气象要素与心脑血管疾病的关系；第三章研究了冷空气对人群心脑血管疾病的影响；第四至九章系统介绍了模拟冷空气对高血压和健康大鼠心脑血管疾病的影响研究；第十章对研究进行了总结，并给出了防御对策。本书可供从事人类生物气象研究的科技工作者、高等院校相关专业师生学习参考。

图书在版编目(CIP)数据

冷空气对心脑血管疾病的影响及其机制研究 / 张书余著. —北京：气象出版社，2013.12(2015.8 重印)

ISBN 978-7-5029-5854-1

Ⅰ. ①冷… Ⅱ. ①张… Ⅲ. ①冷气团—影响—心脏血管疾病—研究②冷气团—影响—脑血管疾病—研究 Ⅳ. ①R54②R743

中国版本图书馆 CIP 数据核字(2013)第 287401 号

Lengkongqi dui Xinao Xueguan Jibing de Yingxiang Jiqi Jizhi Yanjiu

冷空气对心脑血管疾病的影响及其机制研究

张书余 牛静萍 罗斌 王宝鉴 著

出版发行：气象出版社

地　　址：北京市海淀区中关村南大街 46 号　　**邮政编码**：100081

总 编 室：010-68407112　　**发 行 部**：010-68409198

网　　址：http：// www. qxcbs. com　　**E-mail**： qxcbs@cma. gov. cn

责任编辑：张锐锐　　**终　　审**：汪勤模

封面设计：易普锐　　**责任技编**：吴庭芳

印　　刷：北京京华虎彩印刷有限公司

开　　本：787 mm×1092 mm　1/16　　**印　　张**：16.5

字　　数：420 千字

版　　次：2013 年 12 月第 1 版　　**印　　次**：2015 年 8 月第 2 次印刷

定　　价：68.00 元

序

据世界卫生组织统计，2008年全球有超过1700万人死于心血管疾病，而且预测在2030年这个数字将超过2300万。世界银行最近在北京发布的《创建健康和谐生活：遏制中国慢性病流行》报告显示，心血管疾病等慢性疾病占我国死亡人数的比例大于80%，占国家疾病总负担的68.6%。卫生部心血管病防治研究中心于2011年发布的《中国心血管病报告2010》称，目前我国约有2.3亿人患冠心病、脑卒中、心力衰竭和高血压等心血管病，报告同时揭示我国死于心血管病者每年近300万人，城乡居民的心血管病发病和死亡率较之以往仍呈增长趋势。作为一类多种因素综合作用的疾病，其发生和发病往往也与环境因素密切相关。工业革命除给人类带来经济和社会的发展外，其对人类生活的自然环境也带来了许多负面的影响，其中较显著的就是造成了严重的环境污染，而这些污染和改变也对人体的健康产生了严重的危害。研究发现，在冬季和夏季都出现了心血管疾病的高峰。时间序列分析时发现，心血管疾病与气温的关系有“V”“U”“J”三种形状，取决于不同的地区及不同的研究。说明气温过高或者过低都会引起心血管疾病的增加。极端天气事件如热浪或者寒潮中，研究者也都发现心血管疾病的发生高过平均。由此可见，天气事件与心血管疾病事件密切相关。

本书系统讨论了心血管疾病与冷空气的关系，揭示了冷空气对心血管系统的影响及造成血压升高的机理；揭示了心血管疾病危险随着冷空气级别的升高而增加；研究出了不同级别冷空气对心血管疾病危害程度的评价公式。此书的出版极大丰富了人类生物气象学的内涵，为气象部门发布医疗气象预报提供了理论支撑，提醒老年人及心血管病人应根据冷空气强度采取足够的保暖措施并减少接触冷空气的机会；也为各医疗机构根据冷空气级别采取相应的服务措施提供了科学依据，尤其是增加急救科室人员和心血管疾病药品配置等，最大限度地减少由于冷空气影响造成的心血管疾病病人的增多和死亡率的提高。

秦大河*

2013年8月26日

---

* 秦大河，中国科学院院士，中国人民政治协商会议全国委员会人口资源环境委员会副主任。

前 言

据世界卫生组织及中国卫生部相关报告，心脑血管疾病致死占总死亡人数的三分之一，中国每年死于该病人数约三百万。人类健康往往受到如经济、文化、环境等诸多因素的综合影响，天气条件是自然环境中变化最多、最快、最显著的因子，它们在为人类提供必要生存条件的同时，其变化又常常引起多种疾病的发生。有研究表明，心脑血管疾病的突发以及心脑血管病人的死亡与环境温度的剧烈变化密切相关。冷空气的活动以及高温炎热天气的持续都会导致患病率和死亡率明显上升，其中冷空气活动对病人的影响更加突出。甘肃省地处中国北方，气候类型复杂，天气多变，昼夜温差较大，它是西方和西北方冷空气东移南下的必经要道，每年影响中国的强冷空气约95%会从甘肃省经过。恶劣的天气条件对当地人民生活和身体健康造成很大影响，尤其是对心脑血管疾病患者带来更大的威胁。已有研究表明，冷空气活动会导致心脑血管疾病发病率及死亡率的上升，但其致病机制尚缺乏充分的实验证明和深入的探讨研究。本书以新医学目标“预防疾病、减轻疾病痛苦”为宗旨，综合利用人类生物气象学、人群流行病学及毒理学实验等手段，分析了中国北方不同类型城市心脑血管疾病发病率和死亡率与冷空气活动的关系；针对特定人群采用心脑血管敏感指标研究强冷空气活动对心脑血管疾病的损害作用；在人工模拟气象条件下观察强冷空气对大鼠血管内皮素收缩因子、凝血四项、肾上腺皮脂素等指标的影响机理。通过人群和动物实验两方面论述了强冷空气活动对心脑血管疾病的影响及其作用机制，为深入开展心脑血管疾病气象预警及疾病预防奠定基础，探索中国人类生物气象科学发展的新途径。

本书是国家自然基金项目“冷空气对心脑血管疾病的影响及其机制研究”的主要研究成果。感谢兰州中心气象台和中国气象局兰州干旱气象研究所提供的研究平台支持。周骥、马守存参加了实验室的建设及大鼠、小鼠等动物实验标准的研制等科学实验工作；黄玉霞、许东蓓、李晓霞等参加了张掖野外实验强冷空气预报等工作；阮烨、赵娜娟、张莉、张秉玲、董芳燕、孟军亮、张晶晶、张慧慧、闫兵、李乃荣等参加了张掖冷空气活动对人群心脑血管疾病影响的野外实验及研究工作。感谢他们对此科研成果做出的贡献。

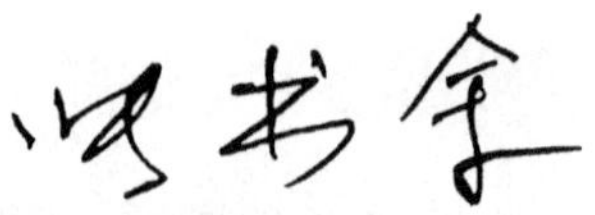

2013年8月26日

目　录

第 1 章

中外同类研究现状

心血管疾病是全球范围的疾病，在全世界均有发生，应用现代影像技术在 3500 年前的埃及木乃伊身上就发现了导致心脏病和脑中风的动脉硬化的痕迹，说明古埃及上层社会的中老年人群中，心血管疾病就已经存在了。

1.1 全球心脑血管疾病流行现状及防治进展

1.1.1 全球心血管病的流行现状和趋势

据世界卫生组织报告[1,2]，20 世纪初期全球心血管疾病死亡率占总死亡率的 10%以下，而 21 世纪初期心血管疾病死亡率已占发达国家的近 50%，发展中国家的 25%。据最新研究表明，全球大约 1/3 的人死于心血管疾病，它已经跃居死因的第一位，心血管病每年导致 1900 万人死亡。每年有 760 万人死于心脏病，570 万人死于脑卒中。

图 1.1 是 2008 年全球 30～70 岁人群死于 NCD(心血管病)的比例分布，全世界总死亡人口中的 63%，约 3600 万人都是由非传染性疾病造成的，这比包括艾滋病、结核病和疟疾在内的所有传染病，加上妊娠和分娩疾患以及营养不良所导致的死亡人数的总和还要多 1 倍。每年死于心血管疾病的人数多于任何其他死因。每年有 940 万例死亡，或所有死亡数的 16.5%可

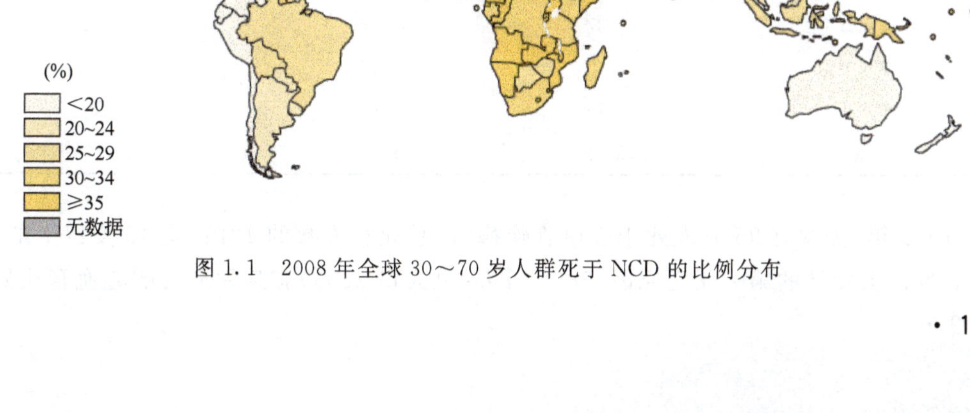

图 1.1 2008 年全球 30～70 岁人群死于 NCD 的比例分布

能由高血压造成,这包括51%因中风造成的死亡以及45%因冠心病造成的死亡,这一比率随年龄增长,在二三十岁的人中占十分之一,在50多岁的人中占二分之一。心脑血管疾病不仅是危害人类健康的主要疾病,更是目前和未来20年内人类致死、致残的"头号杀手",是一场对健康和社会、最重要的是给国家经济带来的灾难。80%的死亡病例都出现在中低收入国家。图1.2是1980—2008年全球不同区域25岁以上人群血压趋势,高血压流行率最高的是非洲的一些低收入国家,在非洲许多国家中有超过40%的成年人被认为患有高血压。

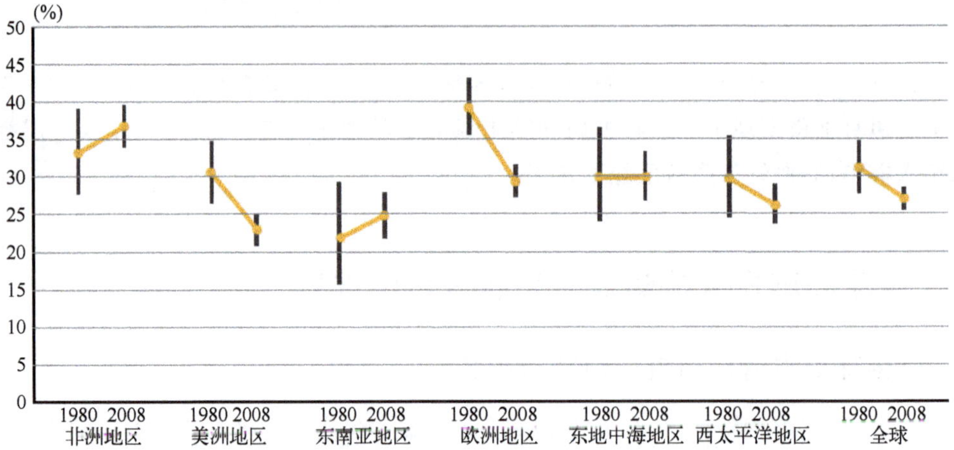

图1.2 1980—2008年全球不同区域25岁以上人群血压趋势

1985—1992年,最大冠心病年下降率(6%~7%)见于以色列的男性以及法国的女性,美国居中(4%),在波兰和罗马尼亚则呈上升趋势,中风死亡率在澳大利亚、意大利和法国的下降最多(8%~9%),美国下降了3%。若不采取行动,预计到2030年,非传染性疾病的流行将导致5200万人死亡;死于心血管疾病(主要是心脏病和中风)的人数将增加至2330万人,表1.1是1990年世界主要死因构成,发达国家心血管疾病死亡率为47.47%,居单个死因首位,灾难性的治疗支出将把数百万人推向贫困。

表1.1 1990年世界主要死因构成(%)

死因排序	发达国家	发展中国家	全球
心脑血管病	47.47	16.88	23.89
恶性肿瘤	21.15	7.01	10.25
慢性障碍肺病	3.41	6.49	5.79
传染病和寄生虫	4.37	44.16	35.04
损伤与中毒	7.60	6.75	6.95
围产期死亡	0.79	9.09	7.19
其他	15.21	9.62	10.89

1995年,美国有96万人死于心血管疾病,占总死亡人数的42%,是45岁以上的男性和65岁以上女性的第一死亡原因,5800万人(总人口20%)有某种形式的心血管疾病,冠

心病纽约最高，新墨西哥最低，加利福尼亚位列于第 28 位；中风死亡率，南卡罗莱纳州最高，纽约最低，加利福尼亚位列于第 28 位；1998 年因冠心病造成的经济花费估计达到 27.4 亿美元。

在不同的国家，有 25%～45%的死亡是由于心血管疾病造成的，心血管疾病死亡率中（每 10 万人），男性中俄罗斯最高（1310 人），日本最少为 201 人，女性中最高为俄罗斯（581 人），最低为法国仅为 84 人，美国男女性均位列于第 16 位，分别为 413 人和 201 人。

世界银行预测在 40 岁以上的人群中，包括心血管疾病（心肌梗死、脑卒中）、慢性阻塞性肺病（慢阻肺）、糖尿病以及肺癌在内的慢性非传染性疾病（慢病）患者人数未来 20 年内将增长 2 倍，甚至 3 倍。慢病的快速增长主要集中在未来 10 年。中国的心血管病死亡率高于日本和欧美发达国家，脑卒中死亡率是日本、美国和法国的 4～6 倍。

1.1.2　全球心血管疾病防治进展

大多数非传染性疾病其实都是可以预防的。如果采取的措施得当，其中半数以上是可以避免的。制定和加强预防非传染性疾病的政策及规划，并实施针对全民以及个人的促进健康生活方式的综合干预措施（如限制烟草和酒精饮料广告、通过立法禁止在公共场所吸烟、降低食品中的含盐量、控制“垃圾食品”的市场营销等）；同时应加强有关预防和治疗慢性病知识的宣传普及工作，帮助高危人群改善生活质量。

20 世纪 60 年代，以 Framingham 为代表的研究小组就开始对冠心病的危险因素进行研究，运用回归、判别和生存分析等方法，通过大规模前瞻性的队列研究发现：吸烟、总胆固醇水平、血压、心电图异常、体能锻炼、心理因素、女性停经、高密度脂蛋白胆固醇、左心室肥大等对心血管疾病的发病有重大影响，是心脑血管疾病发病的危险因素，并在此基础上建立了冠心病预测模型，开发出了更适于临床应用的简易评估工具。美国国家环境预报中心（NCEP）、美国高血压教育计划（NHBPEP）也把控制血脂、血压水平作为预防冠心病的一个目标，并根据 Framingham 的绝对危险度调整了临床治疗指南，目前大多数研究结果都集中于对危险因素水平和数量的调整，而现代计算机技术和数据统计水平的提升，使预测方法学改进成为可能。

由于率先推行了类似的举措，澳大利亚、加拿大、英国、美国等发达国家已经取得了令人注目的成绩，其心脏病致死病例在 1970—2000 年显著减少，最成功的国家下降了 70%之多。美国自 20 世纪 40 年代起冠心病死亡率持续升高，1968 年冠心病死亡率高达 336.5/10 万；此后政府重视预防，主抓控制胆固醇、降压和戒烟；到 2000 年冠心病死亡率下降了 50%，其中危险因素控制的贡献率最大，全人群胆固醇水平下降 0.34 mmol/L，收缩压下降 5.1 mmHg（1 mmHg=0.133 kPa），吸烟量下降 11.7%，对死亡率下降的贡献率分别为 24%、20%和 12%。二级预防和康复的贡献率为 11%，三级预防为 9%，血运重建仅为 5%。西欧各国近 30 年来因加强心血管危险因素的控制，冠心病死亡率平均下降 20%～40%。欧美发达国家的经验表明，一级预防对降低冠心病发病率和死亡率至关重要。

世界卫生组织 2005 年向公共卫生界提出了新的全球目标，即在今后 10 年中，将慢性病死亡率在现有趋势基础上每年再降低2%。这样，到2015年，将有至少3600万人能够免于因罹患慢性病而过早地死亡。这些被挽救的生命同时将为国民经济增长带来可观的效益，尤其是处于发展中和转型期的新兴经济体。据世界卫生组织估算，实现全球目标将为中国、俄罗斯和印度分别带来360亿、200亿和150亿美元的累计经济效益。世界卫生组织在日内瓦发布了《心血管疾病风险评估及管理袖珍指南》(《指南》)，使用英、法、俄、中、西班牙和阿拉伯语等6种联合国语言在全球发布。《指南》列出了6个风险指标，帮助医务工作者对心脏病和中风的风险进行评估，并提出治疗建议。这是世界上第一个在全球范围使用的心血管疾病风险评估《指南》。

1.2 中国心脑血管疾病流行现状及防治进展

中国是一个发展中国家，1970年前心血管病有危害但不明显，近30年来，中国心血管病发病的危险因素持续增长，心血管病发病率和死亡率居高不下，心血管病负担加重，成为重要公共卫生问题[3]。加强心血管病防治刻不容缓。由于中国人口基数庞大，不仅心脑血管病的患病率、新发病率及死亡率的相对数处于较高上升水平，而且其人群绝对数量也是可观的。

1.2.1 中国心血管疾病的现状和流行趋势

(1)心血管病患病人数：总体上看，中国人群心血管病(心脏病、脑卒中)的发病率和死亡率呈持续上升阶段。2011年估计全国心血管病患者2.3亿人，其中高血压2亿人，脑卒中至少700万人，心肌梗死200万人，心力衰竭420万人，肺心病500万人，风湿性心脏病250万人，先天性心脏病200万人。每5个成年人中有1人患心血管病。

(2)心血管病死亡率：如图1.3所示，全中国每年死于心血管病350万人，占总死亡原因的41%，居各种死因的首位。中国人总死亡中，5个人中有2个人死于心血管病，中国每天因心血管病死亡9590人；估计每小时因心血管病死亡400人；每10 s因心血管病死亡1人。2009年中国城市居民冠心病死亡率94.9/10万人，农村71.27/10万人。城市居民脑卒中死亡率126.3/10万人，农村152.1/10万人。农村居民心血管病死亡率增加速度高于城市居民。

(3)心血管病死亡率及死因构成：图1.4是中国城市居民心血管病死亡率，从2006年开始有一个明显的上升。心血管病死亡率居较高水平，全中国2010年心血管病死亡率仍居首位，高于肿瘤及其他疾病，城乡居民主要疾病死亡构成比中，心血管疾病占首位。

(4)现状特征：中国心血管病流行现状具有如下的特点：①心血管病的发病率和死亡率迅速增长，②心血管病发病和死亡有明显的地区差异，③目标人群转向中青年，④农村心血管病死亡率已不低于城市。

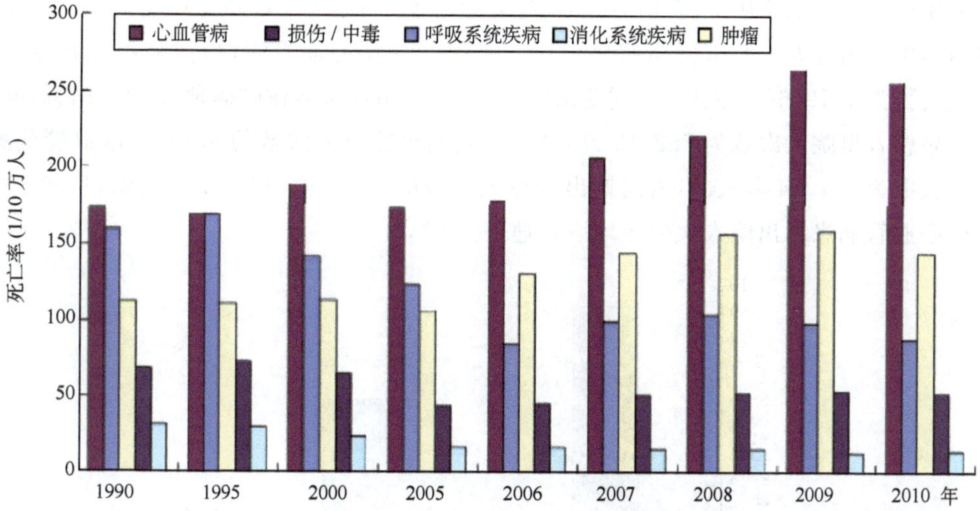

图 1.3　1990—2010 年中国农村居民主要疾病死亡率变化

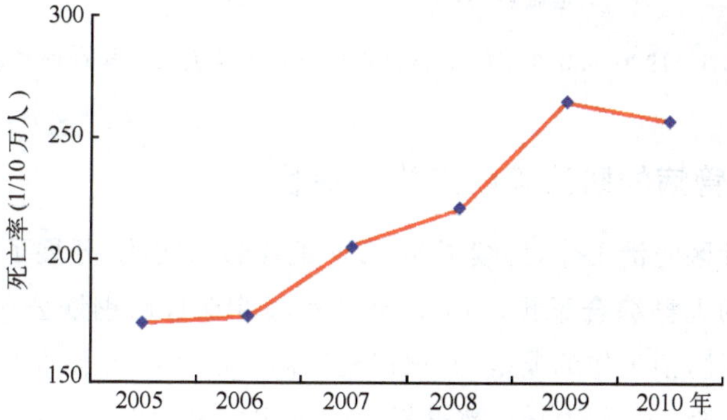

图 1.4　2005—2010 年中国城市居民心血管病死亡率变化

(5)中国医院心血管病患者出院总人次数及其变化趋势：如图 1.5 所示，1980—2010 年间，中国心血管病(包括脑血管病)患者出院人次数年平均增长速度为 9.54%，快于同期出院总人次数(包括所有住院病种)的年平均增长速度(6.00%)。其中，心血管病各病种年平均增长速度排位分别为脑梗死(12.12%)、缺血性心脏病(11.37%)、颅内出血(10.58%)、急性

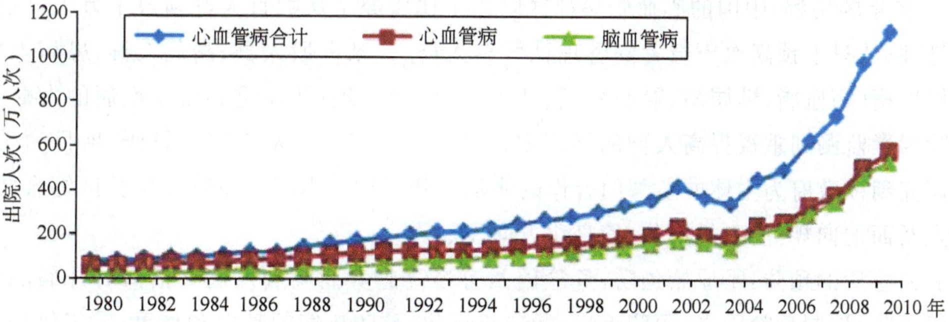

图 1.5　1980—2010 年中国心血管病患者出院人次数变化趋势

心肌梗死(8.92%)、高血压(7.87%)、高血压性心脏、肾脏病(4.95%),而风湿性心脏病(1.14%)患者出院人次数未发生明显变化。2010 年中国心血管病(包括脑血管病)患者出院总人次数为 1119.69 万人次,占同期出院总人次数(包括所有住院病种)的 11.81%;其中,心血管病患者出院人次数为 582.15 万人次,占同期出院总人次数的 6.14%;脑血管病患者出院人次数为 537.54 万人次,占同期出院总人次数的 5.67%。如图 1.6 所示,1980—2010 年中国心血管病患者出院人次数年均增长速度为 9%。

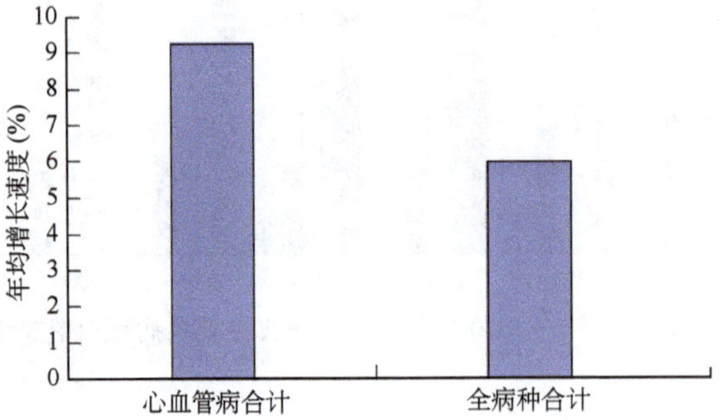

图 1.6 1980—2010 年中国心血管病患者出院人次数年均增长速度

1.2.2 中国心血管病的防治策略措施及现状

中国心血管病社区防治工作,持续了 40 多年的探索与实践,开展了以社区为基础,以高血压防治为突破口的人群综合干预。1969 年阜外医院在首都钢铁公司建立的第一个人群防治基地是功能社区防治工作的典范,开展以控制高血压为切入点的人群防治工作,结果使脑卒中发病率明显下降(下降 50%),被世界卫生组织定义为"首钢模式"。20 世纪 70 年代以来各地陆续建立了一批以行政地域社区为基础的人群高血压防治基地和心脑血管疾病综合防治示范区,1997 年起在北京、天津、上海、浙江等 24 个省、自治区、直辖市开展了慢性病综合防治示范点工作,社区人群防治工作在不断的探索中前行,并取得明显成效。2009 年中国推出医疗改革新政策,第一次将高血压和糖尿病社区防治工作纳入国家基本公共卫生服务内容,真正在全国层面上开展人群防治工作。

40 多年的历程,中国的心血管病社区防治工作历经了从数百人群到数十万人群的综合干预管理;从只干预高血压患者到管理社区全人群(包括一股人群、高危人群、患病人群)及多种慢性病(高血脂、糖尿病、冠心病、脑卒中等)综合管理;从注重心血管疾病的发病、死亡和危险因素监测到重视提高人群的知晓率、治疗率和控制率;从专家以科研、项目为手段的示范研究到以政府为主体的多部门合作的防治工作管理。中国心血管疾病社区综合防治逐步由点及面地向规范化、规模化、信息化方向发展。

心血管病的预防:①原始预防,危险因素有增高趋势而疾病发病率很低时开展的预防;②一级预防,控制危险因素,预防疾病;③二级预防,预防疾病的复发和加重;④三级预防,控制疾病的发展,减少死亡。

心血管疾病的一级预防是指消除或减少致病危险因素，降低发病可能性，可通过人群策略和高危策略的双向策略实现。前者是指降低整个人群的心血管病危险因素水平，减少个体发病概率，降低人群发病率；后者是指识别、评价并干预具有危险因素的高危个体，减少其发病风险。一级预防要求采取综合性的社会卫生措施，针对危险因素提出经济有效的干预办法，做好环境保护，改善卫生设施，树立良好的行为生活方式。二级预防就是通过各种途径早期检出和诊断心血管病患者，采用药物和非药物手段预防病情发展以及并发症的发生。二级预防的有效实施涉及两方面：提高医生的诊治水平和改善患者的依从性。三级预防主要是指针对发病后期的心血管病患者开展合理、适当的康复治疗措施，防止病情恶化，预防严重并发症，防止伤残，尽量延长有活力的健康的期望寿命。对已丧失劳动能力或伤残者进行康复治疗，开展功能性及心理康复指导，建立社会康复组织，开展家庭护理和社会伤残服务，使患者尽量恢复生活和劳动能力，克服孤立感和社会隔离感，减少身心痛苦，提高生活质量。

在多年大量人群心血管病流行病学数据基础上，近年来中国与国际协作，整合人口统计学、人群监测到的心血管病的危险因素水平和变化、人群心血管病的发病死亡数据、防治措施的疗效研究、医疗水平及变化等多元数据建立数学模型，评估人群心血管病变化的影响因素，预测心血管病变化趋势。其中由中国医学科学院阜外心血管病医院和首都医科大学附属北京安贞医院——北京市心肺血管疾病研究所与美国哥伦比亚大学合作完成的中国冠心病政策模理(Coronary HeartDiscasc Policy Modc1－China)是目前中国心血管病发病预测模型中功能最全面的一个模型。该模型基于马尔科夫(Markov)原理结合中国的大规模、代表性好的调查数据进行构建，不仅可以根据目前国家人口学数据和心血管病危险因素水平预测不同类型心血管病的发病和死亡情况，还能对各类心血管疾病一级预防、急性期治疗(发病 30 天内)和二级预防的不同治疗措施和策略的成本和效益进行评价。在模型构建过程中开展了多省市心血管病队列研究，亚洲心血管病国际合作研究、全中国高血压调查流行病学随访研究及中国莫尼卡研究和全球负担研究等。

自 20 世纪 70 年代开始，心脑血管疾病的治疗经历了从经验医学到循证医学的转变，治疗水平不断提高。药物是临床治疗的主要选择，心脑血管药物在 20 世纪 80—90 年代经历了研发的高峰，疗效、安全性、耐受性得到提高；同时，一些治疗性器械在临床上发挥了越来越大的作用，如针对冠心病的支架介入和抗心律失常的导管消融、除颤器、起搏器植入等，使治疗方案不断优化。这些进步大大提高了对心脑血管疾病的治疗效果。

图 1.7 是中国大陆 2003—2010 年心脏外科手术量逐年变化，呈明显上升趋势。其中中国大陆 2010 年心脏外科手术总量为 170491 例；其中体外循环手术量(On-Pump)为 136697 例。

与 2004 年相比，中国 2008 年脑血管和缺血性心脏病标准化死亡率呈现下降趋势。高水平或高比例的心血管疾病的危险因素及不健康生活方式及行为的普遍存在及上升趋势，预示着人群具有心血管疾病的高发病率；与下降的死亡率相结合，预示着人群存在着高患病率，尤其在城市人群中。从表 1.2 看出中国人群高血压患者知晓率、治疗率和控制率很低，

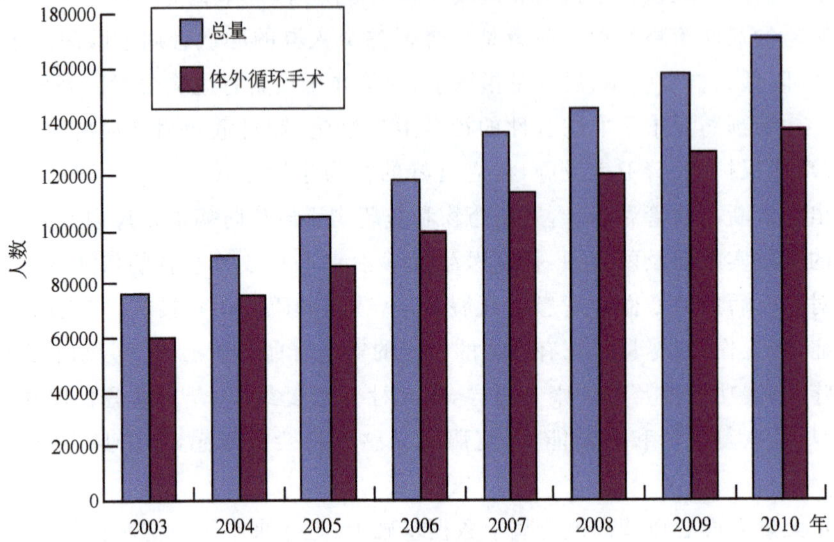

图 1.7 中国大陆 2003—2010 年心脏外科手术量

因此，国家更要进一步强化心脑血管疾病的一级或初级预防，尤其是农村地区。强化心脑血管疾病的一、二级预防，尤其是一级预防，将为中国人均健康寿命的提高做出实质性贡献。

表 1.2 1991 和 2002 年中国人群高血压患者知晓率、治疗率和控制率(%)

年份	知晓率	服药率	控制率
1991 年	26.3	12.1	2.8
2002 年	30.2	24.7	6.1

1.2.3 中国人群心血管病发病和死亡的未来变化趋势

在 40 岁以上的人群中，包括心血管疾病(心肌梗死、脑卒中)、慢性阻塞性肺病(慢阻肺)、糖尿病以及肺癌在内的慢性非传染性疾病(慢病)患者人数未来 20 年内将增长 2 倍，甚至 3 倍。慢病的快速增长主要集中在未来 10 年。

据估计，2010 年中国至少有 5.8 亿人具有一种以上的与慢病有关的危险因素，其中 70%～85%发生在 65 岁以下的人群。到 2030 年，如果不加以控制，生活方式和营养危险因素将使中国的慢病负担增长 50%，人口迅速老龄化则可能使中国慢病负担增加 40%。

在过去的 20 世纪，人类在心血管疾病的防治取得了重大的进展。特别是近 20 年来，各种新药、新技术、新疗法相继开发应用，心血管流行病学、影像学和基因诊断治疗技术的发展，都为人类健康做出了巨大贡献。心血管介入诊疗技术和循证医学的兴起，更开创了心血管疾病防治的新纪元。但是，由于工业化水平的提高和人们对高质量生存环境的依赖，高血压、冠状动脉粥样硬化性心脏病(冠心病)、糖尿病以及脂代谢紊乱等严重威胁人类健康的慢性疾病并没有得到有效的控制，某些新技术在发展和普及的同时又带来一些更为棘手的新问题，在 21 世纪里，人类在心血管疾病的防治领域仍然任重道远。

1.3　冷空气对心脑血管疾病的影响及其机制研究的目的

综上所述，心血管疾病是目前引起全球人群死亡最主要的疾病已是不争的事实，心血管疾病，是一系列心血管疾病和脑血管疾病的总称，主要包括冠心病、中风、高血压等。作为一类多种因素综合作用的疾病，其发生和发病往往也与环境因素密切相关。工业革命除给人类带来经济和社会的发展外，其对人类生活的自然环境也带来了许多负面的影响。其中较显著的就是其造成了严重的环境污染，而这些污染和改变也对人体的健康产生了严重的危害。研究发现，工业产生的有害气体（如 NO、SO_2 等）和颗粒物（如 $PM_{2.5}$）能增加心脑血管疾病的发病率和死亡率[4,5]。此外，过量的温室气体的排放也加剧了全球气候变化，如全球气候变暖及极端天气气候事件（如暴雪、寒潮等）的增多。这些变化都被认为能够引起心血管疾病事件的增多。从季节上看，冬季和夏季都出现了心血管疾病事件发生的高峰。时间序列分析时发现心血管疾病与气温的关系有“V”“U”“J”三种形状，取决于不同的地区及不同的研究[6~8]。说明气温过高或者过低都会引起心血管疾病事件的增多。极端天气事件如热浪或者寒潮过程中，都发现心血管疾病事件的发生高过平均水平。由此可见，天气事件与心血管疾病事件密切相关。

1.3.1　心血管疾病与寒冷天气

不同的心血管疾病对低温和高温的刺激敏感性不同，低温更易引起心肌缺血、急性心梗及脑卒中等[9,10]，而高温更易引起充血性心衰并可能导致死亡[11,12]。

1.3.1.1　心梗与低温刺激

心肌梗死主要发生在较冷的季节，包括死亡和发病。Merchant 等发现伦敦心肌梗死入院率在冬季最高[13]。匈牙利急性心肌梗死发病率在春季最高，而且与气温成反比[14]。美国 Olmsted 的心肌梗死死亡量在冬季明显高于夏季[15]。研究人员同样得出韩国大邱市急性心肌梗死在冬季的入院率高于其他季节[16]。新西兰研究者利用 Waikato 医院 1998—2007 年 3569 例病人的数据发现 ST 抬高的心肌梗死在冬季最高显著高于夏季[17]。尽管如此，纽约老年心肌梗死病人人群（平均年龄 81±8 岁）中心衰死亡率在冬、夏季明显高于春、秋季[18]。也有研究发现心肌梗死发病率没有季节差异，但在气温低于 16℃时最高[19]。随着气温的下降，心肌梗死事件发生率增加。日本鹿儿岛急性心肌梗死的发病率也与气温成反比，当天气温越低，急性心肌梗死发病率越高[20]。在意大利佛罗伦萨气温每降低 10℃，心肌梗死日入院率增加 19%[21]，这并不包括初始温度。自 24℃开始，气温每降 1℃，急性心肌梗死入院率在香港增加 3.7%，在台北增加 2.6%，而在高雄则增加 4.0%[22]。除了与温度的相关，研究也认为，气压的变化也与心肌梗死的发生有关。如气压变化 10 hPa 伴随心肌梗死增加 12%[23]。焚风、闪电、高气压，高气压变化梯度及大风天气均与心肌梗死的增多有关[24]。尽管如此，多数研究均认为气象因子里主要是气温变化与心肌梗死的发生关系最密切。此外，在极冷天气里，心肌梗死也均高于其他天气。如挪威 Tromso 的心肌梗死发病率随着气温的降低而升高，并在降雪天气有明显升高[25]。芬兰赫辛基市急性心肌梗死死亡率在极冷天气中最高[26]。

1.3.1.2 冠心病与低温刺激

冠心病作为受天气变化影响比较强烈的心血管疾病之一，也主要受到低温的影响比较明显。希腊研究人员发现急性冠脉综合征在早冬最高，类似的结果也出现在 Wolf 等的研究成果中[27,28]。随着气温降低，急性冠脉综合征将加重。台春市急性冠脉综合征急诊入院率与日均气温成反比，26.2℃以下，急性冠脉综合征入院增加 30%～70%，而且在日温差大于 8.3℃时增加 15%[29]。雅典日均气温每降低 1℃，急性冠脉综合征入院率增加 5%[30]。冷暴露后(铲雪)，有 35%人发生了急性冠脉综合征[31]。北京的研究人员发现极端寒冷和热浪天气都使得冠心病的死亡明显增加[32]。实验研究表明，冷刺激时，慢性心绞痛病人出现血流停止的概率是 50%，变异性心绞痛病人是3/4，而健康人是 1/12[33]。由此可见，低温对冠心病的影响显著。

1.3.1.3 脑卒中与低温刺激

脑卒中包括脑溢血和脑梗死，这两种疾病都与天气变化和季节更替有明显的关系。日本研究人员发现心源栓子性脑卒中在冬季的发病率大于夏季，而非心源性栓子性脑卒中却在夏季发生更高[34]。脑溢血和脑梗死大多出现在秋冬季节[35]。许多研究发现气温的变化与脑卒中的发生成负相关。随着温度的降低，脑卒中的入院率升高。香港研究人员发现气温在 8.3—31.8℃与脑溢血成负相关，气温每下降 1℃，其发病率增加 2.7%，而在 18℃以下，气温每降低 1℃，脑梗死发病率增加 1.6%[36]。相反，香港冬季气温每上升 1℃，脑梗死入院率下降 3%[37]。气温的下降不仅造成脑卒中发生率的增加，它更引起脑卒中死亡的增加。葡萄牙波尔图日最高气温每下降 1℃造成脑卒中死亡与脑卒中非死亡的比例增加 15.5%[38]。此外，24 小时内气变温化过大也会造成脑中风发生率的增加[39]。除气温外，湿度下降也伴随有脑中风的增加[40]。尽管如此，也有研究发现气温、湿度与脑卒中没有显著关联，而与气压的变化有关[35]。

1.3.1.4 血压与冷刺激

冷刺激作为刺激的一种，其能够引起血压的升高。流行病学研究表明，高血压发病率在冬季最高[41~45]。如 Pragya 等发现收缩压、舒张压同时满足高血压标准(收缩压≥140 mmHg，舒张压≥90 mmHg)时，冬季高血压的发病率是夏季的 1.9 倍。人群冬季的血压在冬季最高[45]。Gapon 等发现高血压病人在冬季(气温低于 4℃)平均收缩压为 140.5 mmHg，而在夏季(气温高于 22℃)为 135.5 mmHg，舒张压分别为 85 和 87.4 mmHg[42,46]。Woodhouse 等发现，冬季血压高于 160 mmHg 的人群数量是夏季的 4 倍[42]。在吸烟人群中也出现了相同的结论[47]。气温与血压成反比，气温越低血压越高。室内气温每下降 1℃，收缩压增加 1.3 mmHg，而舒张压增加 0.6 mmHg[42]。研究还发现最高血压出现在最冷天气[48]。除天气影响外，长期接触冷刺激的冰箱工厂工人血压明显高于对照组[49]。除气温外，研究还发现气团性质与血压也有关系，气旋与反气旋的天气突变会使血压升高[50]。

1.3.2　受寒冷影响心血管疾病人群、地区及时间特性

1.3.2.1　人群特性

Bhaskaran 等[51]发现气温下降时老年人群和冠心病人群的心肌梗死危险性增加大于其他人群。Swampillai 等也通过分析新西兰 Waikato 医院 3569 例心肌梗死病人的发病特征发现寒冷季节 70 岁以上人群发生心肌梗死的危险性更高[17]。尽管如此，仍有研究发现女性和年龄低于 65 岁的人群在寒冷天气中发生心肌梗死的危险性更高[16]。Tian 等[32]发现极端冷天气中女性和老年人群更易死于冠心病。在急性冠心病与气温相关性研究中同样也发现其更见于女性和老年人群[30]。但在寒冷与脑卒中的研究中，男性和老年人群更易受到寒潮的影响而发生脑卒中。在冬季或寒潮期间，高血压病更易出现在老年人群中。如 Charach 等[43]发现 65～75 岁的老年高血压病人更易受到季节变化的影响。研究还发现血压在冬季最高，年龄与收缩压的季节变化不相关，而与舒张压的季节变化有关，老年人群收缩压在冬季升高大于年轻人群[52]。在冷刺激实验中，老年人群(65±2 岁)血压升高幅度是年轻人群(25±1 岁)的 2 倍[53]。此外，高血压疾病人群更易受到寒冷天气的影响。Afanas 等[54]发现死于心血管疾病的人群中，有高血压病史的人群大于健康人群。研究还发现寒冷季节中自发性脑内出血的发病率在未治疗的高血压人群中为其他人群的 3 倍。高血压人群在冬季发生脑卒中和心肌梗死的危险性是夏季的 2 倍[43]。尽管研究对象、区域及具体气象因子在不同的研究中存在差异，但是所有的研究都能说明寒冷天气更易诱发老年人群及心血管疾病人群(如高血压病等)的心血管疾病。

1.3.2.2　地域及时间特性

气温变化对心血管疾病发病及死亡的影响有延迟效应。当日死亡可能与当日气温变化与之前数天的气温变化有关。冷刺激对心血管疾病影响的延迟效应一般为 1～30 d 不等，明显长于热刺激的影响(1～3 d)。一时间序列研究分析了心肌梗死入院率与冷刺激的影响，发现冷刺激的持续作用长达 1 个月[RR=1.14(1.03～1.25)/5℃↓][55]。澳大利亚学者研究表明：低温对心血管疾病死亡影响不是立即的，而是在一周后，并持续 2 周，明显不同于高温的影响(0～1 d)[56]。低温对心血管疾病死亡的影响有 2 周的延迟性，并且随着时间的延长而变弱[57]。日均气温每下降 1℃心肌梗死危险性在之后的 28 天内增加 2.0%，并且最大危险出现在2～7 d 后和 8～14 d 后[51]。香港当天或者前 4 天平均气温下降 1℃脑卒中入院率增大 2.7%[36]。寒潮的研究中，男性心血管疾病死亡的延迟时间是 2 d，而女性为 9 d，两性别的心血管疾病死亡延迟都随年龄的增高而延长[58]。

世界各国气温分布广泛，Barnett 等报道了进入 21 世纪来 24 个人类群体(21 个国家)不同的气温特点，气温下降伴随着疾病危险性增加[59]。但总体来说，平均气温较高的地区人群对寒冷天气更为敏感[60]。

1.3.3 可能机制

1.3.3.1 冷刺激对血压的影响

研究发现,寒冷天气引起高血压加重并诱发心血管疾病[41,61~68]。实验研究表明,冷刺激可以使得血压增高,目前的机制多见于冷刺激对交感神经系统、肾素血管紧张素系统、一氧化氮及血管内皮素-1 的影响。

(1)交感神经系统及肾素血管紧张系统

冷刺激后,大鼠血液和尿液中的 EPI 和 NE 水平增高[69~74]。这两个激素的增高将有利于血管的收缩并使得血压升高。研究发现,在阻止了交感神经系统或者去除双侧肾交感神经后,血压并不升高[71,73,74],因此,活化的交感神经系统可能是冷刺激导致血压升高的原因。此外,还发现冷刺激能增高血肾素活性和 ANG-Ⅱ的合成,揭示它能激活肾素血管紧张素系统[71,75]。研究发现,在抑制了肾素血管紧张素系统后(如减少肾素分泌、阻止 AT1 受体或者抑制血管紧张素Ⅰ合成酶)能够阻止或者减少血压的升高[71,76,77]。由此可见,肾素血管紧张素系统可能是冷致血压升高的主要原因。冷刺激下,去除了紧张素基因的大鼠血压升高延迟并减弱,虽然同时 EPI 有升高[78]。尤其,抑制交感神经系统后减少或者去除了冷刺激导致的肾素活性增高和血管紧张素系统的激活。由此可见,交感神经系统通过激活血管紧张素系统诱使血压升高[71,76,77]。

(2) 一氧化氮(NO)

NO 是重要的血管舒张物质,它参与了机体对血压和血管内皮功能的调控。研究发现,冷刺激后大鼠尿液和血液中的 NO 指标下降,这意味着冷刺激能够抑制 NO 的分泌[74,79,80]。在去除了血管紧张素基因后,NO 分泌恢复正常,说明在冷刺激下 NO 分泌的减少可能是由血管紧张素系统介导的[78]。通过病毒传递的 eNOS 基因能够增加 NO 的分泌,并缓解冷刺激引起的血压升高[81]。研究还发现,eNOS 基因传递后能减少冷刺激引起的 NE 分泌增多,提示 NO 分泌能抑制交感神经系统,而冷刺激引起 NO 分泌减少伴随交感神经系统活性的增高[37]。由此可见,NO 在冷刺激下可能起着介导交感神经系统活性增高的作用。

(3) 内皮系统

血管内皮系统在体内的功能在于调节血管紧张度、血压、心肌收缩性等。ET-1 是血管内皮素家族的代表,是重要的血管收缩物质[82]。急性的冷刺激被认为能够增加 ET-1 的分泌,从而使得血压增高[83],而慢性的冷刺激并不对血浆 ET-1 分泌造成影响,而增高了心肌组织中 ET-1 的含量[84,85]。有研究发现,去除内皮系统后 AT-1 基因使得冷暴露大鼠心肌组织中的 ET-1 含量明显降低。由此可见,冷刺激引起的 ET-1 增多可能是由血管紧张素系统通过 AT-1 受体介导。

1.3.3.2 冷刺激对心率的影响

急性冷刺激如 CPT(cold press test)能够使得心率加快[86],而长期的慢性刺激并不影响心率或者使得心率变慢[87]。

1.3.3.3　冷刺激对心肌组织的影响

长期慢性冷刺激能引起高血压，这不仅在人群中而且在大鼠、狗、兔和羊等动物实验都得出类似的结论。并且慢性的冷刺激在引起高血压症的同时，心脏出现肥大。这种冷刺激所导致的心脏肥大独立于血压升高之外，因为阻止血压升高后（如抑制交感神经系统和 RNS 后）并不能防止心脏肥大[69,72,76,84,85,88]。

1.3.3.4　冷刺激对心血管疾病危险因子的影响

冷刺激除了引起血压、心率的变化外，有研究发现冷刺激能够引起血浆 FG、胆固醇、血黏度的升高[89~92]。FG、胆固醇及血黏度的增高会使得血液的凝固性增高从而增大了形成血栓的危险性[93,94]。

1.3.3.5　冷刺激源

人体实验通常利用急性冷刺激（如 CPT），用恒定低温（0℃或者 4℃）持续极短的时间（大多为 1 min）来刺激机体，从而研究冷刺激对血压等的影响[95~99]。短期冷刺激通常也是利用恒定的低温对机体进行刺激，如人体实验 −5℃×15 min，5℃×2 h 和 10℃×2 h；动物实验 5℃×2 h，2℃×3 h×14 d 和 4℃×30 min 等，都被用来进行冷刺激对血压等指标的影响研究[56,69,100~103]。此外，长期的慢性冷刺激（恒定低温大多持续超过三周）能够形成动物高血压模型[104,105]。

1.3.4　问题提出

低温刺激不仅造成心血管疾病死亡的增多而且还使得其发病率上升。已有心血管疾病人群（如高血压）和老年人更易受到低温刺激的影响。通过实验研究，其可能的机制是造成血压上升从而使得心血管疾病的加重。尽管如此，为了更好地预防低温对人群健康所带来的损害，我们仍需要进一步探讨低温刺激影响心脑血管疾病可能机制。针对上述机制研究我们提出以下问题：

(1)目前已有的研究通常利用的是恒定低温刺激，不能代表自然界温度变化对心血管系统可能产生的影响。

(2)目前的研究通常利用的是单一的低温刺激，并不能解决不同级别冷空气降温过程对心血管系统可能产生的影响。

(3)冷刺激对血压的影响已有较深入的研究，但是对于心血管疾病的危险因子的影响尚需要深入。

(4)目前利用低温刺激动物的实验多利用的是健康动物，仍需要研究低温刺激对高血压动物的影响并与健康动物相对比。

参考文献

[1] WHO. *Global atlas on cardiovascular disease prevention and control*. 2011.

[2] WHO. 王汝宽等译. 2000 年世界卫生报告. 北京：人民卫生出版社，2000.

[3] 中国卫生部心血管病防治研究中心. 中国心血管病报告 2010 概要. 护理管理杂志,2012,**12**(1): 2.

[4] Dockery D W, Stone P H. Cardiovascular Risks from Fine Particulate Air Pollution. *New England J Medicine*,2007,**356**(5):511-513.

[5] Franklin M, Zeka A, Schwartz J. Association between $PM_{2.5}$ and all-cause and specific-cause mortality in 27 US communities. *J Expos Sci Environ Epidemiol*,2006, **17**(3):279-287.

[6] Armstrong B. Models for the relationship between ambient temperature and daily mortality. *Epidemiology*,2006, **17**(6):624-631.

[7] Curriero F C ,et al. Temperature and mortality in 11 cities of the eastern United States. *Ame J Epidemiol*,2002,**155**(1):80-87.

[8] Kassomenos P,et al. Atmospheric circulation types and daily mortality in Athens,Greece. *Environ Health Perspect*,2001,**109**(6):591-596.

[9] Hong Y C,et al. Ischemic stroke associated with decrease in temperature. *Epidemiology*,2003. **14**(4):473-478.

[10] Stewart S,et al. Heart failure in a cold climate. Seasonal variation in heart failure-related morbidity and mortality. *J Ame Coll Cardiol*,2002. **39**(5):760-766.

[11] Keatinge W R,et al. Increased platelet and red cell counts,blood viscosity,and plasma cholesterol levels during heat stress,and mortality from coronary and cerebral thrombosis. *Ame J Med*, 1986,**81**(5):795-7800.

[12] Nayha S. Short and medium-term variations in mortality in Finland: A study on cyclic variations,annual and weekly periods and certain irregular changes in mortality in Finland during period 1868—1972. *Scand J Soc Med Suppl*,1981,**21**:1-101.

[13] Marchant B,et al. Circadian and seasonal factors in the pathogenesis of acute myocardial infarction: the influence of environmental temperature. *Br Heart J*,1993,**69**(5):385-387.

[14] Kriszbacher I , Koppan M, Bodis J. Inflammation,atherosclerosis,and coronary artery disease. *New Engl and J Med*,2005,**353**(4):429-30; Author reply 429-430.

[15] Gerber Y,et al. Seasonality and daily weather conditions in relation to myocardial infarction and sudden cardiac death in Olmsted County, Minnesota, 1979 to 2002. *J Ame Coll Cardiol*, 2006, **48**(2):287-292.

[16] Lee J H,et al. Influence of weather on daily hospital admissions for acute myocardial infarction (from the Korea Acute Myocardial Infarction Registry). *Int J Cardiol*,2010. **144**(1):16-21.

[17] Swampillai J,et al. Seasonal Variations in Hospital Admissions for ST-Elevation Myocardial Infarction in New Zealand. *Cardiology Res*,2012. **3**(5):205-208.

[18] Aronow W S, Ahn C. Elderly nursing home patients with congestive heart failure after myocardial infarction living in new york city have a higher prevalence of mortality in cold weather and warm weather months. *J Gerontol A Biol Sci Med Sci*,2004, **59**(2):146-147.

[19] Thakur C P, Anand M P, Shahi M P. Cold weather and myocardial infarction. *Int J Cardiol*,1987, **16**(1):19-25.

[20] Amiya S,et al. Relationship between weather and onset of acute myocardial infarction: can days of frequent onset be predicted? *J Cardiol*,2009,**54**(2):231-237.

[21] Morabito M, et al. Relationships between weather and myocardial infarction: a biometeorological approach. *Int J Cardiol*, 2005, **105**(3): 288-293.

[22] Goggins W B, Chan E Y, Yang C Y. Weather, pollution, and acute myocardial infarction in Hong Kong and Taiwan. *Int J Cardiol*, 2012.

[23] Danet S, et al. Unhealthy effects of atmospheric temperature and pressure on the occurrence of myocardial infarction and coronary deaths. A 10-year survey: the Lille World Health Organization MONICA project (Monitoring trends and determinants in cardiovascular disease). *Circulation*, 1999, **100**(1): E1-7.

[24] Goerre S, et al. Impact of weather and climate on the incidence of acute coronary syndromes. *Int J Cardiol*, 2007, **118**(1): 36-40.

[25] Hopstock L A, et al. Seasonal variation in incidence of acute myocardial infarction in a sub-Arctic population: the Tromso Study 1974—2004. *Eur J Cardiovasc Prev Rehabil*, 2011. **18**(2): 320-325.

[26] Sarna S, Romo M, Siltanen P. Myocardial infarction and weather. *Ann Clin Res*, 1977, **9**(4): 222-232.

[27] Li, Y, et al. The seasonality of acute coronary syndrome and its relations with climatic parameters. *Ame J Emerg Med*, 2011, **29**(7): 768-774.

[28] Nastos P T, et al. Acute coronary syndromes related to bio-climate in a Mediterranean area: The case of Ierapetra, Crete Island, Greece. *Int J Environ Health Res*, 2013, **23**(1): 76-90.

[29] Liang W M, et al. Ambient temperature and emergency room admissions for acute coronary syndrome in Taiwan. *Int J Biometeorol*, 2008, **52**(3): 223-229.

[30] Panagiotakos D B, et al. Climatological variations in daily hospital admissions for acute coronary syndromes. *Int J Cardiol*, 2004, **94**(2-3): 229-233.

[31] Nichols R B, et al. Snow-shoveling and the risk of acute coronary syndromes. *Clin Res Cardiol*, 2012, **101**(1): 11-15.

[32] Tian Z, et al. Ambient temperature and coronary heart disease mortality in Beijing, China: a time series study. *Environ Health*, 2012, **11**: 56.

[33] Saner H E, et al. Increased peripheral vasoconstrictor reaction upon local cold in patients with coronary heart disease. *Int J Microcirc Clin Exp*, 1989, **8**(2): 127-134.

[34] Takizawa S, et al. Seasonal variation of stroke incidence in Japan for 35631 stroke patients in the Japanese Standard Stroke Registry, 1998—2007. *J Stroke Cerebrovasc Dis*, 2013, **22**(1): 36-41.

[35] Jimenez-Conde J, et al. Weather as a trigger of stroke. *Cerebrovascular Diseases*, 2008, **26**(4): 348-354.

[36] Goggins W B, et al. Weather, season, and daily stroke admissions in Hong Kong. *Int J Biometeorol*, 2012, **56**(5): 865-872.

[37] Wang X Y, et al. Temperature variation and emergency hospital admissions for stroke in Brisbane, Australia, 1996—2005. *Int J Biometeorol*, 2009, **53**(6): 535-541.

[38] Magalhaes, R, et al. Are stroke occurrence and outcome related to weather parameters? Results from a population-based study in northern portugal. *Cerebrovasc Dis*, 2011, **32**(6): 542-551.

[39] Kyobutungi C, et al. Absolute temperature, temperature changes and stroke risk: a case-crossover

study. *Eur J Epidemiol*, 2005, **20**(8): 693-698.

[40] Ohshige K, et al. Influence of weather on emergency transport events coded as stroke: population-based study in Japan. *Int J Biometeorology*, 2006, **50**(5): 305-311.

[41] Hata T, et al. The seasonal variation of blood pressure in patients with essential hypertension. *Clin Exp Hypertens A*, 1982, **4**(3): 341-354.

[42] Woodhouse P R, et al. Seasonal variations of blood pressure and its relationship to ambiont temperature in elderly popalation. *J Hypertons*, **11**(1): 1267-74.

[43] Charach G, Rabinovich P D, Weintraub M. Seasonal changes in blood pressure and frequency of related complications in elderly Israeli patients with essential hypertension. *Gerontology*, 2004, **50**(5): 315-321.

[44] Isezuo S A. Seasonal variation in hospitalisation for hypertension-related morbidities in Sokoto, north-western Nigeria. *Int J Circumpolar Health*, 2003, **62**(4): 397-409.

[45] Sinha P, et al. Seasonal variation in prevalence of hypertension: Implications for interpretation. *Indian J Public Health*, 2010, **54**(1): 7-10.

[46] Gapon L I, et al. Circadian rhythms and seasonally dependent variability of arterial pressure in patients with arterial hypertension in the Khanty-Mansiysky region. *Klin Med (Mosk)*, 2004, **82**(4): 22-25.

[47] Kristal-Boneh E, Harari G, Green M S. Seasonal change in 24-hour blood pressure and heart rate is greater among smokers than nonsmokers. *Hypertension*, 1997, **30**(3): 436-441.

[48] Al-Tamer Y Y, Al-Hayali J M, Al-Ramadhan E A. Seasonality of hypertension. *J Clin Hypertens (Greenwich)*, 2008, **10**(2): 125-129.

[49] JY Kim K J, Hong Y S, Kim J I. The relationship between cold exposure and hypertension. *J Occup. Health*, 2003, **45**(5): 300-306.

[50] Morabito M, et al. A synoptic approach to weather conditions discloses a relationship with ambulatory blood pressure in hypertensives. *Ame J Hypertens*, 2008, **21**(7): 748-752.

[51] Bhaskaran K, et al. Short term effects of temperature on risk of myocardial infarction in England and Wales: time series regression analysis of the Myocardial Ischaemia National Audit Project (MINAP) registry. *B M J*, 2010, **341**: c3823.

[52] Byeon J J, Kim D J. Seasonal variation of blood pressure in patients with hypertension. *J Korean Academy Family Medicine*, 1999, **20**(12): 1770-1777.

[53] Hess K L, et al. Aging affects the cardiovascular responses to cold stress in humans. *J Appl Physiol*, 2009, **107**(4): 1076-1082.

[54] Afanas'eva G N, et al. The influence of certain meteorological factors on mortality from complications of arterial hypertension. *Sud Med Ekspert*, 2010, **53**(5): 10-12.

[55] Lan Chang C, et al. Lower ambient temperature was associated with an increased risk of hospitalization for stroke and acute myocardial infarction in young women. *J Clinical Epidemiology*, 2004, **57**(7): 749-757.

[56] Yu, W, et al. Time course of temperature effects on cardiovascular mortality in Brisbane, Australia. *Heart*, 2011, **97**(13): 1089-1093.

[57] Carder M, et al. The lagged effect of cold temperature and wind chill on cardiorespiratory mortality in

Scotland. *Occup Environ Med*, 2005, **62**(10): 702-710.

[58] Kysely J, et al. Excess cardiovascular mortality associated with cold spells in the Czech Republic. *B M C Public Health*, 2009, **9**: 19.

[59] Barnett A G, et al. Cold periods and coronary events: an analysis of populations worldwide. *J Epidemiol Community Health*, 2005, **59**(7): 551-557.

[60] Bhaskaran K, et al. Effects of ambient temperature on the incidence of myocardial infarction. *Heart*, 2009, **95**(21): 1760-1769.

[61] Arjona-Castro A, Arjona A. Cerebrovascular stroke, the cause of the death of the caliph al-Hakam II. *Neurologia*, 1997, **12**(2): 78-81.

[62] Baker-Blocker A. Winter weather and cardiovascular mortality in Minneapolis-St. Paul. *Ame J Public Health*, 1982, **72**(3): 261-265.

[63] Fujiwara T, et al. Seasonal differences in diurnal blood pressure of hypertensive patients living in a stable environmental temperature. *J Hypertens*, 1995, **13**(12 Pt 2): 1747-1752.

[64] He B L. Epidemiological characteristic of stroke in 1985—1989, Beijing. *Zhonghua Yi Xue Za Zhi*, 1993, **73**(2): 104-108, 128.

[65] Manfredini R, et al. Chronobiological patterns of onset of acute cerebrovascular diseases. *Thromb Res*, 1997, **88**(6): 451-463.

[66] Minami J, et al. Seasonal variations in office, home and 24 h ambulatory blood pressure in patients with essential hypertension. *J Hypertens*, 1996, **14**(12): 1421-1425.

[67] Winnicki M, et al. Relation of 24-hour ambulatory blood pressure and short-term blood pressure variability to seasonal changes in environmental temperature in stage I hypertensive subjects. Results of the Harvest Trial. *Clin Exp Hypertens*, 1996, **18**(8): 995-1012.

[68] Sharma B K, et al. Seasonal variations of arterial blood pressure in normotensive and essential hypertensives. *Indian Heart J*, 1990, **42**(1): 66-72.

[69] Fregly M J, Schechtman O. Direct blood pressure measurements in rats during abrupt exposure to, and removal from, cold air. *Proc Soc Exp Biol Med*, 1994, **205**(2): 119-123.

[70] Papanek P E, Wood C E, Fregly M J. Role of the sympathetic nervous system in cold-induced hypertension in rats. *J Appl Physiol*, 1991, **71**(1): 300-306.

[71] Sun J, Herman C A. The American bullfrog (Rana catesbeiana) exhibits differential cardiovascular responses to LTC4 after short-and long-term cold exposure. *Gen Comp Endocrinol*, 1995, **97**(2): 199-208.

[72] Sun Z, et al. Effect of chronic treatment with propranolol on the cardiovascular responses to chronic cold exposure. *Physiol Behav*, 1997, **62**(2): 379-384.

[73] Sun Z, Cade R, Morales C. Role of central angiotensin II receptors in cold-induced hypertension. *Ame J Hypertens*, 2002, **15**(1 Pt 1): 85-92.

[74] Sun Z, Cade R, Tatum C. Central imidazoline and angiotensin II receptors in cardiovascular responses to chronic cold exposure in rats. *J Thermal Biology*, 2001, **26**(4-5): 513-518.

[75] Sun Z. Genetic AVP deficiency abolishes cold-induced diuresis but does not attenuate cold-induced hypertension. *Ame J Physiol Renal Physiol*, 2006, **290**(6): F1472-1477.

[76] Fregly M J, et al. Effect of chronic treatment with losartan potassium (DuP 753) on the elevation of blood pressure during chronic exposure of rats to cold. *Pharmacology*, 1993, **46**(4): 198-205.

[77] Shechtman O, et al. Prevention of cold-induced increase in blood pressure of rats by captopril. *Hypertension*, 1991, **17**(6 Pt 1): 763-770.

[78] Sun Z, Zhang Z, Cade R. Renal responses to chronic cold exposure. *Can J Physiol Pharmacol*, 2003, **81**(1): 22-27.

[79] Arima S, Ito S. New insights into actions of the renin-angiotensin system in the kidney: concentrating on the Ang II receptors and the newly described Ang-(1-7) and its receptor. *Semin Nephrol*, 2001, **21**(6): 535-543.

[80] Kojima K, et al. Relationship between alpha-melanocyte-stimulating hormone-and neuropeptide Y-containing neurons in the goldfish hypothalamus. *Gen Comp Endocrinol*, 2010, **167**(3): 366-372.

[81] Wang X, Cade R, Sun Z. Human eNOS gene delivery attenuates cold-induced elevation of blood pressure in rats. *Ame J Physiol Heart Circ Physiol*, 2005, **289**(3): H1161-1168.

[82] Levin E R. Endothelins. *N Engl J Med*, 1995, **333**(6): 356-363.

[83] Chen G F, Sun Z. Effects of chronic cold exposure on the endothelin system. *J Appl Physiol*, 2006, **100**(5): 1719-1726.

[84] Leppert J, et al. Whole-body cooling increases plasma endothelin-1 levels in women with primary Raynaud's phenomenon. *Clin Physiol*, 1998, **18**(5): 420 425.

[85] Mangiafico R A, et al. Plasma endothelin-1 concentrations during cold exposure in essential acrocyanosis. *Angiology*, 1996, **47**(11): 1033-1038.

[86] Calhoun D A, et al. Normotensive blacks have heightened sympathetic response to cold pressor test. *Hypertension*, 1993, **22**(6): 801-805.

[87] McCarty R. Sympathetic-adrenal medullary and cardiovascular responses to acute cold stress in adult and aged rats. *J Autonomic Nervous System*, 1985, **12**(1): 15-22.

[88] Sun Z, et al. Genetic AT1A receptor deficiency attenuates cold-induced hypertension. *Ame J Physiol Regul Integr Comp Physiol*, 2005, **288**(2): R433-439.

[89] Neild P J, et al. Cold-induced increases in erythrocyte count, plasma cholesterol and plasma fibrinogen of elderly people without a comparable rise in protein C or factor X. *Clin Sci (Lond)*, 1994, **86**(1): 43-48.

[90] Keatinge W. R, et al. Increases in platelet and red cell counts, blood viscosity, and arterial pressure during mild surface cooling: factors in mortality from coronary and cerebral thrombosis in winter. *British Medical J (Clinical Research Edition)*, 1984, **289**: 1405-1408.

[91] Vogelaere P, et al. Hematological variations at rest and during maximal and submaximal exercise in a cold (0℃) environment. *Int J Biometeorol*, 1990, **34**(1): 1-14.

[92] Stout R W, Crawford V. Seasonal variations in fibrinogen concentrations among elderly people. *Lancet*, 1991, **338**(8758): 9-13.

[93] Green D, et al. Elevated fibrinogen levels and subsequent subclinical atherosclerosis: the CARDIA Study. *Atherosclerosis*, 2009, **202**(2): 623-631.

[94] Guo F, et al. Fibrinogen, fibrin, and FDP induce C-reactive protein generation in rat vascular smooth

muscle cells: pro-inflammatory effect on atherosclerosis. *Biochem Biophys Res Commun*, 2009, **390**(3):942-46.

[95] Hines EA Jr B G. The cold pressor test for measuring the reactibility of the blood pressure: data concerning 571 normal and hypertensive subjects. *Ame Heart J*, 1936, **11**:1-9.

[96] Kasagi F, Akahoshi M, Shimaoka K. Relation between cold pressor test and development of hypertension based on 28-year follow-up. *Hypertension*, 1995, **25**(1):71-76.

[97] Ifuku H, et al. Regulation of cardiac function during a cold pressor test in athletes and untrained subjects. *Eur J Appl Physiol*, 2007, **101**(1):75-79.

[98] Arjamaa O, et al. Are the blood pressure and endocrine responses of healthy subjects exposed to cold stress altered by an acutely increased sodium intake? *Eur J Appl Physiol*, 2001, **84**(1-2):48-53.

[99] Casey D P, Braith R W, Pierce G L. Changes in central artery blood pressure and wave reflection during a cold pressor test in young adults. *Eur J Appl Physiol*, 2008, **103**(5):539-543.

[100] Korhonen I. Blood pressure and heart rate responses in men exposed to arm and leg cold pressor tests and whole-body cold exposure. *Int J Circumpolar Health*, 2006, **65**(2):178-184.

[101] Qian Z M, Koon H W. Area postrema is essential for the maintenance of normal blood pressure under cold stress in rats. *Exp Brain Res*, 1998, **121**(2):186-190.

[102] Raven P B, et al. Compensatory cardiovascular responses during an environmental cold stress, 5 degrees C. *J Appl Physiol*, 1970, **29**(4):417-421.

[103] Scriven A J, et al. Changes in blood pressure and plasma catecholamines caused by tyramine and cold exposure. *J Cardiovasc Pharmacol*, 1984, **6**(5):954-960.

[104] Fregly M J, K D, Threatte R M, Torres J L, et al. Development of hypertension in rats during chronic exposure to cold. *J Appl Physiol*, 1989, **66**(2):741-749.

[105] Sun Z, Fregly M J, Cade J R. Effect of renal denervation on elevation of blood pressure in cold-exposed rats. *Can J Physiol Pharmacol*, 1995, **73**(1):72-78.

第2章 兰州、张掖及平凉市心脑血管疾病的统计分析

2.1 资料与方法

2.1.1 三市居民住院资料的收集

收集甘肃省兰州市几所大型综合医院2004—2007年有效住院资料12848份;张掖市某医院2005—2010年的有效住院资料11584份;平凉市某医院2004—2008年的有效住院资料5969份。资料主要包括住院号、姓名、性别、年龄、民族、婚姻状况、职业、入院时间、出院时间、入院诊断、出院诊断和治疗结果。根据入院诊断所涉及的ICD－10编码,将资料重新编码,统计出日入院人数,供分析使用。

2.1.2 三市气象资料的收集

收集甘肃省兰州市2004—2007年、张掖市2005—2010年和平凉市2004—2008年的气象监测资料,资料由甘肃省气象局提供,均为气象监测资料,主要包括日平均气温(℃)、日平均气压(hPa)、日平均相对湿度(%)、风速(m/s)、能见度(m)和降水量(mm)。

2.1.3 数据录入及处理

收集的住院资料和气象资料采用Excel-2003软件建立数据库,住院资料用ICD-10系统进行疾病编码。剔除登记不全和有误的数据,兰州市有效数据12848份、张掖市11584份、平凉市5969份。

2.2 统计学处理

2.2.1 模型的建立

本研究采用 *R* 软件(*R*－2.14.0)进行建模分析,以三市所选目标医院服务的全体居民为基础,居民到医院就诊属于小概率事件,一般可以认为其实际分布接近于Poisson分布,考虑所有可能的影响因素之后,建立Poisson广义相加模型:

$$\lg E(Y_i) = \gamma \mathrm{D_{ow}} + \sum_{j=1}^{m} f_j x_j + \sum_{i=0}^{n} \beta_i x_i$$

式中，$E(Y_i)$为第 i 天入院人数的预期值，D_{ow}为星期几效应，x_i表示与因变量线性相关的自变量，x_j表示与因变量非线性相关的自变量，β_i表示相应的回归系数，f_i 为相应的平滑函数。

2.2.2　质量控制

三市研究期间相应的气象资料来自甘肃省气象局，是甘肃省最高级别的气象监测预报机构。兰州市居民心脑血管疾病住院资料分别来自兰州大学第一医院、中医学院附属医院、甘肃省中医院和兰州市第一人民医院；张掖市居民住院资料来自张掖市人民医院；平凉市居民住院资料来自平凉市第二人民医院。这几家医院在当地医疗水平和设施相对先进，疾病诊断准确率较高，可以保证研究资料来源的可靠性。

2.3　结果与分析

2.3.1　三市气象资料与居民入院资料的基本描述

2.3.1.1　兰州市 2004—2007 年气象资料与居民入院资料的基本变化情况(表 2.1、图 2.1)

表 2.1　兰州市 2004—2007 年气象资料基本统计量变化情况

气象要素	时间段	均数(标准差)	最小值	最大值
气温(℃)	2004—2007 年	17.73(10.21)	−10.3	30
	2004 年	17.80(10.45)	−4.5	36.4
	2005 年	18.02(10.49)	−10.3	30
	2006 年	18.53(9.87)	−6.7	26.7
	2007 年	18.59(10.08)	−7.7	26.8
气压(hPa)	2004—2007 年	848.28(5.46)	833	867
	2004 年	848.37(5.21)	836	867
	2005 年	848.29(5.21)	836	861
	2006 年	848.31(5.70)	833	865
	2007 年	848.29(5.56)	834	862
湿度(%)	2004—2007 年	52.1(14.5)	19	91
	2004 年	50.8(14.6)	19	90
	2005 年	52.0(13.3)	21	83
	2006 年	59.3(13.5)*	26	87
	2007 年	56.4(16.4)#	19	91

注：2004—2007 年每年的资料用两独立样本 t 检验，* 2004 和 2006 年间差异有统计学意义，# 2004 和 2007 年间差异有统计学意义。

由表 2.1 可见，兰州市的日均气温在 2004—2007 年呈逐年上升的趋势，这与全球变暖气温升高的大趋势一致，但是升高的幅度不大，无统计学差异($P>0.05$)；日均气压在

2004—2007 年始终保持在 850 hPa 左右，无明显升高或者降低（$P>0.05$）；2006 和 2007 年的年均湿度较 2004 年有明显地升高，差异有统计学意义（$P<0.05$）。

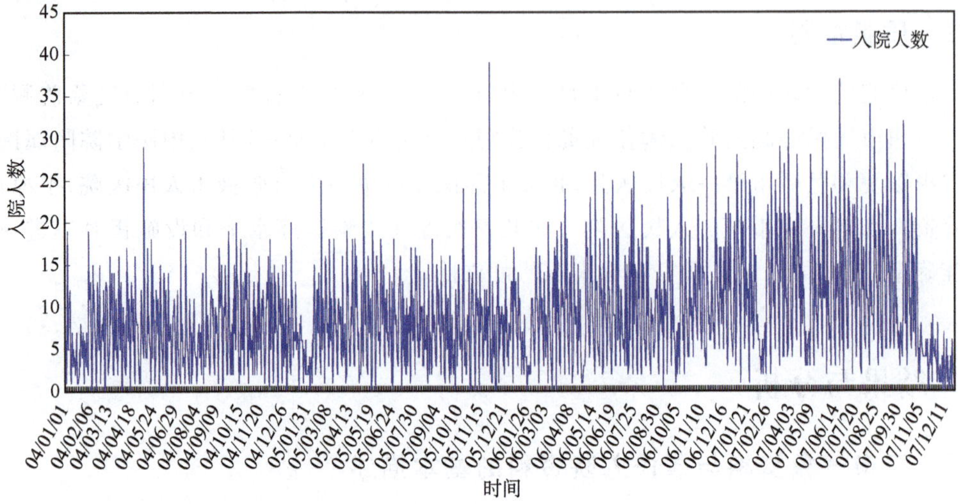

图 2.1　兰州市 2004—2007 年心脑血管疾病患者日入院人数的变化趋势

由图 2.1 可见，兰州市居民心脑血管疾病的日入院人数在 2004 年 1 月到 2006 年 6 月相对比较稳定，无明显地升高、降低趋势；2006 年 6 月以后表现出一定的上升趋势，但是增加幅度不大；2007 年 11 月到 2007 年末出现了明显地减少。

2.3.1.2　张掖市 2005—2010 年气象资料和居民入院资料基本变化情况（表 2.2、图 2.2）

表 2.2　张掖市 2005—2010 年气象资料基本统计量变化情况

气象要素	时间段	均数(标准差)	最小值	最大值
温度(℃)	2005—2010 年	12.51(3.98)	−21.2	31.5
	2005 年	16.65(11,50)	−14.1	30.0
	2006 年	17.75(7.08)	−16.6	26.7
	2007 年	16.78(10.84)	−14.4	27.3
	2008 年	17.07(11.83)	−21.2	27.3
	2009 年	16.56(8.65)	−14.1	28.2
	2010 年	16.57(11.98)	−15.2	31.5
气压(hPa)	2005—2010 年	854.44(5.87)	836	870
	2005 年	851.65(5.93)	837	870
	2006 年	848.15(5.90)	837	867
	2007 年	850.35(6.79)	836	866
	2008 年	853.34(5.56)	838	868
	2009 年	849.25(6.37)	836	869
	2010 年	847.05(6.40)	837	870

（续表）

气象要素	时间段	均数(标准差)	最小值	最大值
湿度(%)	2005—2010 年	37.6(1.54)	11	98
	2005 年	34.7(1.46)	15	87
	2006 年	46.5(1.73)	11	97
	2007 年	44.6(2.53)*	19	97
	2008 年	39.5(1.74)	17	96
	2009 年	41.5(1.83)	13	97
	2010 年	38.9(1.84)	17	98

注：* 表示($P<0.05$)

由表 2.2 可见，张掖市 2007 年的日平均湿度较 2005 年明显升高，差异有统计学意义($P<0.05$)；日平均气温和气压的变化均无统计学差异。

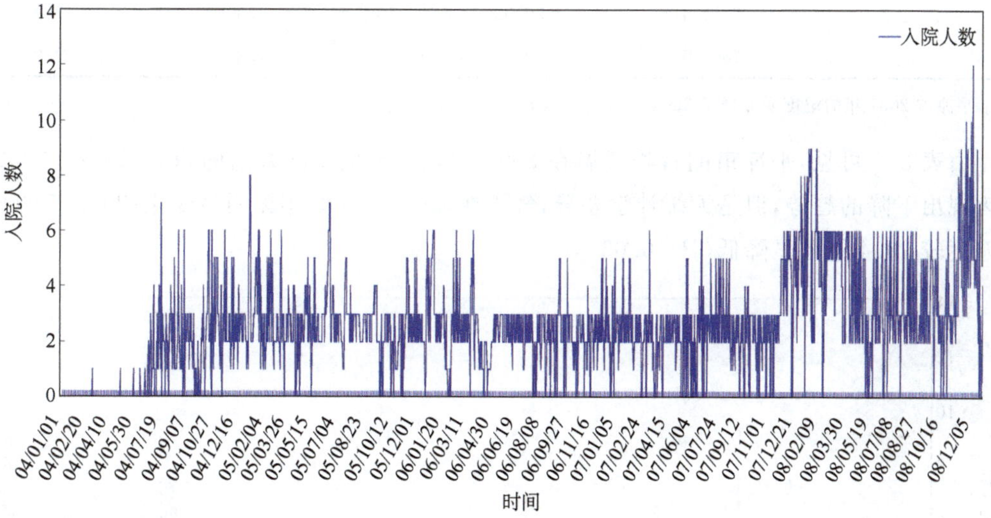

图 2.2　张掖市 2005—2010 年居民入院人数的变化趋势

由图 2.2 可见，张掖市居民日入院人数在 2005 年 2 月到 2006 年 1 月出现了明显的增多，且增幅较大，2006 年 1 月以后一直保持在相对稳定的水平，约 50 人/d。

2.3.1.3　平凉市 2004—2008 年气象资料和居民入院资料基本变化情况(表 2.3、图 2.3)

表 2.3　平凉市 2004—2008 年的气象资料基本统计量的变化情况

气象要素	时间段	均数(标准差)	最小值	最大值
温度(℃)	2004—2008 年	10.01(9.44)	−11.8	27.6
	2004 年	9.47(9.13)	−10.4	24.9
	2005 年	9.87(9.26)	−11.8	25.1
	2006 年	9.96(9.77)	−9.3	27.1
	2007 年	10.59(9.66)	−9.8	27.6
	2008 年	10.28(9.26)	−10.2	24.9

（续表）

气象要素	时间段	均数（标准差）	最小值	最大值
气压（hPa）	2004—2008 年	866.31(5.75)	852	885
	2004 年	866.04(5.76)	853	882
	2005 年	866.60(5.76)	854	885
	2006 年	866.37(6.00)	852	883
	2007 年	866.13(5.54)	852	879
	2008 年	866.47(5.69)	854	881
湿度（%）	2004—2008 年	50.23(9.14)	1.8	9.9
	2004 年	66.20(15.9)	3.0	9.8
	2005 年	57.94(18.3)	2.2	9.4
	2006 年	58.96(18.8)	2.1	9.8
	2007 年	56.00(9.30)*	1.8	9.9
	2008 年	61.30(20.10)	1.8	9.8

注：* 平凉市 2007 年的湿度明显低于 2004 年（$P<0.05$）。

由表 2.3 可见，平凉市的日均气温在 2004—2007 年呈逐渐升高的趋势，2007—2008 年又表现出下降的趋势，但是无统计学差异；气压在 2004—2008 年无明显变化；2007 年的日平均湿度较 2004 年明显降低（$P<0.05$）。

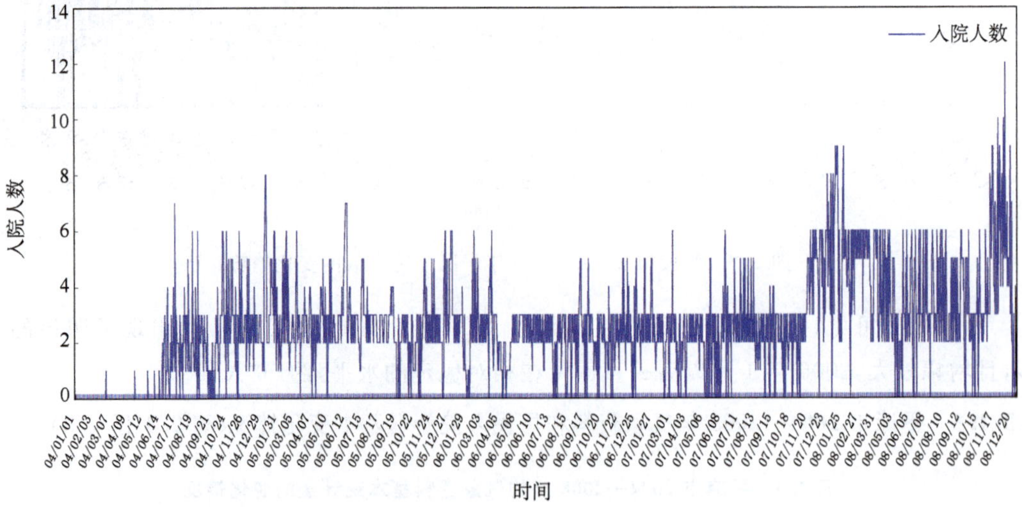

图 2.3　平凉市 2004—2008 年居民入院人数的变化趋势

由图 2.3 可见，平凉市居民日入院人数在 2005 年 8 月之前都保持在一个较低的水平，约 10 人/d，2005 年 8 月以后出现了明显的增大，且增幅较大、相对稳定，约 50 人/d。

2.3.2　三市的居民日入院人数与气象资料的时间序列

2.3.2.1　兰州市 2004—2007 年心脑血管疾病患者日入院人数与气象资料的时间序列(图 2.4、图 2.5、图 2.6)

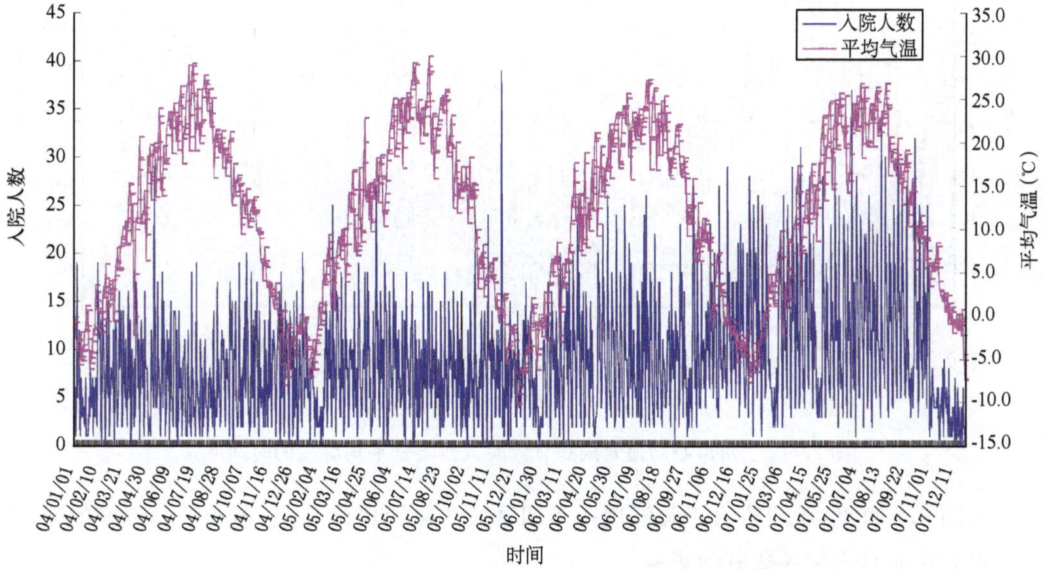

图 2.4　兰州市居民心脑血管疾病日入院人数与日平均气温的时间序列

由图 2.4 可见，兰州市的日均气温存在明显的周期性变化，当日均气温达到最低或者最高点时心脑血管疾病日入院人数也相对较多，提示两者之间可能存在着一定的相关关系。

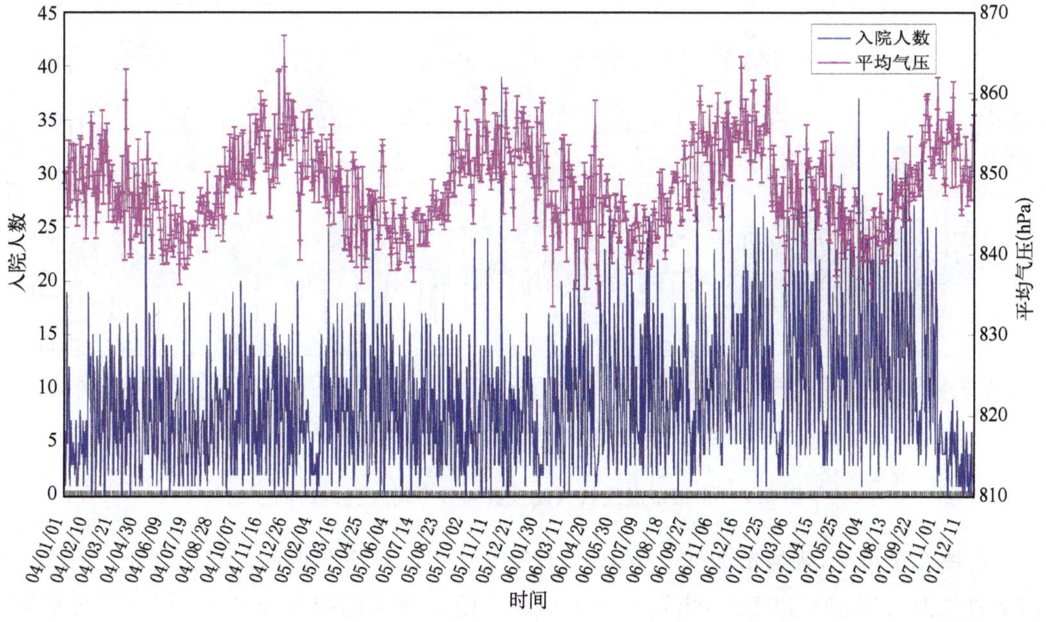

图 2.5　兰州市心脑血管疾病日入院人数与日平均气压的时间序列

由图 2.5 可见，兰州市的日平均气压在 840～860 hPa，相对稳定，2007 年 9 月当气压最低时，心脑血管疾病日入院人数也相对增多。

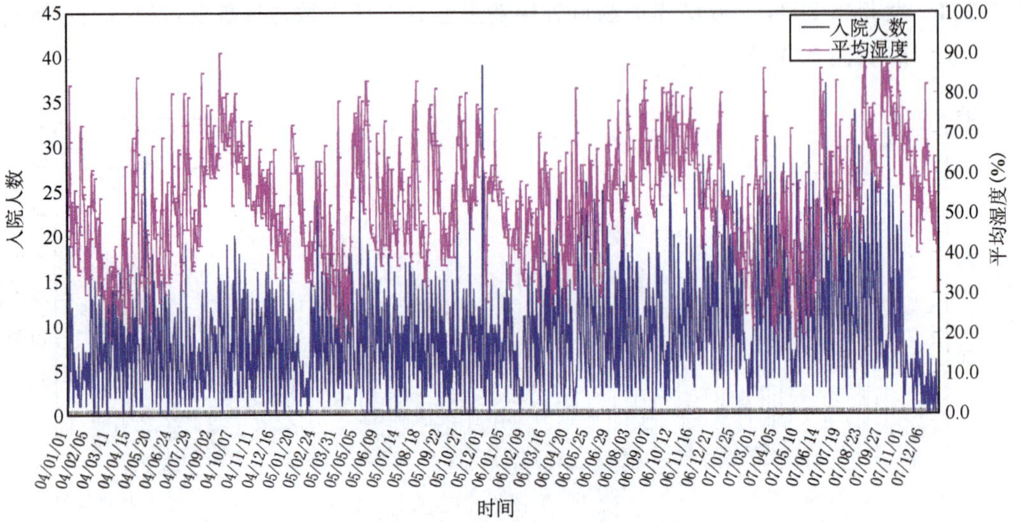

图 2.6　兰州市心脑血管疾病日入院人数与日平均湿度的时间序列

由图 2.6 可见，兰州市日平均湿度一年四季的变化无规律可循，不能看出湿度的变化对心脑血管疾病日入院人数有何影响。

2.3.2.2　张掖市 2005—2010 年居民日入院人数与气象资料时间序列(图 2.7、图 2.8、图 2.9)

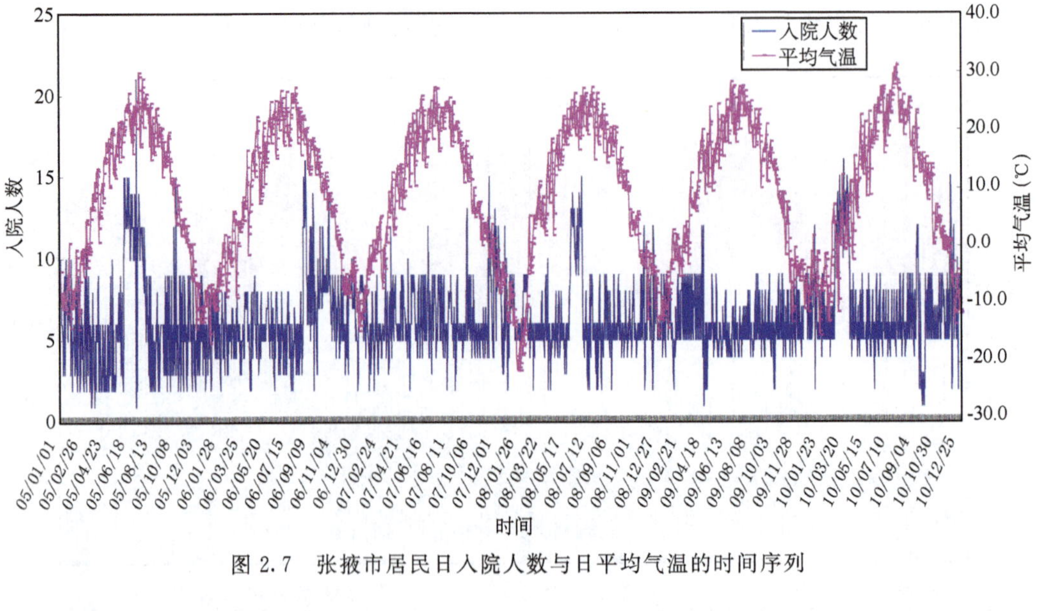

图 2.7　张掖市居民日入院人数与日平均气温的时间序列

由图 2.7 可见，张掖市 2005—2010 年日平均呈现出夏高冬低的周期性变化，在 2005 年的 8 月气温达到 30℃以上后，出现了一个居民入院人数增加的高峰；2008 年 2 月日平均气温最低达到－20℃时，居民的日入院人数也相应较多，说明气温过高或者过低都会导致居民日入院人数的增多，提示气温与日入院人数之间可能存在非线性关系。

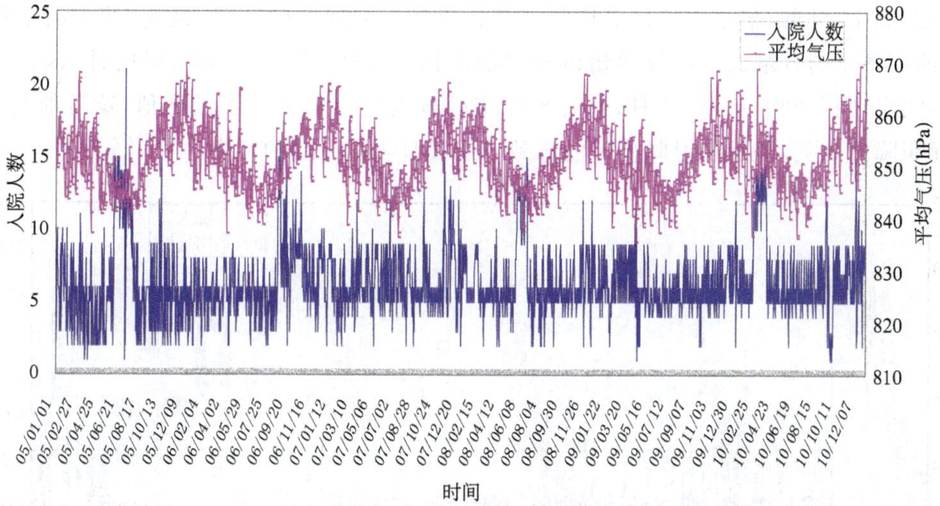

图 2.8　张掖市居民日入院人数与日平均气压的时间序列

由图 2.8 可见，张掖市日平均气压在 840～870 hPa，表现出一定的周期性，但是不能明显表现出对居民日入院人数变化的影响。

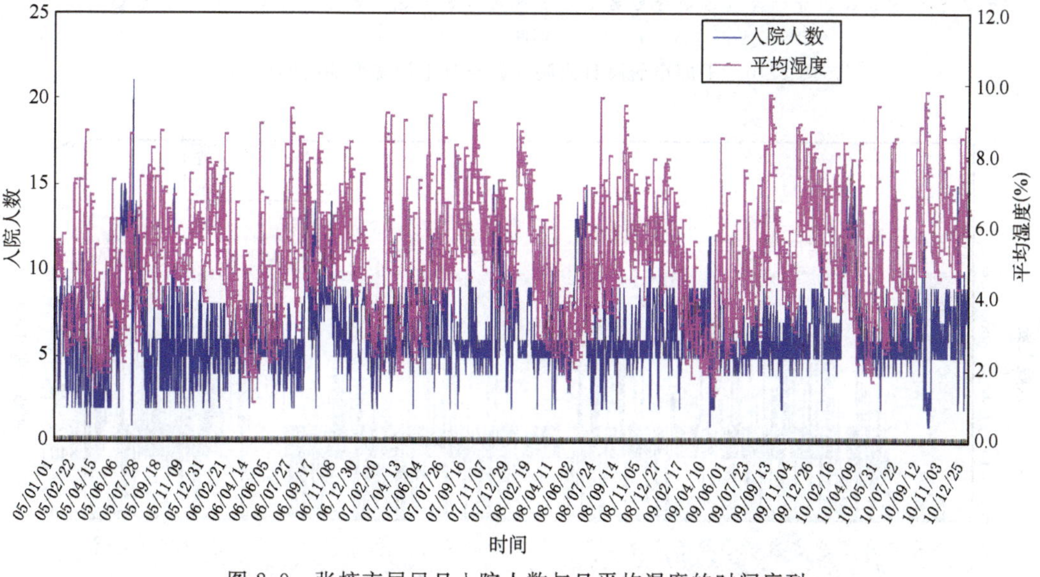

图 2.9　张掖市居民日入院人数与日平均湿度的时间序列

由图 2.9 可见，张掖市的日平均湿度变化区间较大，在一定程度上表现出夏、秋季高于春、冬季的规律，这可能与张掖市特殊的地理位置和气候条件有关。未表现出湿度对居民日入院人数的变化有影响。

2.3.2.3 平凉市 2004—2008 年居民日入院人数与气象资料的时间序列(图 2.10、图 2.11,图 2.12)

由图 2.10 可见,平凉市的日平均气温变化呈现出周期性的规律,且夏、秋季高于春、冬季,平凉市冬季的日最低气温较兰州市和张掖市相对较高,约为－10℃;居民日入院人数最多的时间出现在 2008 年 1—2 月,此时平凉市的日均气温也达到了最低值,这可能与 2008 年大面积降雪有关,提示气温降低可能导致了居民日入院人数的增多。

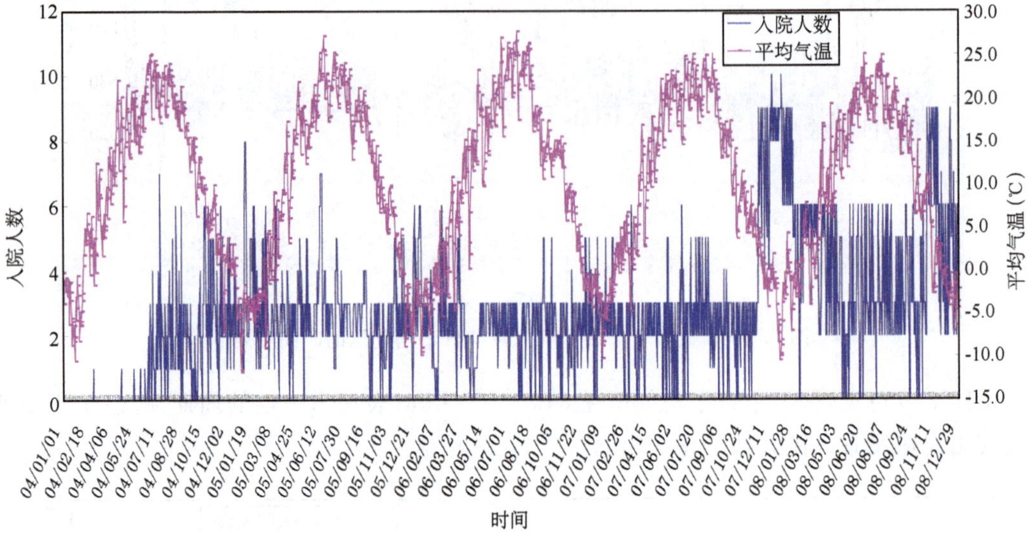

图 2.10 平凉市居民日入院人数与日平均温度的时间序列

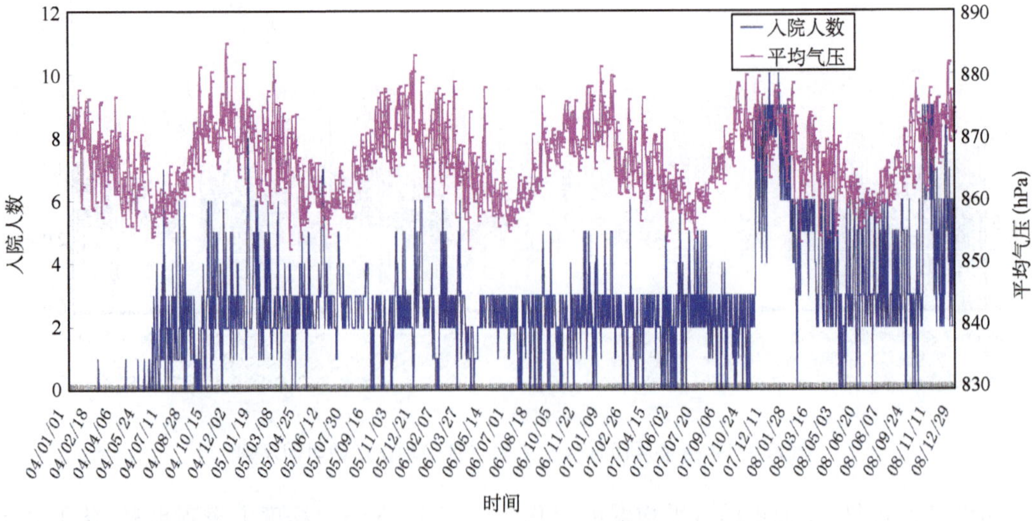

图 2.11 平凉市居民日入院人数与日平均气压的时间序列

由图 2.11 可见,平凉市的日均气压水平较兰州市和张掖市较高,在 850～885 hPa,且 2008 年 1 月日平均气压保持在 880 hPa 的最高水平,此时居民入院人数也较多,提示此时居民日入院人数的增多可能与气压升高有一定的关系。

由图 2.12 可见，平凉市的日平均湿度在 60%左右，且上下浮动不大，未表现出明显的周期性和可循的规律，尚不能确定日均气温的变化对居民日入院人数有无影响。

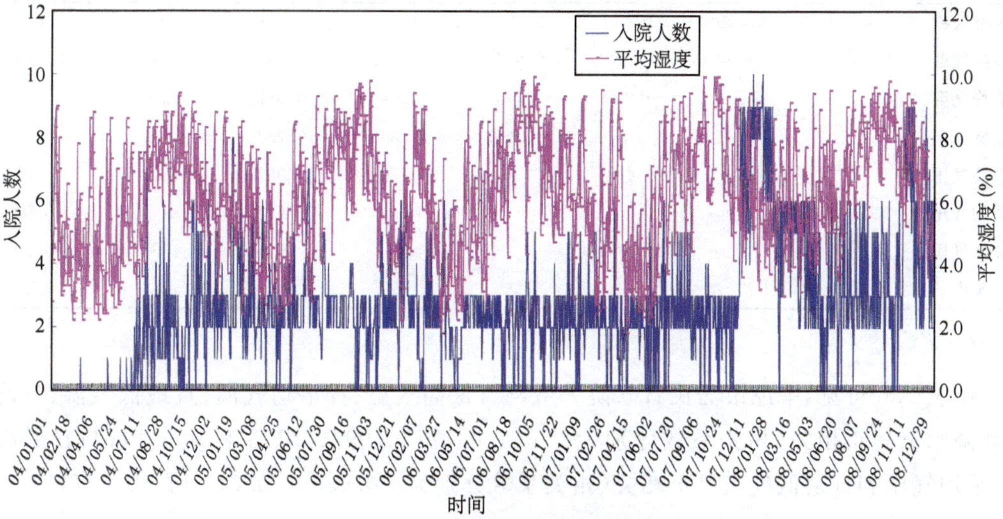

图 2.12　平凉市居民日入院人数与日平均湿度的时间序列

2.3.3　三市居民日入院人数与气象要素的相关性分析

三市居民日入院人数与气象要素的相关性分析，结果见表 2.4、表 2.5、表 2.6。

由表 2.4 可见，兰州市心脑血管疾病日入院人数与日最高气温、日平均气温、日最低气温、日平均湿度和降水量呈正相关（相关系数分别为 0.078、0.091、0.104、0.046 和 0.040）；与日最高气压、日平均气压和日最低气压呈负相关（相关系数分别为 −0.041、−0.044 和 −0.041）。

表 2.4　兰州市心脑血管疾病日入院人数与各气象要素之间的相关性分析

气象要素	最高气温	平均气温	最低气温	最高气压	平均气压	最低气压	湿度	降水量
入院人数	0.078	0.091	0.104*	−0.041	−0.044	−0.041	0.046	0.040
最高气温	1	0.977*	0.925*	−0.699*	−0.689*	0.663*	−0.121*	0.072
平均气温		1	0.979*	−0.714*	−0.688*	−0.649*	−0.044	0.098
最低气温			1	−0.690*	−0.652*	−0.606*	0.051	0.156*
最高气压				1	0.979*	0.910*	0.104*	−0.084
平均气压					1	0.962*	0.152*	−0.074
最低气压						1	0.207*	0.091
湿度							1	0.353*

注：* 表示 $P<0.05$

由表 2.5 可见，张掖市居民日入院人数与日最高气温、日平均气温、日最低气温、日平均气压和降水量呈正相关（相关系数分别为 0.083、0.079、0.077、0.020 和 0.020）；与日最高气压、日最低气压和日均湿度呈负相关(相关系数分别为−0.028、−0.015 和−0.013)。

表 2.5 张掖市居民日入院人数与各气象要素之间的相关性分析

气象要素	最高气温	平均气温	最低气温	最高气压	平均气压	最低气压	湿度	降水量
入院人数	0.083	0.079	0.077	−0.028	0.020	−0.015	−0.013	0.020
最高气温	1	0.958*	0.910*	0.951*	−0.698*	−0.681*	−0.330*	0.061
平均气温		1	−0.656*	−0.716*	−0.694*	−0.587*	−0.296*	0.093
最低气温			1	−0.653*	−0.648*	−0.734*	−0.230*	0.124*
最高气压				1	0.973*	0.909*	0.403*	0.000
平均气压					1	0.768*	0.40*	−0.016
最低气压						1	0.455*	0.030
湿度							1	0.258*

注:* 表示 $P<0.05$

由表 2.6 可见,平凉市居民日入院人数与日最高气温、日平均气温、日最低气温、日均湿度和降水量呈正相关(相关系数分别为 0.054、0.077、0.097、0.158 和 0.061);与日最高气压、平均气压和日最低气压呈负相关(相关系数分别为−0.056、−0.043 和−0.027)。

表 2.6 平凉市居民日入院人数与各气象要素之间的相关性分析

气象要素	最高气温	平均气温	最低气温	最高气压	平均气压	最低气压	湿度	降水量
入院人数	0.054	0.077	0.097	−0.056	−0.043	−0.027	0.158*	0.061
最高气温	1	0.951*	0.856*	−0.739*	−0.711*	−0.697*	−0.032	0.108*
平均气温		1	0.933*	−0.734*	−0.696*	−0.667*	0.102*	0.173*
最低气温			1	−0.670*	−0.624*	−0.587*	0.202*	0.227*
最高气压				1	0.821*	0.838*	−0.008	−0.083
平均气压					1	0.974*	0.05	−0.06
最低气压						1	0.125*	−0.027
湿度							1	0.28*

注:* 表示 $P<0.05$

2.3.4 三市气象要素对居民日入院人数的影响

2.3.4.1 广义相加模型建模结果

本研究需要建立的 *Poisson* 广义相加模型公式为:

$$\ln E(cc_i) = s(no, df_1) + \gamma D_{OW} + s(t_i, df_2) + s(p_i, df_3) + s(RH_i, df_4) + s(v_i, df_5)$$

式中,$E(cc_i)$指的是入院人数在第 i 天的预期值;s 指的是平滑样条函数;$df_1 \sim df_5$ 分别指的是平滑样条函数参数的取值,当 df 取 1 时就表示自变量与相应的因变量之间存在着线性相关的关系;n 指的是研究天数的相应序列数;D_{OW}代表星期几(1—7),在本研究中为了控制短期波动造成的影响,以亚变量的形式把 D_{OW} 引入上述方程;t_i 指的是目标地区第 i 天对应的日平均气温;p_i 指的是目标地区第 i 天对应的日平均气压;RH_i 指研究地区第 i 天的相对湿度；v_i指研究地区第 i 天的平均风速。

首先需要建立基本模型：

$$\ln E(cc_i) = s(no, \mathrm{d}f_1) + \gamma D_{\mathrm{OW}}$$

再根据相应模型的残差值取值正负基本各半，即以 0 水平线为中心，曲线可显示为残差均匀分布于 0 水平线的上下两侧；自相关值在延迟 1～30 d 和的绝对值最小的原则，确定本研究 $\mathrm{d}f_1$的取值为 7，控制目标地区人群日入院人数的长期趋势和短期的波动。再根据 AIC 最小的原则，选择研究地区的日平均气温、平均气压、相对湿度和风速进入上述模型，确定 $\mathrm{d}f_2$、$\mathrm{d}f_3$、$\mathrm{d}f_4$、$\mathrm{d}f_5$的取值分别为 2、2、1、3。

本研究最后建立的广义相加模型为：

$$\ln E(cc_i) = s(no, 7) + \gamma D_{\mathrm{OW}} + s(t_i, 2) + s(p_i, 2) + s(RH_i, 1) + s(v_i, 3)$$

本研究先是根据残差图和 PACF 来确定 $\mathrm{d}f_1$ 取值，加上以亚变量形式引入方程的 D_{OW}，控制了时间因素对日入院人数的影响。即去除了日入院人数可能存在的长期趋势、季节趋势和短期波动，余下的部分等同于一随机变量。随后将气象因素引入模型，根据 AIC 最小来确定进入模型的变量及其立方平滑样条函数自由度的取值，可以较好地控制混杂因素对结果的干扰。

2.3.4.2　气象要素对兰州市居民日入院人数的影响

研究期间，兰州市的日平均气温、气压和相对湿度对居民日入院人数的影响分别见图 2.13 至 2.16。实线上下两侧的虚线为其 95% CI。

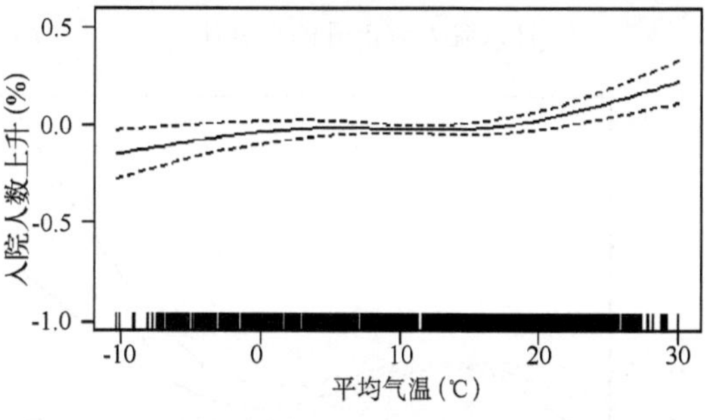

图 2.13　研究期间兰州市日平均气温每上升 1℃日入院人数上升的百分比

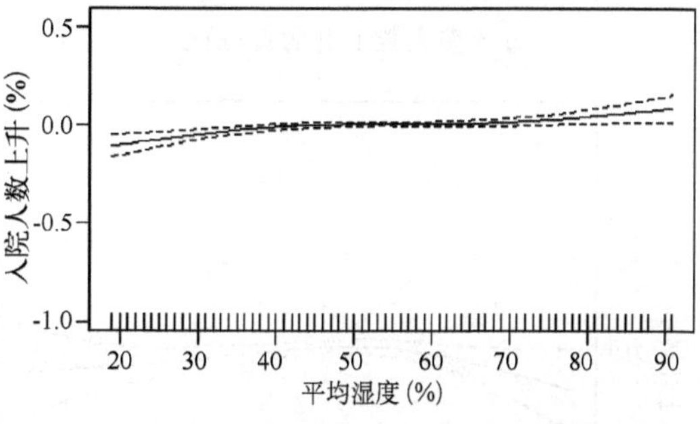

图 2.14　研究期间兰州市日平均湿度每上升 10%日入院人数上升的百分比

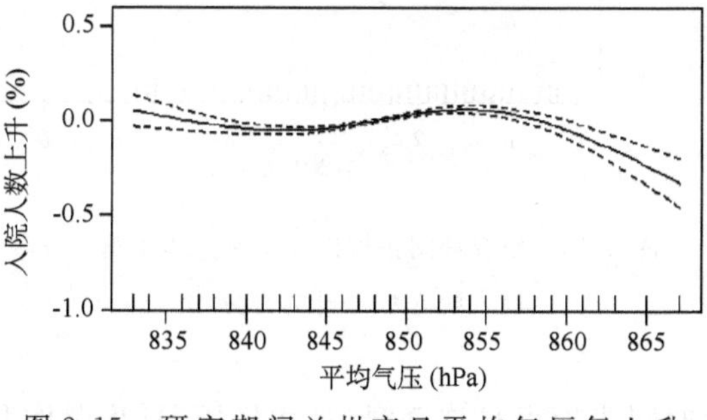

图 2.15　研究期间兰州市日平均气压每上升 1 hPa 日入院人数上升的百分比

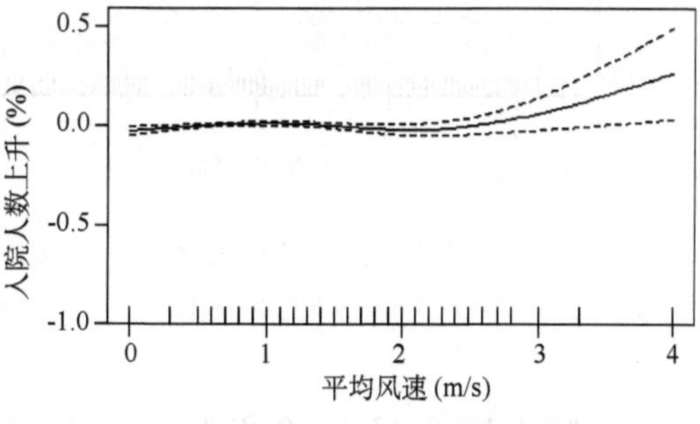

图 2.16　研究期间兰州市日均风速每增大 1 m/s 日入院人数上升的百分比

由图 2.13、2.14、2.15、2.16 可见，各项气象要素对居民日入院人数影响的曲线最低点分别出现在 15℃、55%和 2.2 m/s 的点，此点称为各要素的最适值，当各要素的实际值高于最适值继续升高或者低于最适值继续降低都可能导致日入院人数增加。

2.3.4.3　气象要素对张掖市居民日入院人数的影响

研究期间，张掖市的日平均气温、平均气压、相对湿度和平均风速对居民日入院人数的影响分别见图 2.17 至 2.20。实线上下两侧的虚线为其 95%CI。

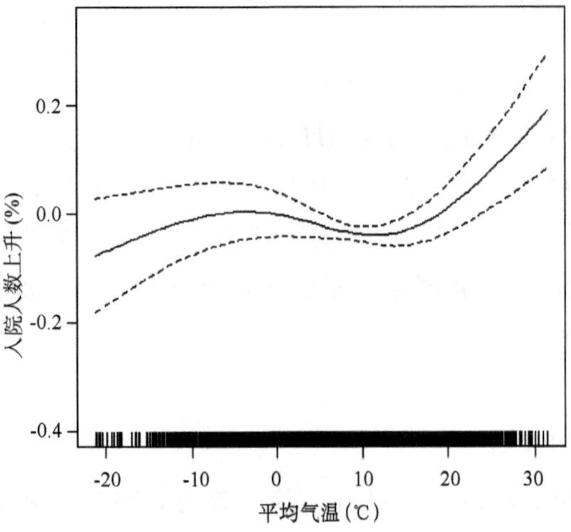

图 2.17　研究期间张掖市日均气温每上升 1℃日入院人数上升的百分比

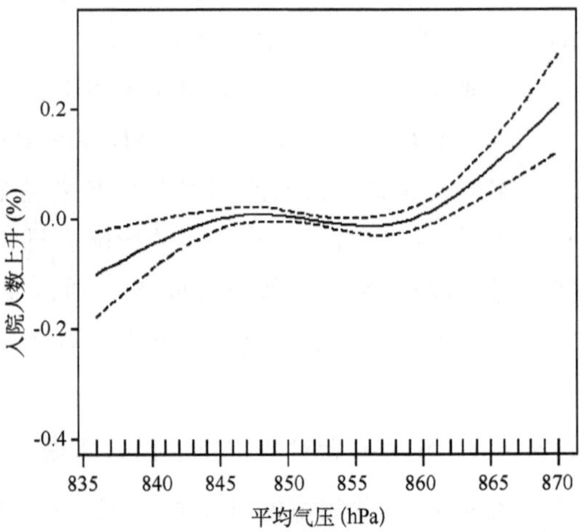

图 2.18　研究期间张掖市日均气压每上升 1 hPa 日入院人数上升的百分比

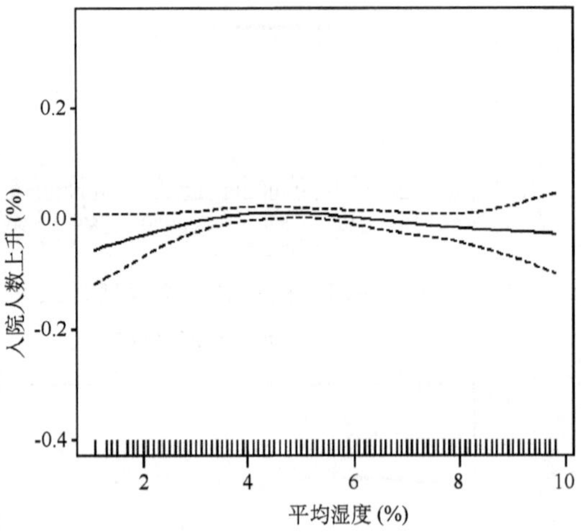

图 2.19　研究期间张掖市日均湿度每上升 10%日入院人数上升的百分比

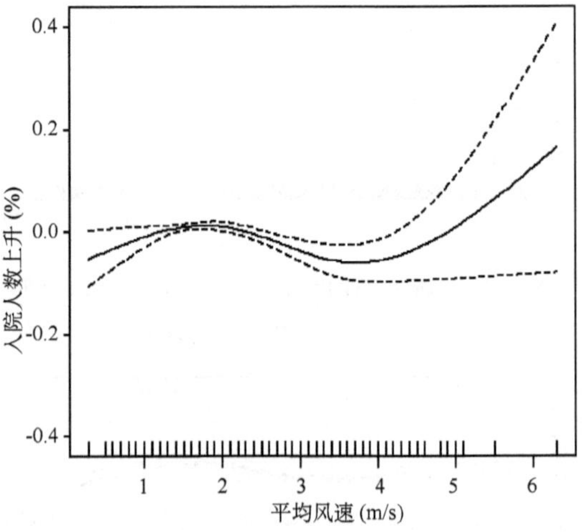

图 2.20　研究期间张掖市日均风速每上升 1 m/s 日入院人数上升的百分比

由图 2.17、2.18、2.19 和 2.20 可见，研究期间张掖市日均气温、日均气压、日均湿度和风速分别与日入院人数有一定的非线性相关趋势，但差异均无统计学意义($P>0.05$)。最适温度、湿度和风速分别为 13℃、3.5 m/s 和 45%，当各项气象要素高于最适值升高或者低于最适值降低均会导致入院人数增多。

2.3.4.4　气象要素对平凉市居民日入院人数的影响

研究期间，平凉市日平均气温、平均气压、相对湿度和平均风速对居民日入院人数的影响分别见图 2.21 至 2.24。实线上下两侧的虚线为其 95% CI。

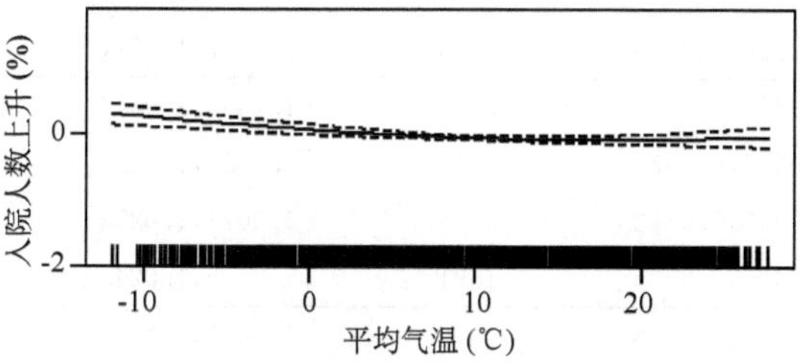

图 2.21　研究期间平凉市日均气温每上升 1℃日入院人数上升的百分比

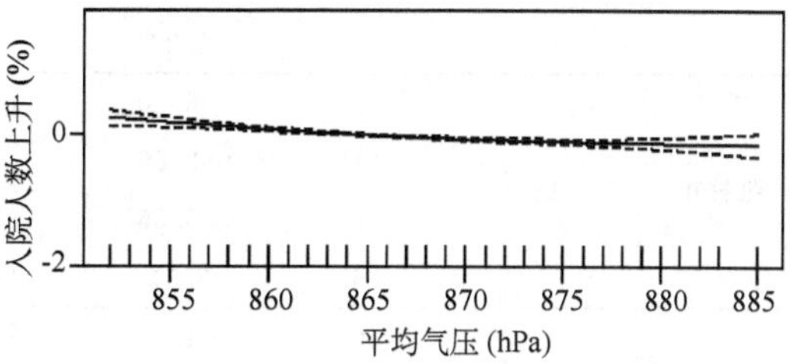

图 2.22　研究期间平凉市日均气压每上升 1 hPa 日入院人数上升的百分比

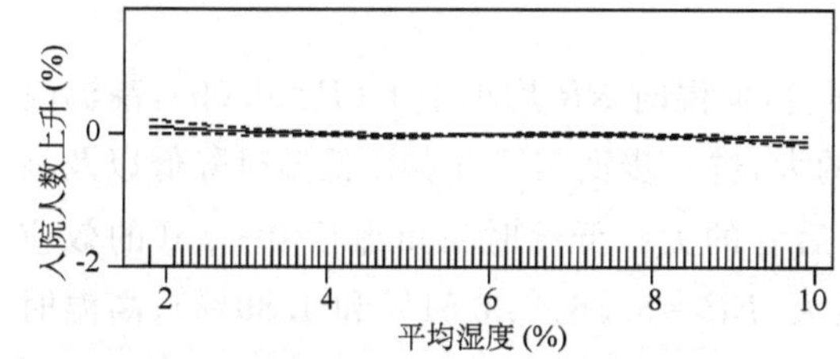

图 2.23　研究期间平凉市日均湿度每上升 10%日入院人数上升的百分比

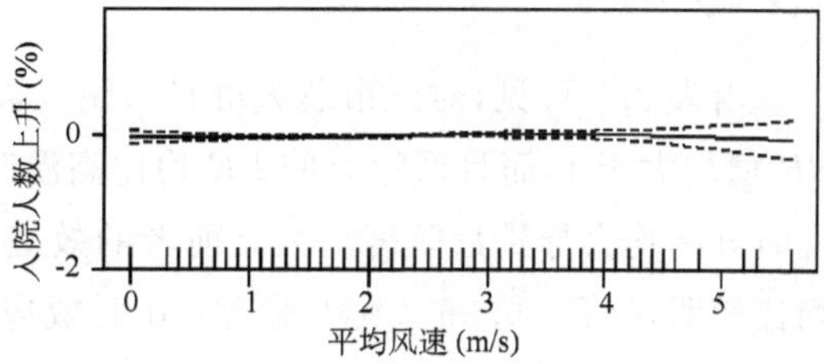

图 2.24　研究期间平凉市日均风速每上升 1 m/s 日入院人数上升的百分比

由图 2.21、2.22、2.23 和 2.24 可见，研究期间平凉市日均气温、日均气压、日均湿度和风速分别与日入院人数有一定的非线性相关趋势，但差异均无统计学意义（$P>0.05$）。最适温度、气压、湿度和风速分别为 10℃、857 hPa、2.5 m/s 和 65%，当各项气象要素高于最适值升高或者低于最适值降低均会导致日入院人数增多。

2.3.5　滞后效应

根据各项气象要素的最适值将数据拆分为低于最适值和高于最适值两段，建立滑动平均滞后结构（滑动平均滞后 i 天指的是当天与之前 i 天的算术平均），线性拟合气象要素对日入院人数的影响。得到低温、高温、低压、高压、低湿度和高湿度的相对危险度[RR，$\beta=\lg(RR)$]的 95%置信区间，并计算出相应的超额危险度（ER，$ER=RR-1$）。结果见表 2.7、2.8 和 2.9。

表 2.7　三市日均气温高于或者低于最适温度变化 1℃ 时的相对危险度和 95%可信区间

地区	最适温度 (℃)	滞后 (d)	低温		高温	
			ER(%)	*RR* 95%置信区间	*ER*(%)	*RR* 95%置信区间
兰州市	15	0	4.63	[0.9382,0.9653]	1.63*	[1.0065,1.0204]
		1	4.83	[0.9385,0.9674]	1.54	[1.0068,1.0307]
		2	4.95	[0.9367,0.9645]	1.30	[1.0059,1.0257]
		3	5.36*	[0.9324,0.9605]	1.58	[1.0027,1.0217]
张掖市	13	0	3.10	[0.9492,0.9891]	2.80*	[1.0085,1.0214]
		1	2.59	[0.9551,0.9935]	2.13	[1.0083,1.0325]
		2	3.06	[0.9467,0.9882]	2.12	[1.0074,1.0254]
		3	3.51*	[0.9407,0.9836]	1.91	[1.0079,1.0245]
平凉市	10	0	4.88	[0.9406,0.9778]	1.69*	[1.0035,1.0246]
		1	4.22	[0.9474,0.9831]	1.51	[1.0053,1.0354]
		2	4.43	[0.9444,0.9790]	1.59	[1.0059,1.0259]
		3	4.89*	[0.9387,0.9730]	1.18	[1.0067,1.0315]

注：* 表示 $P<0.05$

由表 2.7 可见，对三市总人群日入院人数而言，低温时 *RR* 均小于 1（$P<0.05$），高温时 *RR* 值均大于 1，而且低温时的 *ER* 均比高温时的大，进一步证实了气温在低温时降低以及高温时升高均会导致危险度增大且前者的效应比后者的大。低温时三市滞后 0～3 d 的效应均比较明显($P<0.05$)，其中滞后 3 d 时效应最大(*ER*=5.36%、3.51%和 4.89%)；高温时滞后 0～3 d 的效应均明显($P<0.05$)，其中滞后 1 d 的效应最大(*ER*=1.63%、2.80%和 1.69%)。

表 2.8　三市日均气压高于或低于最适值变化 1 hPa 时的相对危险度和 95%可信区间

地区	最适气压 (hPa)	滞后 (d)	低压		高压	
			ER(%)	*RR* 95%置信区间	*ER*(%)	*RR* 95%置信区间
兰州市	845	0	2.53*	[1.0067,1.0223]	3.63	[0.8383,0.9252]
		1	2.24	[1.0023,1.0327]	3.83	[0.9375,0.9642]
		2	2.40	[0.9456,1.0252]	3.95*	[0.9365,0.9645]
		3	2.52	[1.0023,1.0216]	3.36	[0.9344,0.9605]
张掖市	850	0	2.54*	[1.0054,1.0223]	3.10	[0.9422,0.9891]
		1	2.12	[0.9273,1.0345]	2.59	[0.9525,0.9935]
		2	2.18	[0.9672,1.0456]	3.06	[0.9478,0.9882]
		3	2.29	[1.0013,1.0234]	3.59*	[0.9423,0.9836]
平凉市	857	0	2.62*	[1.0023,1.0232]	3.82	[0.9443,0.9778]
		1	2.54	[1.0053,1.0376]	4.25	[0.9477,0.9831]
		2	1.52	[1.0024,1.0223]	4.45*	[0.9425,0.9790]
		3	2.12	[1.0025,1.0317]	3.83	[0.9265,0.9730]

注：* 表示 $P<0.05$。

由表2.8可见，对三市总人群日入院人数而言，高气压时 *RR* 均小于1（$P<0.05$），低气压时 *RR* 值大部分大于1，而且高气压时的 *ER* 均比低气压时的大。高气压时三市滞后0～3 d的效应均比较明显（$P<0.05$），三市高压对居民日入院人数影响的滞后效应最明显的时间分别为第2天、第3天和第2天（*ER*=5.25%、2.58%和4.76%）；低压对三市居民日入院人数影响的滞后效应最为明显的均为低压当天（*ER*=2.53%、2.54%和2.62%）。

表2.9 三市日均湿度低于或高于最适值变化1%时的相对危险度和95%可信区间

地区	最适湿度（%）	滞后(d)	低湿度		高湿度	
			ER(%)	*RR* 95%置信区间	*ER*（%）	*RR* 95%置信区间
兰州市	55	0	3.53	[0.9283,0.9656]	1.56	[1.0025,1.0223]
		1	4.01	[0.9382,0.9645]	1.52	[1.0032,1.0304]
		2	4.23	[0.9364,0.9654]	1.32	[1.0054,1.0255]
		3	5.25	[0.9322,0.9623]	1.59	[1.0037,1.0234]
张掖市	45	0	3.13	[0.9432,0.9893]	1.78	[1.0084,1.0215]
		1	2.55	[0.9542,0.9925]	2.12	[0.9082,1.0326]
		2	2.06	[0.9455,0.9856]	2.23	[1.0065,1.0257]
		3	2.58	[0.9427,0.9824]	1.93	[1.0023,1.0223]
平凉市	65	0	4.66	[0.9407,0.9779]	1.67	[1.0035,1.0245]
		1	4.23	[0.9456,0.9831]	1.28	[0.9056,1.0323]
		2	4.45	[0.9423,0.9792]	1.56	[0.9052,1.0276]
		3	4.76	[0.9388,0.9732]	1.16	[1.0064,1.0326]

注：* 表示 $P<0.05$。

由表2.9可见，对三市总人群日入院人数而言，低湿度时 *RR* 均小于1（$P<0.05$），高湿度时 *RR* 值大部分大于1，而且低湿度时的 *ER* 均比高湿度时的大。低湿度时滞后0～3 d的效应均比较明显（$P<0.05$），其中滞后3 d时效应最大（*ER*=5.25%、2.58%和4.76%）；高湿度时滞后0～3 d的效应也均明显（$P<0.05$），其中滞后1 d的效应最大（*ER*=1.56%、1.78%和1.67%）。

2.4 总结与讨论

气象要素指的是能表明大气物理状态和物理现象的各项要素的总称，它主要反映大气的物理量和物理现象。气象要素主要包括气温、气压、风、湿度、能见度等，气象要素中的任何一个发生变化都会对人体的健康造成影响。人类的生存和繁衍也受到气象变化的影响，人的体温一般恒定在36.5℃左右，体温过高或者过低都不利于人体的健康。人体体温在35～41℃时，人会保持意识清醒，当体温超过41℃时，人体的肝脏、肾脏和脑等器官都可能会发生功能性障碍，直接对人体的健康造成危害[1]。20～28℃是人体感觉最舒适的环境温度，而最理想的人体健康温度一般在18℃左右，处在这样的环境温度下人们思维敏捷、记忆力强、工作效率也是最高的。当气温过高、过低或者气温的变化超过了人体的承受能力，将会直接或间接地对人体健康产生危害。其中气温过高对人体的心情和身体健康的影响尤为明显，高温天气包括高温闷热天气和高温炎热天气两种。日最高气温超过 35℃，相对湿度低于 60％的天气称为高温炎热天气；日最高气温在 32℃和 35℃之间，同时相对湿度在 60％以上的天气称为高温闷热天气。这种天气使得人体的汗水不能尽快地从皮肤蒸发，热量难以发散，使人体感觉心慌、烦躁，同时各种疾病的发病率也会增高。高温天气也会间接地对人体健康造成危害。温度升高为蚊子、苍蝇等病原体提供了良好的生存条件，便于传染病的流行。高温也可使光化学反应速率加快，使得大气层中有毒有害气体的浓度进一步升高，进一步对人体的健康造成危害。气温和气压在短时间内突然变化也会对人体健康产生影响[2]，温度快速升高不仅容易使人体感觉到疲劳、烦躁和发怒，各类事故的发生也会增加。同时，温度快速升高也会使心脏病和呼吸道等疾病多发，死亡率相应增高，特别是老年人的死亡率增高更为明显，所以当温度快速升高时我们应注意防护。夏天各种疾病的发病人数和死亡人数都相对增多，这主要可能是由于夏季高温环境下，气温较高，人体的新陈代谢旺盛，能量消耗的速度也比较快，对氧气和营养的需求量也会增大，而在气温较高的环境下，空气湿度往往相对增大，氧含量会相对降低，导致血色素不能完全被氧饱和而出现血氧不足的情况，进而出现胸闷、呼吸急促，使神经系统发生显著性的功能障碍。此时机体为加强散热，使血液集中于体表，人体要通过蒸发、汗液流失来维持体温的相对平衡导致人体的血液浓缩，血色素及血细胞浓度增高、血液黏稠度增高，心脑血管系统血液供应量会减少，心脏和血管的负荷增大，加重了缺血缺氧反应，易诱发中风、冠心病、心肌梗死等心脑血管疾病，还会使精神功能、神经功能、运动协调等出现异常。有研究报道，预计到 2100 年全球的平均气温将可能比现在上升 2℃[3]，全球气温升高将可能干扰我们的生活环境，进而对人们的身体健康造成严重的威胁。目前全球每年直接或间接地由于气候变化所造成的死亡的人数已超过 10 万人，预计到 2030 年这个数字可能会超过 30 万[4]。英国的一项研究结果显示，冬天气温降低会使居民的死亡人数增多，尤其是会使老年人的死亡数增高。气温降低会使心脏病、中风和呼吸道疾病发生的可能性增大，在英国每年有大约 5 万人的死亡与冬天的气温降低有关系[3]。很多研究报道，气象要素的变化，尤其是气温的变化对心脑血管系统疾病和呼吸系统疾病都有重要的影响[5]。心脑血管疾病一年四季均有发生，但春、冬两季为其高发季节，且一般在 3 月与 12 月发病比较集中，由于此时早晚温差较大，天气干燥，心脑血管疾病患者受到气温变化的刺激之后容易导致血管不通畅，使血液的供应中断，从而导致心脑血管疾病的发生危险性增高，此时出现心绞痛、心肌梗死和中风等症状的可能性也会增大。从气象医学的角度分析，春季是由冬寒向夏热过渡的时段，冷空气活动比较频繁，天气复杂多变，人体内脏活动与外界变化不易保持一致，使得交感神经兴奋和冠状动脉痉挛，导致心肌收缩加强，若冠状动脉的病变不能及时供血，则诱发心血管病的发生[6]。程义斌[7]等在研究气温变化对武汉市心脑血管疾病死亡的影响时发现，心脑血管疾病在夏季高温期存在明显的死亡高峰，此时的心脑血管疾病日均死亡数是非高温期的 1.92 倍，男性的心脑血管疾病日均死亡数是非高温期的 1.56 倍，女性的日均死亡数是非高温期的 2.34 倍，高温期的心脑血管疾病死亡总数占夏季死亡总数的 31.8%。同时还发现使心脑血管疾病死亡率增大的日最高气温临界值为 36℃，表明天气炎热可能会导致心脑血管疾病的超额死亡，天气炎热会使已受损的系统负荷进一步增大，可能是促成死亡人数增多的主要外因之一。高血压与月气温变化、短时期气温变化关系密切，3—4 月和 11 月至翌年 1 月是急性心肌梗死的两个发病高峰期。高血压和急性心肌梗死在春季 3—4 月发病明显高于其他时段，此时的气温月际变化与高血压发病率成正相关[8]。气象学家研究发现，当气温上升至最高值或者下降到最低值时就会出现高血压发病入院患者增多的现象；在气压达到最低值后急速上升，气温达到峰值后急速下降发病入院患者人数也相应地较多。气压升高和气温降低也会导致心脑血管疾病死亡人数增多。高气压常和冷空气同时出现，冷空气刺激使得人体交感神经兴奋，人体外周血液循环阻力增大，血压增高，从而容易诱发脑血管疾病。谈建国[9]等发现急性心肌梗死的发病与平均气温和风速有密切的关系。气温低，风力大时急性心肌梗死容易发病，这是由于气温降低对人体产生强烈的刺激，使人的交感神经兴奋，循环血管收缩，血压升高，心率加快，心肌耗氧量增大，血浆减少，血小板聚集，血液黏度升高，心肌供血下降，诱发心绞痛而致急性心肌梗死的发生概率升高。气温、气压、风速等气象要素不仅对当日脑血管疾病和呼吸道疾病的发病率和死亡率有影响，也会影响以后几天的病情。王佳佳等[10]在研究日最高气温与医院心脑血管疾病急诊人次关系时发现，春季和夏季，随着日最高气温的上升心脑血管疾病急诊人数也会增多；而在秋季，日最高气温的升高反而是心脑血管疾病发病的一种保护性因素，日最高气温的升高能够减少心脑血管疾病的急诊人数。脑血栓等心脑血管疾病的发病与气压呈双向变化关系，气压过高或者过低均易使引起脑血栓的发病危险增大。张洁等[11]统计分析了通山县 2009 年的气压与居民心脑血管系统疾病入院率的关系，发现心脑血管疾病虽每天都有发生，但寒冷、高温及气压升高等外界及内在不良刺激会使心脑血管系统疾病发病的危险性增大，这可能是由于大脑皮质在不良的刺激作用下出现了功能障碍，导致高级神经中枢功能紊乱（肾上腺素分泌增加），进而导致细小动脉容易发生痉挛，血容量增大、心脏排血量增大，进而导致了疾病发生的可能性增大。张健瑜等[12]在研究气象因子对心血管事件发生的影响时指出心血管事件当天的发病人数会随着日平均气压的增高而增多，随着日平均气压的降低而减少，但是会随着日平均露点、日平均水汽压和日平均气温的增高而减少。气温急速下降也可能对人体的血脂敏感性指标有所影响，赵娜娟等[13]研究某市的一次冷空气过境过程发现，在冷空气过境后人体的甘油三酯（TG）和高密度脂蛋白胆固醇（HDL-C）明显高于冷空气过境前，由此推断当冷空气过境时气温较低，对人体的血脂水平有一定的影响，说明冷空气可能是一个心脑血管疾病发作的危险因素。阮烨等[14]在研究冷空气活动对心脑血管疾病发生敏感指标的影响时发现，当有冷空气活动时心脑血管患者和正常人的血清肌红蛋白、心肌肌钙蛋白 I 和血管内皮素－1 均会发生不同程度的改变，由此推断气温的快速下降不仅对心脑血管疾病患者有影响，对正常人的心脑血管疾病发病的敏感指标也有一定的影响，并且多数情况下同时影响多个敏感指标，表现为多个因素的综合作用。孟军亮等[15]研究某市一次冷空气过境对心脑血管疾病患者动态心电图的影响时发现，当有冷空气过境时，心脑血管疾病患者的动态心电图中相邻间期差值 50 ms 占总 RR 间期数的百分比

(PNN50)、相邻 *RR* 间期差值的均方根(RMSSD)和 *RR* 间期平均值的标准差(SDANN)等相关性指标较冷空气过境前有所降低，提示心脑血管疾病患者的心脏自主神经已经受损，支配心脏的迷走神经活性有所下降，迷走神经处于病理状态。当冷空气过境时，心脑血管疾病患者的心脏活动出现异常，从而导致动态心电图出现异常。本研究中，兰州市的心脑血管疾病的日入院人数与日最高气温、日平均气温和日最低气温存在着正相关的关系(相关系数分别为 0.078、0.091、0.104)；张掖市居民日入院人数与日最高气温、日平均气温、日最低气温、日平均气压和降水量呈正相关(相关系数分别为 0.083、0.079、0.077、0.020 和 0.020)；平凉市居民日入院人数与日最高气温、日平均气温、日最低气温、日平均湿度和降水量呈正相关(相关系数分别为 0.054、0.077、0.097、0.158 和 0.061)。这与上述的研究结果基本一致，说明气象要素的变化，尤其气温的变化会导致居民日入院人数的变化，表明气象要素的变化是各系统疾病患者发病和加重的危险因素。

气候的变化同时也会影响呼吸系统疾病的发生[16]，天气炎热时，人体排出大量的汗液以保持体温恒定，造成体液丢失，血液浓度相对升高，黏稠度也会相对增大，全身小血管舒张，导致血压降低；环境温度降低时，人体血管收缩，纤毛运动受到抑制，反应相对延迟，从而削弱了气道的主动防御能力，导致气道的反应性增高，使得慢性支气管炎等呼吸系统疾病发病的可能增大。韩芳琴等[17]研究发现，上呼吸道感冒与相对湿度的变化有着非常密切的关系，风热感冒的发生与气压和相对湿度的变化关系比较密切，当气压明显下降及湿度较大时，感冒发生率也会增高。陈培莉等[18]研究报道，慢性阻塞性肺病(急性)加重与气温下降有关系，当室外平均气温在 5℃以下时，气温每下降 1℃，发生慢性阻塞性肺病急性加重的比例可增加 10%，而在每一次气温下降后的 10～14 天内都可能会发生 1 次慢性阻塞性肺病急诊入院的高峰，这说明气候变化对慢性阻塞性肺病等呼吸系统疾病的发病还存在着滞后效应，当气温明显变化时应该注意防护，预防慢性阻塞性肺病的发生和加重。莫运政等[19]通过研究呼吸系统疾病的入院人数与气温的变化的时间序列发现，日平均气温与医院呼吸系统日急诊人数的关系曲线呈“V”字形，人类呼吸系统感觉的最适温度在 4℃左右，气温在低于最适温度时继续降低以及高于最适温度时继续升高，均会使发生呼吸系统疾病的危险度增大，而且前者的效应比后者的效应大。本研究中当日平均气温升高至最高值或者降低至最低值时兰州市和张掖市居民日入院人数也相应较多，平凉市 2008 年 1 月气温最低时出现了居民入院的高峰期，这都提示气温的变化可能会使居民的日入院人数变化，它们之间可能存在某种非线性关系，气温的升高和降低可能是居民疾病发生和入院人数变化的危险因素，这与上述研究报道的观点相符。

人体一般都能很好地适应气压的变化，但是如果气压在短时间内急剧变化，人体便不能正常地适应，因为人体对环境中各种因素的适应都是有一定限度的，人体对气象因素变化的适应必须有一个过程[20]。当人体从海拔低的地区到海拔高的地区，由于气压下降，大气中的氧分压降低，体内会出现血氧过低现象，心率明显加快，脑力活动减弱，免疫力下降，进而引起疾病的发生，严重时甚至会导致死亡。气压变化对人体健康的影响，重要表现在高压和低压所代表的环流天气的形成、消失或移动方面。在低压环流形势下，大多数伴随阴雨天气，容易诱发各种疾病；而在高压环流形势下，多为晴天，天气相对比较稳定，使人感到舒适。同时气压的变化会使人的心理发生变化。尤其夏季雷雨前的高温、高湿度天气，由于此时的气压常常较低，心肺功能不好的人常会感到难受，正常人也时常会有抑郁不适的感觉。这种压抑的情绪又会使人的植物神经产生紧张，释放肾上腺素，引起血压上升，心跳加快和呼吸急促等。气压的变化对心脑血管系统疾病的发生也会产生一定的影响，有研究证实心脑血管疾病的发病率会随着平均气压、最高气压的升高而升高，随着最低气压的降低其发病率也会有所升高[21]。毕淑珍等[22]在研究长治地区 2007—2008 年气压变化与脑卒中病人入院人数的关系时发现，长治地区脑卒中发病与平均气压相关，其中脑梗死疾病患者的日均发病人数与气压呈正相关，脑出血发病人数与气压呈双向变化，即低气压和高气压均为脑出血的危险因素，当日均气压＞910 hPa 时，脑梗死病人的日发病人数随着气压的升高明显增多。高血压的日发病人数也与日均气压呈现正相关关系，即日均气压较高时，高血压的发病人数也会相应地增多[23]，这可能是由于气压的升高常伴有冷空气过境或者气温的下降，致使外周血管收缩，血流阻力随着增大，血压升高，儿茶酚胺分泌增多，易出现心脑血管痉挛，斑块破裂，血小板聚集而形成血栓，导致心脑血管病发生，所以冬季出门应注意天气预报，及时调整高血压治疗方案以适应气候变化。也有研究表明，心脑血管疾病的死亡率与日平均气压存在着正相关关系[24]，当平均气压在 1014～1030 hPa 时，可引起脑血管疾病的死亡率升高；同时还发现脑血栓等疾病的发病与气压呈双向变化的关系，气压过高和气压过低天气均可能是引起脑血栓发病的危险因素。气压变化对呼吸系统疾病的发病也有一定的影响，气压较低会使各种过敏源和空气污染物等刺激物不易向高处扩散，而向低处散落吸入呼吸道。而且气压快速降低可使支气管黏膜上的细小血管扩张，气管分泌物增多，支气管管腔变得狭窄易诱发哮喘。计庆明等[25]在精神疾病与气象要素相关性研究中指出，表面上精神分裂的发病数与大气压不存在直接的相关关系，但是精神分裂症的发病数与 24 小时气压差存在着明显的相关，即当 24 小时气压差为负值时，精神分裂症的发病数会增多；而当 24 小时气压差为正值，气压升高时，发病数相应减少。当气压下降时，抑郁症的发病率较低，而当气压上升时，发病数增多，这主要是由于人体的细胞内外正常情况下都有相对恒定的电势差存在，空气中的带电粒子会使细胞膜内外的生物电发生变化，进而对人体的生理过程造成影响，阳离子可能使单胺氧化酶的活性下降，导致多巴胺代谢受阻，而气压上升时空气中阳离子的含量会增多，致使抑郁症出现的概率增大。范惠洁等[26]在研究气象因素对心脑血管病和部分呼吸疾病影响时发现，冠心病的日发病人数与日均气压存在正相关（相关系数为 0.0109）；当日均气压增加幅度大于 5 mmHg 时，心肌梗死的发病危险性会大大增加（$P=0.0101$）；当日均气压降低幅度大于 5 mmHg 时脑出血发病的可能性增加（$P=0.0102$）；脑血栓的发病与气压之间存在双向变化的特点，气压过高和过低均为脑血栓发病的危险因素。此外，哮喘等呼吸系统疾病的发病率会随着气压的降低而增高[27]。对气压与人体健康的相关性研究一般方法是进行线性回归得出其相关性，今后对于气象因素和环境质量应同时加以考虑，人们自身生存环境对人体健康的影响才能得到更好的体现。本研究中，三市居民的日入院人数均与日最高气压、日平均气压和日最低气压存在着负相关关系，这与以往的研究结果一致，说明气压的变化对人类健康的影响是多方面、多层次的，应引起重视。

人体对气候的反应不光与温度和气压有关，还与空气湿度有关系。所谓湿度是指空气的潮湿程度，它表示空气中水汽的含量距离饱和的程度，通常用相对湿度来表示。在一定温度条件下空气的相对湿度越小，水分蒸发的速度越快。在任何气温条件下，相对潮湿的空气都是不利于人体健康的。人在相对湿度约40%～50%的环境中感觉比较舒适，当湿度高于或低于这个值的时候人体会相应的感觉到不适，且偏离越大不适感越强烈[28]。在夏季高温、炎热的环境下，所处环境的相对湿度越大，人体越感到不舒适。当气温超过28℃，相对湿度大于80%时，因人体内的汗液不能及时蒸发，体内的热量不能及时地散出去，使人体感到不适。若连续发生几天闷热天气，就很可能会出现憋闷、烦躁、头晕乏力等症状。环境潮湿有利于肝炎病毒等致病原在体外生存，其传播能力和感染能力增强，因此，当降水量增大时，空气湿度会增大，温度和气压降低，这些传染性疾病的发病率会增高。空气湿度较低对人体健康会产生很多影响：①容易使皮肤黏膜干燥，弹性降低，皮肤黏膜极易产生微小裂口，纤毛活动性降低，导致异物的排泄功能减退；②黏膜表皮血管血流量减少，使吸入空气加温能力降低[29]。在冬季寒冷、干燥的环境中，空气湿度相对较低，人体呼吸系统的抵抗力会下降，容易使呼吸系统疾病发生或者加重。研究结果表明，当空气湿度低的时候，鼻部和肺部呼吸道黏膜脱水、弹性降低、黏液分泌减少，黏膜上的纤毛运动减缓，灰尘、细菌等容易附着在黏膜上，刺激喉部引发咳嗽，也容易发生支气管炎、支气管哮喘以及呼吸道的其他疾病[30～32]。居住环境空气湿度对下呼吸道疾病也有很大的影响，肺炎、气管炎、支气管炎、肺结核、支气管哮喘等比较严重的呼吸道疾病对居室环境的小气候条件都是非常敏感的。只有当居室环境空气湿度在55%～65%时，才对各种下呼吸道疾病的治疗和康复比较有利，也能降低下呼吸道疾病的发病概率。居住环境的湿度偏低，也会导致病情的加重。在冬季，室内环境空气湿度必须保持在一定的水平。这是由于健康人的呼吸可以不断地分泌黏液，使进入呼吸道的空气快速得到加湿而变成饱和的水蒸气，比较顺利地通过气道并在肺内进行正常的气体交换。但是对呼吸道疾病患者而言，由于病原体侵入体内，气管及肺组织功能已不完善，导致炎性分泌物渗出形成痰液。如果此时空气湿度较小，就容易使痰液黏稠不易排出，这样就使得不能及时排出的痰液成了病毒和细菌的生存繁衍场所，使感染进一步加重，进而破坏黏膜的正常生理功能[33～35]。空气湿度的变化对人体的健康会造成多方面的影响，且一定程度上存在远期效应，应受到重视。本研究中兰州市和平凉市的日均入院人数与湿度呈现出正相关的关系，而张掖市的居民日入院人数与湿度之间则表现出反相关关系，这与以往的研究结果不尽相同，这可能是由于张掖市特殊的地理位置和环境特点所致，张掖市地处中国西北河西走廊的咽喉地带，从新疆和内蒙古进入内地的冷空气首当其冲经过此地，所以形成了张掖市夏季高温、冬季寒冷多风，湿度相对较低的特殊气候特点，这可能是出现上述结果的主要环境因素。

除了上述的温度、气压和湿度的变化对人体健康有影响外，气象因素中的光照、降水量和风速等的变化也会影响人体健康。在气象学中把空气的水平运动定义为风，它是一个既有大小又有方向的矢量，对大气中的有害物质（包括灰尘、碳尘、金属粉尘、二氧化硫、氮氧化物等）的扩散影响非常大，通常情况下，风速与大气中污染物的浓度成反比，当风速越大时，污染物的扩散和稀释速度就越快，当地面风速小于 5 m/s 时，特别是小于 3 m/s 时不利于污染物的扩散和稀释，当风速大于 5 m/s 时，对污染物扩散和稀释比较有利[36]。有关部门报道，在风速度大于 1 m/s 的情况下，人体的体温调节和感觉就会受到影响。当气温升高（≥36℃）时，风会使人体汗液的蒸发量增加，从而影响人的体温调节；在气温相对较低的情况下，风能使热传导和热对流的速度加快，会使人体散失较多热量，从而引起感冒发生增多。通常情况下，相对温和的风使人精神焕发，提高人体的紧张性，持续、猛烈的大风可能引起人体精神兴奋，并影响人的正常呼吸。风向与大气污染程度也有关，通常情况下污染物的浓度在污染源的下风方最高，尤其是当风速小时更是这样。风作用于人体皮肤，对人体体温起着调节作用，决定着人体的对流散热。另外，光照对人体的健康也有影响，有研究报道光照不仅能影响人体的睡眠质量，还可能对人体体内激素的分泌产生影响。冬天光照时间减短，人体摄取的日光量减少，可能导致体内荷尔蒙分泌变化，导致生物节律紊乱，可能出现情绪低落、易发怒、容易疲劳、嗜睡和能量代谢增大的症状[37~39]。

综上所述，不论传统医学还是现代气象医学，都对气象与居民的健康和疾病的关系有了一定的认识，且现代气象医学已经从病理、生理和心理的角度对气象与人体健康和疾病关系进行了探讨、研究，并取得了阶段性成果，但也存在不足，主要有以下方面：①目前对于气象因素的研究主要限于对物理环境的研究，而对生物环境的研究甚少；②对气象环境如何影响人体的病理生理机制尚不清楚，多数研究仅仅单从气象与疾病的相关性进行分析，深入的研究有限；③现有气象与疾病的研究主要局限于呼吸、循环系统疾病方面，而对其他系统疾病研究相对较少；④缺乏大规模的时间范围资料收集研究；⑤对于疾病与气象因子关系的深入研究多局限于季节相关性研究，资料的收集缺乏代表性。因此，今后进一步研究，应尽量完善上述不足，进一步推动医学气象学发展，为人类服务。

参考文献

[1] Yiling Yang, Lai xi Ji, Gaobo Li, Xiufang Deng. Differences in thermal effects of moxibustion at Zusan li (ST36) and Hegu (LI4) on various facial areas in healthy people. *J Traditional Chinese Medicine*, 2012, **32**(3): 1-2.

[2] 赵金琦．我国三城市气温对居民超额死亡率的影响．北京：中国疾病控制预防中心硕士学位论文，2010.

[3] Annabel Ferriman. Excess winter deaths linked to temperatures in cold homes. *News*, 2001, **323**: 1206-1207.

[4] 郑能雄，林云钦，郑高．福州市主要传染病与气象因素关系的研究．中国公共卫生管理，2004，**14**(4)：343-345.

[5] 张维全，梁丽芳，李霞．冬天气温骤降引发心脑血管病的原因和急救措施．临床合理用药，2012，**5**(1)：90-91.

[6] 张大辉，高霞．心脑血管疾病与气象条件关系分析．河北医学，2012，**18**(2)：161-162.

[7] 程义斌，金银龙，李永红．武汉市高温对心脑血管疾病死亡的影响．环境与健康杂志，2009，**26**(3)：

224-225.
[8] 王根绪，程国栋，沈永平．近50年来河西走廊区域生态环境变化特征与综合防治对策．自然资源学报，2002，**12**(1)：78-83.
[9] 谈建国，瞿惠春．猝死与气象条件的关系．气象科技，2002，**32**(1)：58-60.
[10] 王佳佳，郭玉明，李国星，等．日最高气温与医院心脑血管疾病急诊人次关系的病例交叉研究．环境与健康杂志，2002，**26**(12)：1073-1076.
[11] 张洁，范磊，阮冲．气压与通山县居民心脑血管疾病的联系．湖北省威宁卫生学校，2010.
[12] 张健瑜，梁丽英，黄力，等．广州市气象因子对心血管事件发生的影响．现代预防医学，2010，**37**(21)：4015-4019.
[13] 赵娜娟，牛静萍，阮烨，等．冷空气活动对人群血脂水平的影响．环境与健康杂志，2011，**28**(11)：953-955.
[14] 阮烨，牛静萍，张莉，等．冷空气活动对心脑血管疾病发生相关敏感指标影响研究．环境与健康杂志，2012，**29**(6)：496-498
[15] 孟军亮，牛静萍，阮烨，等．冷空气活动对心脑血管疾病患者动态心电图的影响．环境与健康杂志，2012，**29**(9)：777-779.
[16] 陈宜瑜，丁永建，佘之祥．气候与环境的变化影响与适应、减缓对策．气候变化研究进展，2005，**2**(1)：51-56.
[17] 韩芳琴，张雪花，杨丽．季节变化和气象要素变化对呼吸道疾病的影响．延安大学学报，2011，**9**(3)：19-23.
[18] Cold exposure and winter mortality from isehaemic heart disease cerebrovaseular disease, respiratory disease, and all causes in warm and cold regions of Europe. *Eurowinter Group Lancet*, 1997, **349**(9062)：134 .
[19] 莫运政，郑亚安，陶辉，等．日均气温与呼吸系统疾病急诊人次相关性的时间序列分析．北京大学学报(医学版)，2012，416-420.
[20] 刘志刚，陈思静，钱妙芬．气候因素与人体疾病研究现状与展望．成都气象学院学报，1998，39-41.
[21] 孟庆鱼，李强．心脑血管疾病发病与气象因素关系及预测预报研究．中国社区医学，2004，**10**(4)：32-33.
[22] 毕淑珍，原福胜．长治地区脑卒中发病与气压的关系．山西医药杂志，2009，**38**(11)：987-988.
[23] 王玲，白原，刘小云．高血压与气象因素的关系．医学综述，2007，**12**(2)：239-241
[24] 陈观进，钟根伟，李沛．湛江市区脑血管病死亡率与气象关系的探讨．中国流行病学杂志，1993，**14**(4)：234-235.
[25] 计庆明，顾世芬，朱定真．精神疾病与气象要素相关性研究．山东精神医学，2003，**16**(2)：65-67.
[26] 范惠洁，赵素萍，王秋芳．气象因素对心脑血管病和部分呼吸疾病影响研究．现代预防医学，2003，**30**(5)：642-645.
[27] 李永红，程义斌，金银龙，等．气候变化及其对人类健康影响的研究进展．医学研究杂，2008，**37**(9)：96-97.
[28] 苏斌．季节变化和气象要素变化与呼吸道疾病关系及预防措施初探．广西气象，2004，**25**(2)：26-28.
[29] 胡晓径，吴琼，商国军．气象与人类疾病．黑龙江气象，2002，42-44.
[30] 张心如，罗宜熟，杜干英，等．空气湿度与动物的关系．家畜生态学报，2006，**27**(6)：178-181.

[31] Deyin Qin. Don't ignore the indoor air humidity. *China Academic J Electronic Publishing House*, 2012,45-46.

[32] 谢国钢,金先桥. 室内环境对慢性阻塞性肺疾病急性加重的影响. 中国呼吸与重症监护杂志,2008,**7**(5):358-360.

[33] 赵立民,王黎黎,赵秀英. 天气、气候变化对消化道疾病影响分析. 吉林气象,2003,(S1):10-12.

[34] 山义昌,徐太安,郑学山,等. 潍坊市四类疾病与气象环境的关系. 气象,2004,**27**(11):52-54.

[35] 迪丽努尔·塔力埔,梁云,阿布力克木·阿不力孜. 乌鲁木齐市冬季空气中 SO_2 浓度与空气湿度的关系及对人体的影响. 安全与环境学报,2004,(S1):24-26.

[36] 王祖承,陈正洪. 冷空气对武汉市人群呼吸道和心脑血管疾病的影响. 湖北预防医学杂志,2001,**12**(1):15-16.

[37] 刘炜,王晓静. 光照对人体生理和心理的影响. 灯与照明,2002,**26**(2):31-35.

[38] Mariana G Figueiro,John D. Bullough ,Marks S Rea. Spectral Sensitivity of Circadian System. Third International Conference on Solid State Lighting. *Proceedings SPIE*,2004 ,5187:2072-2074.

[39] Mariana G Figueiro. Research Recap: Circadian Rhythm. *Lighting Design Application* ,2003,**33** (2):17-19.

第3章

冷空气活动对人群心脑血管疾病影响的研究

心脑血管疾病已成为当前危害人类健康和寿命的常见病。世界卫生组织及中国卫生部相关报告显示，全球三分之一死亡病人死于心脑血管疾病，中国每年死于该病的总人数约三百万[1]。已有研究表明，气象因素的变化是心脑血管疾病发病的主要因素之一[2~4]，而气候的骤然变化与心脑血管的发病有显著相关，其中冷空气活动会导致心脑血管发病及死亡率的上升[5,6]；也有研究表明，心脑血管疾病发生和死亡有明显的季节性，决定其周期性变化的主要因素也是气候[7~9]。冷空气的活动以及高温炎热天气的持续都会导致心脑血管疾病患病率和死亡率的上升，其中冷空气活动对病人的影响显得更为突出[10~12]。甘肃省地处中国北方，气候类型复杂，天气多变，昼夜温差较大，每年影响中国的强冷空气约95%会从甘肃省经过，甘肃省是中国西北方冷空气东移南下的必经咽喉要道[13]。恶劣的大气条件会对当地居民的生活和健康造成很大的影响，尤其是对心脑血管疾病患者带来更大的威胁。然而关于这方面的研究只限于人群流行病学分析[14]，其致病机制尚缺乏充分的实验证明和深入研究。

近几年，随着科研进展，不少新的心血管健康检查项目在临床崭露头角，如何对众多的检查项目进行正确选择，是患者所关注的问题。心血管疾病检查在心血管疾病的临床诊断、危险分层、治疗方案选择以及预后判断中都有重要意义。目前临床常见心血管疾病可选择的检测类别有：冠状动脉疾病的危险因素检测、心肌损伤和心肌梗死检测、心力衰竭和心脏功能检测等。

冠状动脉疾病的危险因素检测除常用的总胆固醇、甘油三酯、高密度脂蛋白胆固醇(HDL-C)、低密度脂蛋白胆固醇(LDL-C)四项外，有条件的实验室可增加测定载脂蛋白A1(ApoA1)、载脂蛋白B(ApoB)、脂蛋白a[Lp(a)]。HDL-C代表HDL携带胆固醇的代谢状态，而ApoA1反映HDL的颗粒数，二者不能相互替代。Lp(a)是公认的动脉粥样硬化(AS)的独立危险因素，血浆Lp(a)水平高的患者，大多呈家族聚集性，与遗传密切相关。心肌损伤和心肌梗死检测目前临床多根据症状、心电图结合血液心肌损伤标志物如肌酸激酶(CK)、CK-MB质量浓度(CK-MBmass)、肌红蛋白(Mb/Myo)及心肌肌钙蛋白(cTn)I或T等进行诊断与鉴别诊断。这些标志物在正常情况下存在于心肌细胞中，心肌梗死发作后释放入血，若在血中发现这些物质水平升高则表明有心肌损伤存在。心肌肌钙蛋白(cTn)是目前诊断心肌损伤、坏死时特异度和敏感度较高的生物标志物，在急性冠状动脉综合征(ACS)的危险分层中也有重要的临床应用价值，正取代CK-MB成为"金标准"。cTn特别有利于诊断迟到的心肌梗死和不稳定心绞痛(UAP)、心肌炎的一过性损伤。肌红蛋白(Mb/Myo)是目前较好的早期标志物,该指标灵敏度高,峰值早,与心电图结合能提高心肌梗死早期诊断的有效率,肌红蛋白升高不能诊断心肌梗死,但胸痛发作后 6～12 小时不升高是排除急性心肌梗死很好的指标,有助于在急性心肌梗死病程中观察有无再梗死或梗死再扩展,如频繁出现增高,提示原有梗死仍在延续,是溶栓治疗中判断有无再灌注的较敏感而准确的指标。内皮素(ET)是由血管内皮细胞合成和释放的血管活性肽,对心血管起主要作用的是 ET-1,可引起血管收缩,尤以冠状动脉最为敏感,研究显示:ET-1 在心力衰竭患者血液中明显升高,其增高水平与心力衰竭严重程度及预后相关。血液流变学的改变在心血管疾病,特别是冠心病、高血压中的作用和意义已经受到了人们的广泛关注和研究。目前已表明血液流变学改变在心血管疾病的发生及发展中起了不可低估的作用,而且通过药物的干预也进一步证明它的作用儿茶酚胺含量水平的不同与心脏猝死、冠状动脉心脏病和心脏不充血等也有潜在联系。通常情况下对心血管病人检测都是多种指标结合。

本研究在 2011 年 3 月一次冷空气过境前、过境期间和过境后分别检测心脑血管疾病病人和健康人的肌红蛋白(MB)、肌钙蛋白(TN)、血管内皮素(ET)、多巴胺(DA)、肾上腺素(EPI)和去甲肾上腺素(NA)、血脂、血液流变学等生化指标,进一步探讨冷空气对心脑血管发病的影响机制。

3.1　研究的对象和方法

3.1.1　研究地点

选择没有工业污染,空气质量符合环境空气质量二级标准,空气洁净度良好,天气多变,温差较大的中国西方和西北方冷空气南下必经之道的甘肃省张掖市。

3.1.2　研究对象

采用随机整群抽样的方法,选取该市某社区人群,查阅居民健康档案,选择居住和生活在距监测点半径 1 km 范围内、年龄在 40～70 岁,经健康筛查及血液学检查无器质性疾病的心脑血管病人,于现场研究前,发放调查问卷,选择无烟酒嗜好,近 3 天未服用心脑血管疾病药物的患者 36 例,同时按相同入选条件选择 40～70 岁的健康人 50 例作为对照。每天收集各受试者的饮食、睡眠、活动范围等信息,实验过程中放弃依从性差及不符合条件者,最终数据来自全程严格执行实验条件的心脑血管疾病病人 30 例(男 16 例,女 14 例),健康对照 40 例(男 24 例,女 16 例)。心脑血管疾病入选主要包括脑血栓、脑溢血、心肌梗死、冠心病、高血压。

3.1.3　研究内容及方法

(1)调查问卷

甘肃省气象局发布寒潮天气预报后,调查人员对纳入的对象进行问卷调查,问卷内容包括近 3 天身体状况、饮食、服用药物、活动范围等情况，尽量排除混杂因素，保持病例组和对照组相同的暴露史。

(2)测定指标

儿茶酚胺类(多巴胺、肾上腺素、去甲肾上腺素)、心肌和血管蛋白(肌红蛋白、肌钙蛋白、血管内皮素)、血脂和血液流变学指标等。

(3)样品采集

于冷空气过境前 24 h(3 月 12 日上午)、过境时(气温降至最低(3 月 14 日 07—08 时))和过境后 24 h 分别采集空腹肘静脉血各 5 mL，样品均收集至无抗凝剂真空采血管内，1 份放置于 4℃暂存，于 1 h 内送检血脂、血液流变学，一份样品管于 3000 r/min 离心后，血清于 −80℃冻存。

(4)测定方法

儿茶酚胺类、肾上腺素类等指标采用酶联免疫吸附(ELISA) 双抗体夹心法，即用纯化的样本抗体包被微孔板，制成固相抗体，再加入待测样本及酶标试剂，形成抗体一抗原一酶标抗体复合物，经过洗涤加入显色剂，然后在 450 nm 波长下测定吸光度，计算待测样本浓度。ELISA 试剂盒由美国 R&D 公司生产，西安科昊生物工程有限公司分装。酶标仪由奥地利 TECAN 公司生产，检测由兰州大学医学实验中心完成。

血脂、血液流变学指标采用 KES-900B 锥板式全自动检测仪(中国无锡康尔生公司生产)检测，由张掖市人民医院检验科检测。

3.1.4 气象资料

本次人群实验研究在甘肃省张掖市 2011 年 3 月 11—15 日的一次冷空气活动时进行，冷空气过境过程数据资料，包括气温、气压等逐时监测数据，资料由兰州中心气象台提供。冷空气类型按中央气象台 2006 年制定的中国冷空气等级国家标准 GB/T20484—2006 确定[15]。

表 3.1 中国气象局冷空气等级分类(GB/T20484—2006)

分类	降温幅度(℃)	日最低气温(℃)
弱冷空气	$\Delta T_{48\,h}<6$	
中等强度冷空气	$6\leqslant\Delta T_{48\,h}<8$	
较强冷空气	$\Delta T_{48\,h}\geqslant 8$	>8
强冷空气	$\Delta T_{48\,h}\geqslant 8$	$\leqslant 8$
寒潮	$\Delta T_{24\,h}\geqslant 8$ 或 $\Delta T_{48\,h}\geqslant 10$ 或 $\Delta T_{72\,h}\geqslant 12$	$\leqslant 4$

注：$\Delta T_{24\,h}$、$\Delta T_{48\,h}$、$\Delta T_{72\,h}$分别代表日最低气温 24、48、72 h 内降温幅度。

3.1.5 质量控制

(1)人员培训

人群选取前培训目标社区卫生服务中心医生、护士、课题组研究生及相关人员，使其熟悉患者及健康人的纳入标准、掌握生物样品采集要求和规范及其他注意事项，并与当地检测医院联系确保检测的及时准确。动物实验和其他生化指标的检测均由兰州大学医学实验中心实验师和有经验的研究生配合完成。

(2)实验对象

人群现场试验点选择尽量避免空气污染及其他因素的影响、气象条件选择西北地区较为常见的冷空气过程，通过对象调查问卷，排除混杂因素的影响；动物来自中国实验动物模型制作领先的公司，实验动物达 SPF 级要求。动物实验前的饲养过程中，配备专职人员，严格控制实验动物体重、周龄、饲养环境及食物和水的供给，同时借鉴大量文献及兰州中心气象台硕士、博士大量的实验动物经验的基础上进行。

(3)仪器设备

均达到生化指标检测级别和标准，兰州中心气象台有 SGI、华云神箭等高性能计算机，EC、NCEP、MM5、WRF 等多种数值预报及其释用产品在中短期业务中广泛应用，对冷空气预报技术成熟，可保证项目研究的需求；甘肃省气象局技术装备中心可提供本项目动物实验所需“人工模拟气象环境实验箱体”；兰州大学公共卫生学院实验室具备本项目所需的基本仪器设备，包括大气采样器、细颗粒物采样器、超低温冰箱、高速冷冻离心机、超净工作台、荧光分析仪、万能显微镜等；兰州大学医学实验中心是开放的公共医学试验平台，具备实验所需的所有先进仪器设备，如原子吸收分光光度计、高效液相色谱仪、754－紫外分光光度计、冷冻干燥机等，为本项目的顺利完成创造了物质条件。

3.1.6　数据录入、统计与分析

建立 EXCEL 数据库，及时进行数据复查和审核。应用 SPSSv 13.0 软件进行数据统计分析，病例组和对照组的性别和年龄构成采用卡方检验方法，不同时间、组别和性别的血液流变学指标数据采用随机区组设计的双因素方差分析法，病例组与对照组检验采用两独立样本比较的 Mann-Whitney *U* 检验，冷空气过境前、中、后指标比较采用多个相关样本 Kendall's *W* 检验，两组比较采用 Wilcoxon 两相关样本检验，以上检验水准均取 $a=0.05$。

3.2　研究的结果分析

3.2.1　冷空气活动基本情况

由表 3.2、图 3.1 可见，张掖市 2011 年 3 月 12 日最低气温为－1.0℃，14 日为－7.4℃，48 h 最低气温下降 6.4℃，中国冷空气等级国家标准(GB/T 20484—2006)规定，某地日最低气温 48 h 内降温幅度不低于 6℃但小于 8℃的冷空气，为中等强度冷空气，此次冷空气符合中等强度冷空气标准，属于一次中等强度冷空气过境。

表 3.2　2011 年 3 月 11—15 日张掖市冷空气过境基本气象数据(℃)

变　量	11 日	12 日	13 日	14 日	15 日
$T_{max_{24}}$	15.1	14.0	4.8	−1.3	3.5
$T_{min_{24}}$	−4.1	−1.0	−6.1	−7.4	−12.0
$\Delta T_{min_{48}}$			6.4		

注：$T_{max_{24}}$ 为一天内(24 小时)最高气温，$T_{min_{24}}$ 为最低气温，$\Delta T_{min_{48}}$ 为 48 h 内最低温之差。

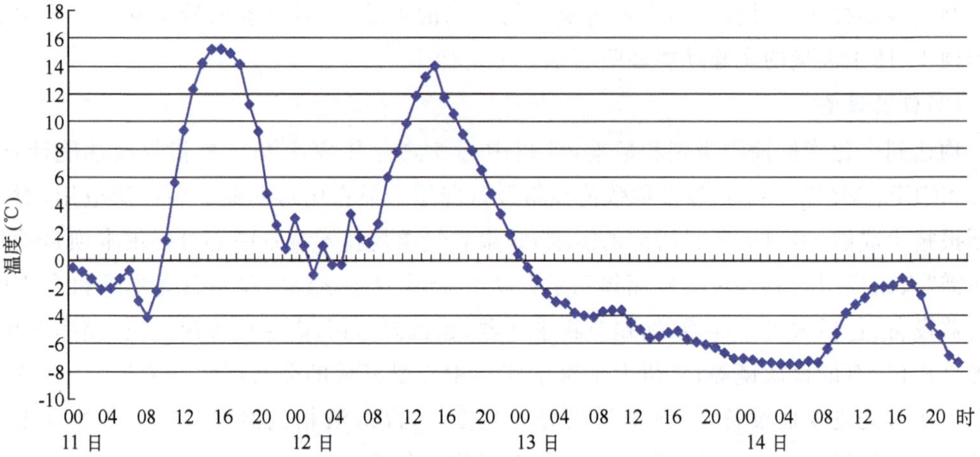

图 3.1　张掖市 2011 年 3 月 11—15 日温度变化

3.2.2　研究对象基本情况

按照研究对象的纳入标准，最终完成整个研究过程的研究对象病例组为 30 例，性别比为 1∶1，平均年龄为 59 岁，其中脑血栓 6 例、脑溢血 2 例、冠心病 12 例、高血压 10 例；对照组 40 人，性别比为 3∶2，平均年龄为 55 岁。病例组和对照组的性别和年龄构成差异无统计学意义(均 $P>0.05$)。

表 3.3　研究对象性别、年龄构成情况

组别	例数	性别 n(%)		年龄分布 n(%)			
		男	女	40～	50～	60～70	$\bar{x}\pm s$
对照	40	24(60.0)	16(40.0)	14(35.0)	11(27.5)	15(37.5)	55±9.8
病例	30	16(53.5)	14(46.7)	9(30.0)	9(30.0)	12(40.0)	59±10.0
合计	70	40(57.1)	30(42.9)	23(32.9)	20(28.6)	27(38.6)	57±9.6

3.2.3　儿茶酚胺检测结果

冷空气过境前，病例组的 DA、NE 和 AD 中位数分别为 715.41、159.93 和 76.01 ng/L，对照组分别为 344.1、173.5 和 68.8 ng/L；冷空气过境时，病例组的 DA、NE 和 AD 中位数分别为693.68、305.97和79.25 ng/L，对照组分别为425.60、275.41和80.25 ng/L；冷空气过境前，病例组的DA、NE和AD中位数分别为67.31、373.28和80.5 ng/L，对照组分别为64.53、268.61和78.25 ng/L。

3.2.3.1 不同时间同一人群结果对比

病例组和对照组在冷空气过境前、中、后3个时段的DA水平均发生了明显的变化，差异显著($P<0.05$)，但AD和NA水平无明显差异($P>0.05$)。

3.2.3.2 同一时期不同人群结果对比

在冷空气活动同一时期，病例组和对照组的3项指标作统计均无显著性差异($P>0.05$)。

表3.4 冷空气活动过程中病例组与对照组儿茶酚胺平均水平(中位数,ng/L)

时间	病例组(心血管患者)			对照组(健康人)		
	DA	NE	AD	DA	NE	AD
过境前	715.41	159.93	76.01	344.1	173.5	68.8
过境中	693.68	305.97	79.25	425.60*	275.41	80.25
过境后	67.31*#	373.28*#	80.5	64.53*#	268.61*	78.25*
显著性检验(Mann-Whitney U)	$\chi^2=8.222$ $P=0.016$	$\chi^2=4.056$ $P=0.132$	$\chi^2=1.185$ $P=0.553$	$\chi^2=13.317$ $P=0.001$	$\chi^2=0.454$ $P=0.797$	$\chi^2=3.659$ $P=0.161$

注：* 与过境前比较，$P<0.05$；# 与过境时比较，$P<0.05$

3.2.3.3 冷空气活动过程中指标的绝对差值

冷空气活动前、中、后差值比较，变化幅度最大的是DA，总体呈现一个负的趋势，变化幅度最小的是AD，总体呈现一个正增长的趋势。

表3.5 病例组与对照组儿茶酚胺中位数绝对差值(ng/L)

时间	病例组			健康人		
	DA	NE	AD	DA	NE	AD
过境中－过境前	−21.73	146.04	3.24	81.5	101.91	11.45
过境后－过境前	−648.1	213.35	4.49	−279.57	95.11	9.45
过境后－过境中	−626.37	67.31	1.25	−361.07	−6.8	−2

3.2.4 冷空气活动过程指标变化趋势分析

冷空气过境时，对照组DA、AD和NE水平较过境前均有不同程度的升高，DA差异显著($P<0.05$)；病例组AD和NE较过境前升高，DA则出现小幅度降低，与过境前比较均无明显差异($P>0.05$)。

冷空气过境后，对照组DA水平出现回落并低于过境前和中，AD出现回落但高于过境前水平，NE 水平较冷空气过境时有所降低，但仍高于过境前水平，3 项指标与过境前相比均有显著性差异($P<0.05$)；病例组 DA 水平明显下降并低于过境前和中，AD 和 NE 持续升高，与过境前比较 DA 和 NE 水平差异显著($P<0.05$)。冷空气过境时和过境后比较，对照组 DA 有显著差异($P<0.05$)，病例组 DA 和 NE 有显著性差异($P<0.05$)，(表 3.4)。

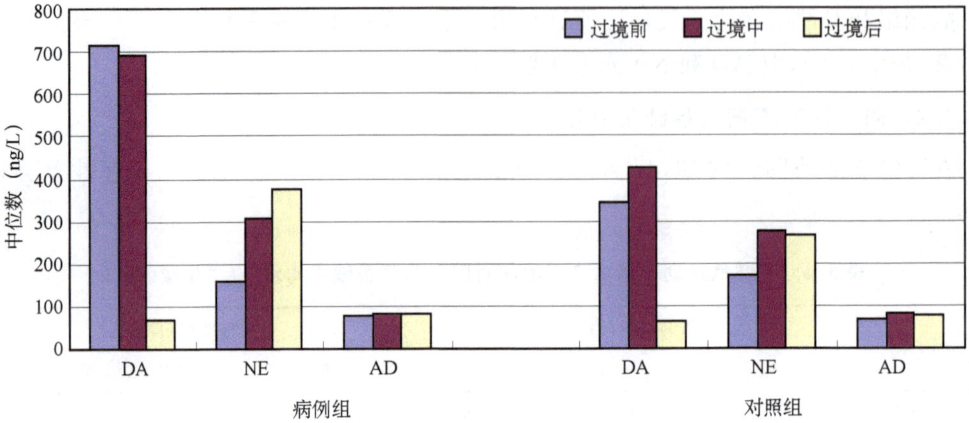

图 3.2 冷空气活动前、中、后儿茶酚胺变化趋势

3.3 血液流变学检测结果

3.3.1 冷空气活动时全血黏度变化情况

由表 3.6 可知，冷空气过境前，病例组的全血黏度低切、中切和高切值分别为 11.2、6.3 和 5.4 mPa·S，对照组分别为 11.2、6.0 和 5.8 mPa·S；冷空气过境时，病例组的全血黏度低切、中切和高切值分别为 12.5、6.6 和 5.5 mPa·S，对照组分别为 13.1、6.6 和 5.5 mPa·S。病例组和对照组的全血黏度低切和中切值明显高于冷空气过境前($P<0.05$)，但高切值无明显变化。

表 3.6 冷空气过境前和过境时全血黏度(mPa·S)对比($\bar{x}\pm s$)

对象	性别	低切		中切		高切	
		过境前	过境时	过境前	过境时	过境前	过境时
病例组	男性	11.2±2.0	12.6±1.5*	6.6±1.1	7.0±1.0*	5.7±0.8	5.8±0.9
	女性	11.2±2.0	12.5±2.1*	5.8±1.0	6.2±0.9*	5.1±1.0	5.2±0.7
	合计	11.2±2.0#	12.5±2.0*	6.3±0.9#	6.7±1.1*	5.4±0.9	5.5±1.0
对照组	男性	9.5±2.0	12.2±1.8*	5.3±0.8	6.7±1.0*	6.1±0.8	5.6±0.7
	女性	9.8±1.9	13.9±2.5*	5.6±1.1	6.2±0.8*	5.2±0.9	5.5±0.9
	合计	9.5±2.0	13.1±2.0*#	5.4±1.0	6.6±1.1*	5.8±0.8	5.5±0.8

注：* 冷空气过境前后比较，$P<0.05$；# 同一时点病例与对照比较(χ^2)，$P<0.05$。

同一时点病例与对照组比较,冷空气过境前病例组的全血黏度低切、中切值明显高于对照组($P<0.05$),冷空气过境时对照组的全血黏度低切值明显高于病例组($P<0.05$),其他指标两组均无显著性差异。

3.3.2 冷空气活动时全血还原黏度和血浆黏度变化情况

如表 3.7 所示,冷空气过境前,病例组的全血还原黏度低切和高切值分别为 21.6 和 7.9 mPa·S,对照组的分别为 21.8 和 8.2 mPa·S;冷空气过境时,病例组的全血还原黏度低切和高切值分别为 23.3 和 8.9 mPa·S,对照组分别为 22.2 和 8.4 mPa·S,病例组低切和高切值均明显高于冷空气过境前($P<0.05$),对照组的低切值明显高于冷空气过境前($P<0.05$),全高切值无明显变化,但从性别上看,对照组女性的高切值明显高于冷空气过境前($P<0.05$)。

冷空气过境前,病例组和对照组的血浆黏度均为 1.5 mPa·S;冷空气过境时,病例组和对照组的血浆黏度分别为 1.4 和 1.5 mPa·S,与冷空气过境前无显著差异($P<0.05$)。对照组男性高切值明显高于病例组($P<0.05$),其他各指标无差异。

同一时点病例与对照组比较,冷空气过境前两组各指标均无显著性差异,过境时病例组的全血还原黏度低切和中切值明显高于对照组($P<0.05$)。

表 3.7 冷空气过境前和过境时全血还原黏度和血浆黏度低切(mPa·S)对比($\bar{x}\pm s$)

对象	性别	全血还原黏度低切		全血还原黏度高切		血浆黏度	
		过境前	过境时	过境前	过境时	过境前	过境时
病例组	男性	21.2±2.7	22.9±1.4*	7.9±1.3	8.9±2.2*	1.6±0.2	1.5±0.1*
	女性	22.0±3.1	23.1±2.2*	7.9±1.0	8.7±1.1*	1.4±0.1	1.4±0.1
	合计	21.6±2.8	23.2±1.7*#	7.9±1.2	8.9±1.7*#	1.5±0.2	1.4±0.1
对照组	男性	21.8±2.6	22.4±2.3*	8.2±1.1	8.3±1.1	1.5±0.1	1.5±0.2
	女性	21.4±2.1	22.0±2.7*	7.7±1.2	8.6±1.2*	1.5±0.2	1.5±0.2
	合计	21.5±2.3	22.2±2.4*	7.9±1.2	8.4±1.1	1.5±0.2	1.5±0.1

注:* 冷空气过境前后比较,$P<0.05$,# 同一时点病例与对照比较(χ^2),$P<0.05$。

3.3.3 红细胞相关指标分析

由表 3.8 可知,冷空气过境前,病例组的红细胞聚集性、刚性指数、变形指数和电泳指数分别为 2.7、5.4、0.9 和 4.4,对照组的分别为 2.2、5.6、1.0 和 4.4;冷空气过境时,病例组的红细胞聚集性、刚性指数、变形指数和电泳指数分别为 3.4、6.1、0.9 和 4.8,对照组的分别为 3.1、5.8、0.9 和 4.5,病例组和对照组总体的红细胞聚集性和刚性指数 2 项指标明显升高($P<0.05$),病例男性的红细胞电泳指数也明显升高。

同一时点病例与对照组比较,冷空气过境前病例组的红细胞聚集性和变形指数明显高于对照组($P<0.05$)。

表 3.8 冷空气活动时红细胞指标变化情况($\bar{x}\pm s$)

气象	红细胞指标	病例组			对照组		
		男性	女性	合计	男性	女性	合计
冷空气过境前	聚集指数	3.1±0.7	2.5±0.8	3.1±0.7#	2.3±0.8	2.2±0.1	2.2±0.3
	刚性指数	5.2±1.2	5.5±1.0	5.4±1.0#	4.8±1.1	4.6±1.0	4.6±1.0
	变形指数	0.9±0.1	1.0±0.2	0.9±0.1	1.0±0.2	0.9±0.1	1.0±0.1
	电泳指数	3.8±0.5	4.8±1.3	4.2±0.7	4.1±0.6	4.5±0.3	4.4±0.4
冷空气过境时	聚集指数	3.6±1.0*	3.2±0.9*	3.4±0.8*	3.4±0.7*	2.9±0.8*	3.1±0.3*
	刚性指数	6.1±1.0*	6.0±0.9*	6.1±0.9*	5.7±1.0*	5.8±1.1*	5.8±1.1*
	变形指数	0.9±0.1	0.9±0.1	0.9±0.1	0.8±0.1	0.9±0.1	0.9±0.1
	电泳指数	4.8±0.7*	4.6±0.7	5.1±0.7*	4.3±0.4	4.8±0.7	4.5±0.5

注：* 冷空气过境前后比较(t)，$P<0.05$，# 同一时点病例与对照比较(χ^2)，$P<0.05$

3.4 血脂检测结果分析

在冷空气过境前和过境中，无论健康人还是心血管病人其 TG 和 VLDL-C 均高于参考值范围，其他指标虽然处于参考值范围，但也有偏高的趋势。这与当地人群的整体生活水平和生活习惯等因素有关。

如表 3.9，冷空气过境时病例组血清 TC、TG、LDL-C、VLDL-C、ApoA1 和 ApoB 分别从过境前的 5.15、1.94、2.84、0.88、1.48 和 0.98 mmol/L 上升至 5.38、2.22、2.99、1.01、1.52 和 1.04 mmol/L，HDL-C 则从 1.42 mmol/L 下降至 1.39 mmol/L；对照组冷空气过境时病例组血清 TC、TG、LDL-C、VLDL-C、ApoA1 和 ApoB 分别从过境前的 4.96、2.20、2.59、1.00、1.41 和 0.92 mmol/L 上升至 5.01、2.41、2.63、1.09、1.49 和 0.93 mmol/L，HDL-C 则从 1.33 mmol/L 下降至 1.31 mmol/L；冷空气过境时和过境前病例组和健康组的血脂变化均无显著性差异。

表 3.9 冷空气活动过程血脂水平($\bar{x}\pm s$，mmol/L)

检测指标	参考值范围	病例组		健康组	
		冷空气前	冷空气中	冷空气前	冷空气中
TC	2.9～6.0	5.15±1.35	5.38±0.94	4.96±0.83	5.01±0.85
TG	0.56～1.70	1.94±1.42	2.22±1.36	2.20±1.31	2.41±1.69
HDL-C	1.14～1.91	1.42±0.33	1.39±0.34	1.33±0.39	1.31±0.41
LDL-C	2.07～3.12	2.84±0.98	2.99±0.60	2.59±0.89	2.63±0.92
VLDL-C	0.21～0.78	0.88±0.64	1.01±0.62	1.00±0.60	1.09±0.77
ApoA1	0.96～2.03	1.48±0.19	1.52±0.24	1.41±0.22	1.49±0.29
ApoB	0.42～1.28	0.98±0.19	1.04±0.24	0.92±0.14	0.93±0.15

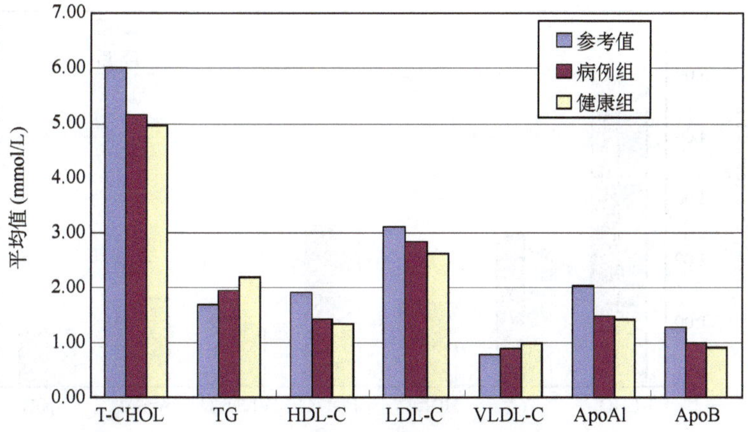

图 3.3　冷空气过境前调查对象血脂水平与参考值比较

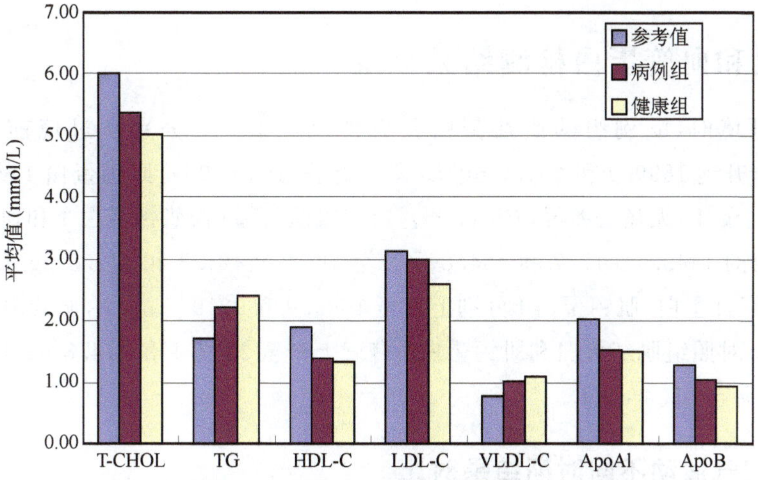

图 3.4　冷空气过境中调查对象血脂水平与参考值比较

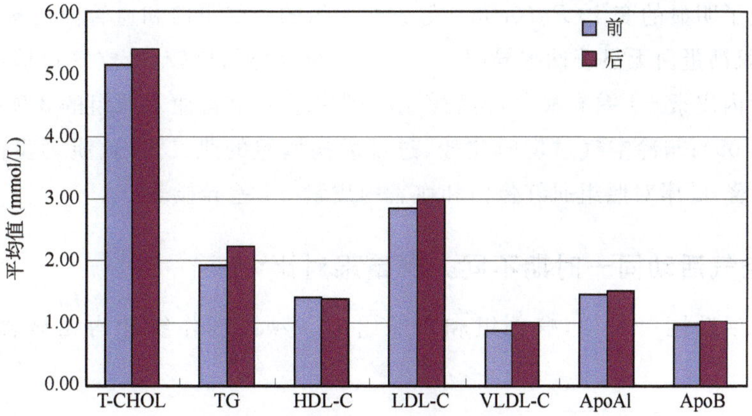

图 3.5　冷空气过境前后病例组血脂水平比较

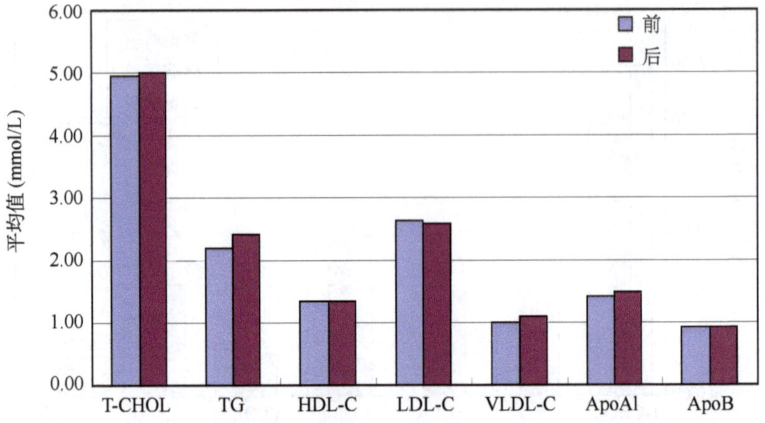

图 3.6 冷空气过境前后健康组血脂水平比较

3.5 心肌和血管蛋白检测结果分析

冷空气过境时，病例组的肌红蛋白和血管内皮素－1 分别从过境前的 1577.4 和 144.7 ng/L上升到 1699.9 和 202.7 ng/L，差异显著（$P<0.05$），肌钙蛋白 I 从 306.7 ng/L 降低至 301.9 ng/L，无显著差异（$P>0.05$），对照组肌红蛋白、肌钙蛋白 I 和血管内皮素－1 分别从过境前的 1449.4、417.7 和 164.8 上升至 1608.6、421.7 和 217.5 ng/L；冷空气过境后，病例组的肌红蛋白、肌钙蛋白 I 分别上升至 1699.9 和 2219.5 ng/L，血管内皮素－1 降低至 76.9 ng/L，对照组肌红蛋白和肌钙蛋白 I 持续上升至 2213.1 和 614.8 ng/L，而血管内皮素－1 大幅下降至 95.4 ng/L。

3.5.1 冷空气活动不同时期结果对比

在冷空气过境前、中、后 3 个时段，病例组的肌红蛋白、肌钙蛋白和血管内皮素－1 的平均水平均发生了明显的变化（$P<0.05$），健康对照组的肌红蛋白和血管内皮素－1 平均水平差异显著，但肌钙蛋白无显著性差异（$P>0.05$）。与过境前比较，冷空气过境中病例组的肌红蛋白和血管内皮素－1 差异显著，但病例组的肌钙蛋白和健康对照组的 3 项指标均无显著性差异（$P>0.05$）；与冷空气过境时比较，过境后病例组的肌红蛋白、肌钙蛋白和血管内皮素－1 差异显著，健康对照组肌红蛋白和血管内皮素－1 差异显著。

3.5.2 冷空气活动同一时期不同人群结果对比

在冷空气活动同一时期，病例组和对照组的 3 项指标作统计均无显著性差异（$P>0.05$）。

表 3.10　冷空气活动过程中病例组与对照组的生化指标水平($\bar{x}$±s,ng/L)

时间	病例组(n=30)			对照组(n=40)		
	肌红蛋白	肌钙蛋白 I	血管内皮素－1	肌红蛋白	肌钙蛋白 I	血管内皮素－1
过境前	1577.4±770.1	306.7±123.9	144.7±63.8	1449.4±773.7	417.7±26.2.4	164.8±55.7
过境时	1699.9±52.8*	301.9±106.2	202.7±91.9*	1608.6±752.1	421.7±286.3	217.5±90.6
过境后	2219.5±931.5*#	613.2±359.4*#	76.9±74.1*#	2213.1±968.6*#	614.8±356.7	95.4±51.7*#
F 值	4.64	21.94	21.28	6.16	2.33	6.40
P 值	<0.05	<0.05	<0.05	<0.05	>0.05	<0.05

注：* 与过境前比较，$P<0.05$；# 与过境时比较，$P<0.05$。

3.5.3　不同时段生化指标的变化趋势

冷空气过境时，病例组肌红蛋白和血管内皮素－1 及对照组的 3 项生化指标均出现了不同程度的升高，但病例组肌钙蛋白 I 小幅度下降。过境后对照组和病例组肌红蛋白和肌钙蛋白 I 继续升高，但血管内皮素－1 则出现回落并低于过境前水平。

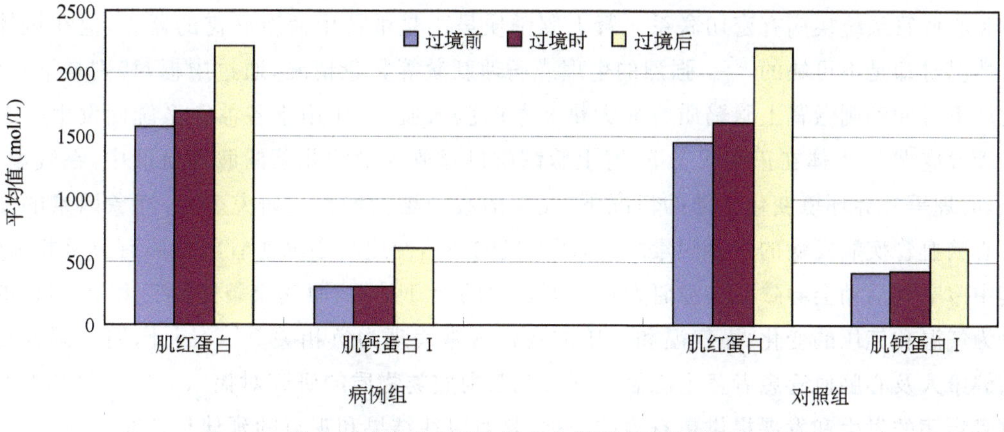

图 3.7　冷空气过境前中后心肌和血管蛋白平均值变化趋势

3.6　总结与讨论

已有研究显示，心血管系统疾病的发生和发展受到诸多因素的影响，但都是关于冷空气活动所形成的气象条件对心脑血管疾病发病率和死亡率的人群流行病学研究。心脑血管疾病的发生存在明显的季节性变化特征，其发病和意外事件在冬季和夏季较高，特别是在冬春交替，气温变化剧烈时发生[16,17]。本研究通过检测分析病例和对照血清中儿茶酚胺水平、血液流变学指标、血脂指标、肌红蛋白(Myoglobin，Mb)、心肌肌钙蛋白(Cardiac Troponin I，cTnI)和血管内皮素(Endothelin-1，ET-1)等与心脑血管疾病发生关系密切的生化指标进行研究，是对已有的研究结果和观点的延伸与补充。

本次冷空气过程中，24 h 最低气温下降 5.1℃，48 h 最低气温下降 6.4℃，过境时最低降到了－12℃，属于中等强度冷空气[15]。空气质量达到了国家二级标准，此类典型的冷空气过程在张掖市乃至西北地区比较多见，对居民特别是患病人群的健康会产生一定的影响，具有代表性。

3.6.1 儿茶酚胺

儿茶酚胺是由肾上腺髓质分泌的一种含有儿茶酚和胺基的神经类物质，是儿茶酚和胺基通过 L-络氨酸在交感神经、肾上腺髓质和亲铬细胞位置的酶化步骤结合后的产物，含量超标会引发高血压和心肌梗死，含量过低则通常导致低血压。儿茶酚胺含量水平的不同与心脏猝死、冠状心脏病和心脏不充血等也有潜在联系。儿茶酚胺通过 β-受体作用于心脏，使心率加快，收缩力增强，传导速度增快，心输出量增大；通过兴奋血管的 α 受体，使小动脉和小静脉收缩，另外儿茶酚胺还参与生热作用的调节，通过 β 受体增加氧耗量而产热，并可促进机体内储备能量物质的分解。同时对细胞外液容量和构成及水、电解质的代谢等有重要的调节作用。

通常儿茶酚胺是指去甲肾上腺素（NE）、肾上腺素（AD）和多巴胺（DA），其与肾上腺髓质和心血管系统疾病有密切联系。肾上腺髓质虽不是维持生命所必需的器官，但在机体应急情况时却是不可缺的[18]。强烈的生理或病理刺激等紧急情况，通过中枢，特别是下丘脑，发放下行冲动刺激肾上腺髓质释放大量儿茶酚胺入血，并作用于各器官系统而发生一系列生理效应[19]。人体在正常状态下，肾上腺髓质只释放少量的儿茶酚胺到血液中，在气温、气压、心理等外界环境变化异常的情况下，儿茶酚胺分泌量增大。研究表明，气象因素的变化是心脑血管疾病发病的主要因素之一，而气候的骤然变化与心脑血管的发病有显著相关性，其中冷空气活动会导致心脑血管发病及死亡率的上升[20,21]，而气象条件的变化，最明显的表现为气温和气压的变化，而气温和气压的变化常常表现为负相关[22,23]，因此，对气温变化影响健康人及心脑血管患者肾上腺髓质释放儿茶酚胺类物质的研究对揭示天气变化影响心脑血管疾病的发生和发展提供更有力的证据，是对以往结果和观点的延伸与补充。

本次现场人群实验结果，心血管病人和健康人在冷空气过境前、中、后 3 个时段的 DA 水平均发生了明显的变化，差异显著（$P<0.05$），但 AD 和 NA 水平无明显差异（$P>0.05$）。过境后与过境前比较，健康人儿茶酚胺水平均有显著性差异（$P<0.05$），病例组 DA 和 NE 水平有显著性差异（$P<0.05$），过境后和过境时比较，健康人 DA 有显著差异（$P<0.05$），病例组 DA 和 NE 有显著性差异（$P<0.05$）。提示气温骤降导致心血管系统疾病的发病，与气温突降引起儿茶酚胺水平变化有密切关系，但各指标变化的程度和趋势不同。

从各指标变化的程度上看，在 3 个指标中，无论心血管病人还是健康人，DA 变化的程度最大，而 NE 和 AD 的变化相对较小，尤其是 AD 的变化最小，提示 DA 对冷空气的反应较敏感。

从各指标的变化趋势分析，在冷空气活动的不同时段，心血管病人和健康人儿茶酚胺各项指标变化趋势不尽相同。在冷空气过境时，健康人的 DA、AD 和 NE 水平较过境前均有不同程度的升高，病例组 AD 和 NE 较过境前升高，DA 则出现小幅度降低，冷空气过境后，健康人 DA 水平出现回落并低于过境前和过境中的水平，AD 出现回落但高于过境前水平，NE 水平较冷空气过境时有所降低，但仍高于过境前水平；病例组 DA 水平明显下降并低于过境前和过境中，AD 和 NE 则持续升高。

肾上腺髓质分泌和合成儿茶酚胺过程为：酪氨酸→多巴→多巴胺→去甲肾上腺素→肾上腺素，各个步骤分别在特异酶，如酪氨酸羟化酶、多巴脱羟酶、多巴胺 β-羟化酶等作用下，最后生成肾上腺素。肾上腺素与去甲肾上腺素一起贮存在髓质细胞的囊泡内，以待释放。在血液中去甲肾上腺素除由髓质分泌外，主要来自肾上腺素能神经纤维末梢，而血中肾上腺素主要来自肾上腺髓质。因此，DA 是 NE 的前体物质，而 AD 则是 NE 甲基化形成的。在冷空气过境时，健康人的 DA 升高，NE 和 AD 随之升高，过境后 DA 回落，NE 和 AD 下降，在变化趋势上呈现时间上的一致性，提示健康人肾上腺髓质分泌和合成儿茶酚胺生理系统是正常的。心血管病人 3 项指标在不同阶段和时点没有一致性(浓度上升或下降趋势不同)，在冷空气过境时 DA 下降，NE 和 AD 升高，一方面可能是肾上腺髓质分泌和合成某一个环节已经受到了一定的损伤，DA 分泌减少，但促进了肾上腺素能神经纤维末梢的去甲肾上腺素合成肾上腺素，从而使 NE 和 AD 升高，加重或延长了对心血管病人的影响；其次可能与心血管病人和健康人对冷空气活动的应激能力，3 种物质的浓度在不同水平时对大血管和小血管的作用程度不同及肾上腺髓质在受到外界刺激时 3 种物质的分泌时间不同等因素都有关系，其深入的发生机理尚待进一步研究。

在冷空气过境前、过境时和过境后 3 个检测点，病例组的儿茶酚胺水平均高于健康人，提示心血管疾病已经破坏了机体适应环境变化的自我调节能力，使其在低温刺激后儿茶酚胺合成和代谢无法恢复正常状态，进而对心血管系统产生影响。由此可见，气象条件的变化在通常情况下并不是导致心脑血管疾病发生、发展的直接原因，而是作为诱因引发了体内神经类递质分泌功能紊乱，导致疾病发生或出现不同结局。

3.6.2　血液流变学

血液流变学在临床上已得到广泛的应用，在某些疾病特别是心脑血管疾病的发展和变化中可作为诊断与鉴别诊断、预后判断、疗效观察等重要指标[24,25]。张荣芳等[26]证明冠心病与血液流变学改变有密切的关系，路影等[27]发现老年冠心病患者血液流变学改变是明显的，尤其是全血低切黏度最为严重，冠心病越严重，血液流变学改变越明显，提示血液流变学检查不仅适于冠心病的诊断，而且可以判断冠心病的严重程度及其预后，对治疗指导和宏观观察有一定的参考价值。杨学文等[28]对冠心病患者的血液流变学进行检测，结果显著升高，尤其是全血黏度。李全珍等[29]发现冠心病患者血液流变学指标中的全血低切变率、全血比黏度和全血还原黏度显著高于健康人，说明冠心病患者的血液黏滞性和血液凝固性均明显增强，陈少华等[30]研究结果表明冠心病全血黏度、血浆黏度、血沉、K 值、红细胞电泳时间、纤维蛋白原等均不低于正常人，提示全血黏度的增大对舒张压的影响要比对收缩压的影响大，全血黏度增大促进了高血压患者中缺血性疾病的发病率和死亡率，吴海琴等[31]、刘登海等[32]研究表明，冠心病患者红细胞变形能力明显减低，同时全血黏度和血浆黏度相应升高。大量研究证明血液流变学的改变在心血管疾病的发生及发展过程中起重要作用。

冷空气导致血液黏度增高的机理可能是：寒冷导致组织缺氧。因为寒冷环境下，人体为维持体温的相对稳定，依靠寒战和内脏加强工作产生热量，这就需要消耗大量的氧气。在高原空气乏氧环境下，人体已经发挥最大的对缺氧的调节适应，此时人体容易发生组织的供氧不足。另外，吸入寒冷空气引起肺动脉压力的增高导致血气交换的障碍，引起组织缺氧。本研究尚显示寒冷导致红细胞聚集增高。红细胞压积增高、变形性减弱及其聚集增高是血液黏度增高的基本要素。在用血液流变学指标评价疾病病因和判断某些治疗的效果时应注意气温因素引起的各项指标变化。

本次现场实验结果显示：中等强度的冷空气过境时，病例组和对照组的血液流变学指标总体也呈现上升趋势，与相关研究结果[33～35]一致，说明冷空气过境时所形成的特殊气象条件，对血液的流动性产生了影响，是影响心脑血管疾病发病和结局的一个主要机制之一。

冷空气过境前和过境时，心血管患者和健康人的全血低切和中切、全血还原低切和高切、红细胞聚集性和红细胞刚性指数均明显升高，病例组红细胞电泳指数也明显升高，一方面提示冷空气对心血管患者和健康人的血液流变学均产生了不同程度的影响，血流流动性和黏度发生了变化，使血液处于高凝、高聚和高黏状态，与心血管病的发生、发展和治疗转归等有密切关系。另一方面提示冷空气对心血管患者的影响更大，不仅影响到了血液黏度和红细胞聚集性，还增高了患者的血小板聚集性，易形成血栓性疾病。

全血黏度低切变率反映红细胞聚集性，高切变率下黏度值可以反映红细胞的变形程度，全血中切黏度值为全血低切黏度值到高切黏度变化的一个过渡点，全血还原黏度实际反映单位血细胞比积产生增比黏度的量，利于不同红细胞压积血标本黏度的比较。同一时点病例组和健康组的结果显示：冷空气过境前，病例组的全血黏度低切和中切值、红细胞聚集指数和刚性指数 4 项指标明显高于对照组，是心血管患者的血液流变学改变的主要指标。冷空气过境时，病例组的全血还原低切和高切高于对照组，而全血还原低切低于对照组，前者提示冷空气对心血管病患者的红细胞压积、血液浓缩程度产生了影响，单位血细胞比积产生增比黏度的量增大，体内氧供应不足引起了机体的代偿反应，后者则提示冷空气对健康人的全血黏度影响大于对病例的影响，可能是冷空气对健康人影响的敏感指标。

人体对气候变化适应能力差距很大，血液流变学指标与性别、年龄、遗传、体质等诸多因素相关[36,37]，本研究结果表明，冷空气活动对血液流变学指标的影响，在指标类别和影响程度上有一定的性别差异，可能是性别不同暴露于外界的冷空气机会和时间长短不同，对冷空气所形成的特殊气象条件的耐受程度及应激程度不同所致，因此，加强冷空气诱发心血管疾病的基础性模型实验研究显得尤为重要。

目前的研究表明，还有一些临床疾病或临床前状态会对血液流变学指标产生影响，如何提高鉴别诊断及优化血流变学指标以提高诊断的针对性，减少心脑血管疾病的发生，还待进一步深入研究。

3.6.3 血脂

人类体内的血脂的产生、转化或消耗等维持着动态平衡，因此，人体内血脂的含量基本是恒定不变的。血脂测定是临床常规分析的重要依据，也可及时反映人体内脂类物质的代谢情况。大量的循证医学资料证明，人体内脂类代谢紊乱是血脂异常积累的结果，也是动脉粥样硬化初始的原因。同时也是动脉粥样硬化心脏病的高危因素。动脉粥样硬化是一个慢性过程，轻度的血脂异常经常没有不适的症状，具有隐蔽性，这也是高脂血症人群的一个重要特点。目前临床常规测定的项目主要包括甘油三酯(triglyceride，TG)、血清总胆固醇(totalcholesterol，TC)、高密度脂蛋白胆固醇(high density lipoprotein，HDL-C)和低密度脂蛋白胆固醇(low density lipoprotein cholesterol，LDL-C)。

TG 升高是心血管病的危险因素，但单纯性的高甘油三酯血症不是冠心病的独立危险因素，只有伴有高胆固醇血症或低 HDL-C 等情况下时，TG 升高才是冠心病的危险因素。TC 升高与动脉粥样硬化的形成和冠心病有明确关系，降低血清胆固醇使冠心病的发病率降低及停止粥样斑块的进展。约 25%的胆固醇在 HDL 中，一般认为 HDL-C 与心血管疾病的发病率和病变程度呈负相关，HDL-C 或 HDL-C/TC 比值较 TC 能更好地预测心脑动脉粥样硬化的危险性。LDL 是动脉粥样硬化发生和发展的主要脂类危险因素，与冠心病的发病率和严重程度呈正相关。ApoA1 和 B 可直接反映 HDL 和 LDL 的含量。血清 ApoA1 与 HDL-C 呈明显正相关。但在一些病理状态下 ApoA1 的含量不一定与 HDL-C 成比例。冠心病患者、脑血管患者 ApoA1 偏低。血清 ApoB 与 LDL-C 呈显著正相关。但当高 TG 血症时(VLDL 极高)，小而密 LDL(B 型 LDL) 增高，与大而轻 LDL (A 型 LDL)相比，则 ApoB 含量较多而胆固醇较少，故可出现 LDL-C 虽然不高，但血清 ApoB 增高的所谓“高 ApoB 脂蛋白血症”，它反映 B 型 LDL 增多。所以 ApoB 与 LDL-C 同时测定有利于临床判断。

目前血脂与心脑血管病发生的关系已得到社会的认可[38,39]。杨永慧[40]对 3000 例中老年人血脂水平调差分析结果显示，中老年男性比中老年女性血脂水平明显高，其中 TG 和 HDL-C 指标明显区别于其实验室推荐的正常参考值。血脂超过正常上限值即可为高脂血症，其中高胆固醇血症的临床意义已被反复研究和证实，其升高已作为冠心病发病的危险因素之一，高水平的胆固醇能够影响凝血及纤溶功能，促进动脉血栓的形成以及动脉粥样硬化的形成。相关研究表明，老年人冠状动脉造影阳性的 T-CHOL 水平明显高于冠状动脉造影阴性者[41]。HDL-C 和 ApoA1 的降低被认为与冠心病发病密切相关[41]。LDL-C 是所有脂蛋白中首要的能够导致动脉粥样硬化性的脂蛋白。ApoB 是 LDL-C 的主要载脂蛋白，在运输内源性 T-CHOL、TG、LDL-C 的代谢中起极为重要的作用。测定患者血清中的 ApoA1、ApoB 的含量及其比值对判断冠心病发病及动脉粥样硬化时测定血脂其他指标更具有意义，其灵敏度更高，因此，ApoA1、ApoB 的变化异常可作为诊断冠心病的可靠辅助指标。研究显示，高血脂与高血压常常并存，高水平的 T-CHOL 和 TG 与高血压的分级标准密切相关，T-CHOL 及 TG 升高，高血压的发病率也会升高[42]。高脂血症与高血压并存会增加心血管病的发病率及病死率。T-CHOL 水平与脑出血呈负相关，与脑梗死呈正相关，血清总

T-CHOL低的人群，脑实质的出血发生率较高，低 T-CHOL 可导致血管壁的脆性及通透性增高，其机制可能为：(1)低 T-CHOL 能够改变颅内血管中层平滑肌细胞膜的结构和功能，细胞膜通透性增高，对毒性物质的通透性相应增高，从而导致脑梗死。(2)T-CHOL 作为细胞膜的主要构成成分，是维持细胞膜完整性、流动性和决定性因素之一，T-CHOL 水平过低可能导致细胞崩解，造成出血。

本次调查结果说明，实验区冷空气过境前无论健康人还是心血管病人，血脂各指标水平都有偏高的趋势，尤其是 TG 和 VLDL-C 均高于参考值范围，说明其血脂代谢已经处于异常状态，这可能与当地的生活习惯和气象因素等有关。

在冷空气过境时，病例组的 HDL-C 降低，其他血脂指标都有升高趋势，符合 HDL-C 与心血管疾病的发病率和病变程度呈负相关，LDL、TG 和 TC 呈正相关的研究结果。高密度脂蛋白是体积最小的脂蛋白，能够降低体内胆固醇的沉积，预防冠心病的发生，当它降低同时伴有甘油三酯的升高可以增大心血管病的发生概率。健康人的血脂的变化在冷空气过境时升高，变化比心脑血管病人更明显，这种情况的发生可能存在两方面的原因，一是研究样本量不足而引起的研究结果偏移，二是可能在本次冷空气的变化幅度下健康对照的反应更为敏感。

3.6.4 心肌和血管蛋白指标

血清中 cTnI、Mb 和 ET-1 都是反映心肌损伤的血清标志物。Mb 是唯一存在于心肌的收缩蛋白，对心肌坏死或损伤有高度敏感性和特异性，由于它在血中含量少，只要有少量的心肌坏死，血中浓度就会快速升高[43~45]；cTnI 具有高度特异性，无论是对心肌损伤的特异性还是敏感性，cTnI 均是目前最好的标志物，正逐步成为 AMI 的诊断金标准[46,47]；ET-1 是迄今发现作用最强、持续最久的内源性收缩血管物质，是唯一存在于血管内皮的物质，ET-1 通过其强烈的收缩血管作用，诱发细胞内钙超载及促进兴奋性氨基酸神经递质释放，加重血肿周围脑组织水肿和局部缺血性损伤[48]，还有实验证明，ET-1 主要作为一种体液性介质参与许多疾病，尤其是心脑血管疾病的发病过程。脑血管对 ET-1 非常敏感，发生脑血管意外时，不仅血浆和脑脊液 ET-1 水平显著增加，而且脑血管对 ET 的反应性亦增强，其含量与疾病严重程度呈正相关趋势。脑梗死时，ET 在梗死区局部生成增多，通过内皮素受体激活促进多种细胞信使通路，并促进血栓素 A_2 的释放，使大量的 Ca^{2+} 内流导致细胞内 Ca^{2+} 超载，可导致严重的脑循环障碍，最终引起脑细胞死亡。

本研究结果显示，冷空气过境时和过境后心血管病人的 Mb、cTnI 和 ET-1 三项指标均出现不同程度改变，健康人的 Mb、ET-1 发生了明显变化。提示冷空气活动不但对心脑血管疾病患者，而且对正常人的上述指标有影响，且往往会同时影响几项指标水平，对健康的影响可能表现为多个因素的综合作用。Logistic 回归分析结果显示冷空气活动对心脑血管疾病的发生、发展及结局中，影响最大、最敏感的指标是 ET-1。

本研究结果提示，冷空气活动所形成的特殊气象条件，会影响到人体 Mb、cTnI 和 ET-1 的代谢和分泌，从而对心脑血管系统产生严重影响。检测结果显示在冷空气过境时和过境后肌红蛋白表现为持续升高，而且在病例和对照人群中呈一致性趋势，我们分析可能的机制是冷空气活动所形成的特殊气象条件，特别是气温和气压的短时间急剧变化，引起人体相应的应激反应，使心脏及脑部供血及循环负荷加重，这种负荷的加重，会损害心肌细胞，从而导致 Mb 和 cTnT 浓度的升高，而且这种损害在冷空气过后的短时间内不能及时恢复。在实验中，病例组和对照组人群的 ET-1 浓度在冷空气过境时明显升高，在过境后出现回落并低于过境前。冷空气过境前、过境时和过境后两两比较，病例组 ET 水平均有显著性差异，但健康组在冷空气过境前和过境时差异无显著性，提示冷空气的活动的确会影响到 ET 的变化而对心脑血管系统造成影响，且不同人群(病例和对照)对冷空气形成的气候环境产生应激的时间、程度及结果不尽相同，从而使相应的检测指标有所差别，冷空气活动对病例组血清 3 项指标的影响较为明显，说明冷空气过程对心脑血管病人的影响比健康人要大，可能因为病人对冷空气活动产生的特殊天气气候较为敏感，病人对冷空气的耐受力低造成的，病人在接触冷空气后，各生化指标在短时间内会出现变化，容易加重心脑血管疾病病情和发生意外，而健康人变化不大、变化比较滞后或个别指标不变化，可能因为机体对抗外界环境变化的能力较强所致。这些敏感指标的变化规律为进一步研究冷空气活动影响人体健康的机制打下了基础。本研究中冷空气过境后病例组和对照组 ET 水平降低的原因还有待进一步的研究。

3.7　结论

心血管疾病的发生与气温气压等气象因素的急剧变化有显著关系，在较强冷空气过境时，人体自身调节的机制有时难以跟上气候的突然改变，因而导致心血管疾病发病率的增高。特别是对于那些已有潜在病变的老年患者，其动脉硬化、血管弹性下降以及各脏器功能减退，对气候骤变的耐受性更差，极易发生心血管疾病的恶化与死亡。在本次冷空气活动过程中，通过对心血管病例和健康人心血管主要指标的检测与分析，得出以下几点结论。

(1)冷空气入侵时，常见心血管疾病检测类别儿茶酚胺、心肌蛋白和血管内皮素、血脂及血液流变学各指标均有变化、说明冷空气对血管、心肌和心脏等生理功能都有一定的影响。提示冷空气活动对机体生理代谢的影响是多途径的综合性影响，而不是单一途径。

(2)从群体上来说，冷空气入侵时，无论心血管病人还是健康人都会出现生理指标的变化，但生理指标变化趋势和变化程度不同，相对心血管病人来说，健康人由于自身的调节功能强，在冷空气过后的短期内各指标能恢复或趋于正常，而心血管病人由于机体异常指标持续的时间较长，加重了对机体的损害。

(3)通常情况下冷空气等气象因素并不是导致心脑血管疾病发生、发展的直接原因，而是作为诱因引发了体内各种生理指标分泌和代谢功能紊乱，导致疾病发生或出现不同结局。

(4)在实验涉及的儿茶酚胺、心肌蛋白和血管内皮素、血脂及血液流变学各指标各心血管的检测指标中，调查对象的 DA 和 ET-1 在冷空气活动的前、中、后变化显著，相关性高，初步表明是冷空气活动对心血管疾病影响的敏感指标。其他各指标规律有变化，但变化没有显著性。因此，在冷空气入侵时，心血管病人可以提前预防性服用降低 DA 和 ET-1 的药物，改善神经内分泌功能，防止血管内皮功能损伤，使机体更好地适应骤变的天气。

(5)冷空气对心血管影响的敏感指标是 DA 和 ET-1，初步表明冷空气对心血管系统的影响机制有两条途径：

1)通过交感一肾上腺髓质系统应急机制。当机体受到冷空气的侵入时，这一系统将立即调动起来，儿茶酚胺(多巴胺、去肾上腺素、肾上腺素)的分泌量增大。儿茶酚胺作用于中枢神经系统，提高其兴奋度，使机体处于警觉状态，反应灵敏；呼吸加强加快，肺通气量增大；心跳加快，心缩力增强，血输出量增大。血压升高，血液循环加快，内脏血管收缩，骨骼肌血管舒张同时血流量增大，全身血液重新分配，以利于应急时重要器官得到更多的血液供应；肝糖原分解增加，血糖升高，脂肪分解加强，血中游离脂肪酸增多，葡萄糖与脂肪酸氧化过程增强，以适应在应急情况下对能量的需要。通过交感一肾上腺髓质系统发生的适应性反应。实际上，引起应急反应的各种刺激，也是引起应激反应的刺激，当机体受到应激刺激时，同时引起应急反应与应激反应，两者相辅相成，共同维持机体的适应能力。

当冷锋通过后，气压迅速升高，气温骤降，急剧的冷暖变化，使肾上腺髓质释放肾上腺素、去甲腺素到血液中去的数量急剧增大；另外，气温急剧下降，可使交感神经兴奋，也使肾上腺髓质分泌的肾上腺素增多。肾上腺素的增多可提高心脏排血量，去甲肾上腺素的增多可使细小动脉痉挛，因而使血压上升，

2)内皮素是一种内源性长效血管收缩调节因子。内皮素还有强大的正性肌力作用，并且收缩血管升血压效应还可反射性引起心率抑制，造成心肌供血不足．而且还可诱发心肌细胞糖超载，心律失常以及心肌能量代谢障碍。

参考文献

[1] WHO. 王汝宽等译. 2000 年世界卫生报告. 北京：人民卫生出版社，2000.

[2] J Ha, J Yoon, H Kim. Relationship between winter temperature and mortality in Seoul, South Korea, from 1994 to 2006. *Sci Total Environ*, 2009, **407**: 2158-2164.

[3] M Medina-Romón, A Zanobetti. D Paul-Cavenagh, et al. Extreme temperatures and mortality: assessing effect modification by personal characteristics and specific cause of death in a multi-city case-only analysis. *Environ Health Perspect*, 2006, **114**: 1331-1336.

[4] 刘方，张金良等. 我国气象因素与心脑血管疾病研究现状. 气象科技，2004，**32**(6)：425-428.

[5] 钟堃，刘玲，张金良. 北京市寒潮天气对居民心脑血管疾病死亡影响的病例交叉研究. 环境与健康杂志，2010，**27**(2)：100-104.

[6] Group E. Cold exposure and winter mortality from ischaemic heart disease, cerebrovascular disease, respiratory disease, and all causes in warm and cold regions of Europe. *Lancet*, 1997, **349**: 1341-1346.

[7] 朱勇，陈晓东. 气象因素对心脑血管疾病日死亡人数影响的时间序列研究. 现代预防医学，2008，**35**(6)：1036-1040.

[8] 曾四清，介评. 全球气候变化对传染病流行的影响. 国外医学地理分册，2002，**23**(1)：36-38.

[9] 杨正志，杨利华. 气象因素对老年高血压患者血压的影响. 世界中西医结合杂志，2009，**4**(6)：418-419.
[10] 张书余，王宝鉴，谢静芳，等. 吉林省心脑血管疾病与气象条件关系分析与预报研究. 气象，2010，**36**(9)：115-119.
[11] Eng H，Mercer J B. Seasonal variations in mortality caused by cardiovascular diseases in Norway and Ireland. *J Cardiovasc Risk*，1998，**5**(2)：89-95.
[12] Keatinge W R，Donaldson G C，Cordioli E，et al. Heat related mortality in warm and cold regions of Europe：observational study. *BMJ*，2000，**321**(7262)：670-673.
[13] 朱乾根，林锦瑞，寿绍文等. 天气学原理和方法(第四版). 北京：气象出版社，2007.
[14] 马守存，张书余，王宝鉴等. 气象条件对心脑血管疾病的影响研究进展. 干旱气象，2011，**3**(29)：350-354.
[15] 国家气象中心(中央气象台). GB/T 20484—2006，冷空气等级. 北京：中国标准出版社，2006：89.
[16] 韩建康，刘小琦，顾志伟等. 湖州市心脑血管疾病与气象因素的关系分析及预报研究. 浙江预防医学，2008，**20**(12)：8-9.
[17] 李立丰. 重视开展气象因素对心血管疾病影响的研究. 中国心血管杂志，2008，**13**(5)：391-393.
[18] 侯银静，秦明照，彭萍安. 影响女性心血管病控制及预防的因素. 中华老年心脑血管病杂志，2012，**14**(2)：216-217.
[19] 马晓青. 老龄过程中去甲肾上腺素转运蛋白功能减退的影响因素及在心血管病中的意义. 临床军医杂志 2011，**39**(1)：180-183.
[20] Group E. Cold exposure and winter mortality from ischaemic heart disease，cerebrovascular disease，respiratory disease，and all causes in warm and cold regions of Europe. *Lancet*，1997，**349**：1341-1346.
[21] 钟堃，刘玲，张金良. 北京市寒潮天气对居民心脑血管疾病死亡影响的病例交叉研究. 环境与健康杂志 2010，**27**(2)：100-105.
[22] 马守存，张书余，王宝鉴. 气象条件对心脑血管疾病的影响研究进展. 干旱气象，2011，**3**(29)：350-354.
[23] Ma W X X，Peng L，Kan H. Impact of extreme temperature on hospital admission in Shanghai，China. *Sci Total Environ*，2011，**409**：3634-3637.
[24] 杨欣，黄文新. 血液流变学在心肌梗死诊断、治疗和预后判断方面的研究进展. 现代生物医学进展，2011，**11**(16)：3196-3198.
[25] Jung KH，Chu K，Lee ST，et al. Risk of macrovascular complications in type 2 diabetes mellitus：endothelial microparticle profiles. *Cerebrovasc Dis*，2011，**31**(5)：485-493.
[26] 张荣芳，徐改而，王云华. 老年冠心病患者血液流变学测定. 中国心血管康复杂志，1996，**6**(2)：57.
[27] 路影，秦任甲. 老年冠心病患者血液流变学对比观察. 微循环技术杂志，1995，**3**(2)：75.
[28] 杨学文. 55例冠心病人血液流变学指标观察与分析. 中国血液流变学杂志，1996，**6**(1)：29.
[29] 李全珍. 例冠心病血液流变学检测结果分析. 微循环技术杂志，1995，**3**(2)：112.
[30] 陈少华，黄国英. 高血压和冠心病患者的血液流变性研究. 微循环技术杂志，1997，**5**(1)：26.
[31] 吴海琴，张桂莲，徐静. 冠心病患者红白细胞变形性的测定. 西安医科大学学报，2001，**22**(3)：233.
[32] 刘登海. 冠心病患者红细胞变形能力白细胞活性及黏附性的变化. 中国基层医药，2005，**12**(1)：401.
[33] 徐钧陶，陈万钧，肖翠芳，等. 巢湖市气象因素对脑卒中发病的影响. 安徽医学，2009，**30**(1)：80-81.
[34] 王淑琴，刘德义，高兴斌. 高血压病患者血压的季节性变化与气象因素相关性的前瞻性研究. 中华临床医师杂志，2011，**5**(6)：1570-1574.

[35] 王玲,白原,刘小云,等.高血压与气象因素的关系.医学综述,2007,**13**(3):239-239.

[36] Feldman D E, Platt R, Dery V, et al. Seasonal congestive heart failure mortality and hospitalization trends, Quebec 1990—1998. *Epidemiol Community Health*, 2004, **58**(2):129-130.

[37] 胡伟通,苏海.长期血压变异性的检测、评估及临床意义.中华高血压杂志,2011,**19**(8):770-772.

[38] 吴征瑜.缺血性脑卒中与血脂关系的研究.复旦大学,2009

[39] 王泳彩,王权.心脑血管病人的血脂结果观察.中国社区医师(综合版),2005,**13**:66.

[40] 杨永慧.中老年3000例血脂水平的调查分析.中国社区医师(医学专业)2010,**12**(31):216.

[41] 王兴梅.冠心病患者血清Cu、Zn含量与高血压、血脂异常的关系研究.吉林大学,2009

[42] 姚成琴,侍作胜.高血压病血液流变学和血脂变化与心脑血管疾病关系临床分析.徐州医学院学报,1996,**3**:55-56.

[43] 杨正志,杨利华.气象因素对老年高血压患者血压的影响.世界中西医结合杂志,2009,**4**(6):418-419.

[44] 项贵明,刘琳琳,杜春兰等.快速检测心肌标志物诊断急性心肌梗死的价值.国际检验医学杂志,2011,**32**(17):1932-1933.

[45] 于彩洁.急性心肌梗死诊断标志物的临床应用.中国现代药物应用,2010,**4**(2):41-42.

[46] Etienne C H J Michielsen, Jart H C Diris, Vincent W V C Kleijnen, et al. Investigation of release and degradation of cardiac troponin T in patients with acute myocardial infarction. *Clin Biochemi*, 2007, **40**: 1851-1855.

[47] Giannitsis E, Steen H, Kurzk, et al. Cardiac magnetic resonance imaging Study for quantification of infarct size comparing directly serial versus single tim e point m easurements of cardiac troponin T[J]. *J Am Coi*1 *Cardiol*, 2008, **51**:307-314.

[48] 许爱梅,庄向华,董砚虎等.内皮素-1的研究进展.国外医学——内科学分册,2004,**31**(5):198-230.

第 4 章 动物实验研究计划及关键问题

4.1 研究计划及技术路线

4.1.1 研究计划

目前，流行病学研究已经充分证明了低温寒冷天气对心血管疾病发生的影响，但其中的机制仍有待于进一步深入研究。对于低温刺激的影响，目前研究者主要采用的是恒定的低温刺激，是急速从室温到低温的转变过程，而实际冷空气过程中气温是不断变化的，所以这些研究不能完全阐明冷空气实际过程气温变化对心血管系统的影响。因此，本研究将通过模拟冷空气气温变化过程，并选择大鼠为研究对象，以探讨其对心血管系统的影响及相关机制。考虑到患有心血管疾病的人群更易受到冷空气的影响。因此，本研究也通过选取高血压大鼠为研究对象，用以探讨实际冷空气过程对高血压大鼠的影响，并比较其与健康大鼠的差异。此外，中国对冷空气进行了分级预报，为了了解不同级别冷空气过程对健康大鼠和高血压大鼠影响的差异，本研究还进行不同级别冷空气变温模型，并模拟这些模型进行刺激健康大鼠和高血压大鼠以了解它们间的差异。除了研究冷空气过程对心血管系统的影响外，我们还将通过检测一些心脑血管疾病危险因子，以此来探讨冷空气及不同级别冷空气变温过程的心血管疾病危险差异。

在冷空气数据来源方面，甘肃省（尤其是张掖市）是西方和西北方冷空气东移南下的必经咽喉要道，每年影响中国的强冷空气约 95% 会从甘肃省经过[1,2]。已有临床观察发现该地冷空气对当地人民生活和身体健康造成很大影响，尤其是对心脑血管疾病患者带来更大的威胁。由此可见，对冷空气心血管疾病危险性的研究迫在眉睫。本研究将通过利用甘肃冷空气数据，建立典型冷空气模型，利用气候模拟箱模拟冷空气过程以此来探讨寒冷天气对心脑血管的影响，并解释造成寒冷天气中心血管疾病事件高发的机理，从而为心血管疾病的健康气象预报提供理论依据。

4.1.2 技术路线

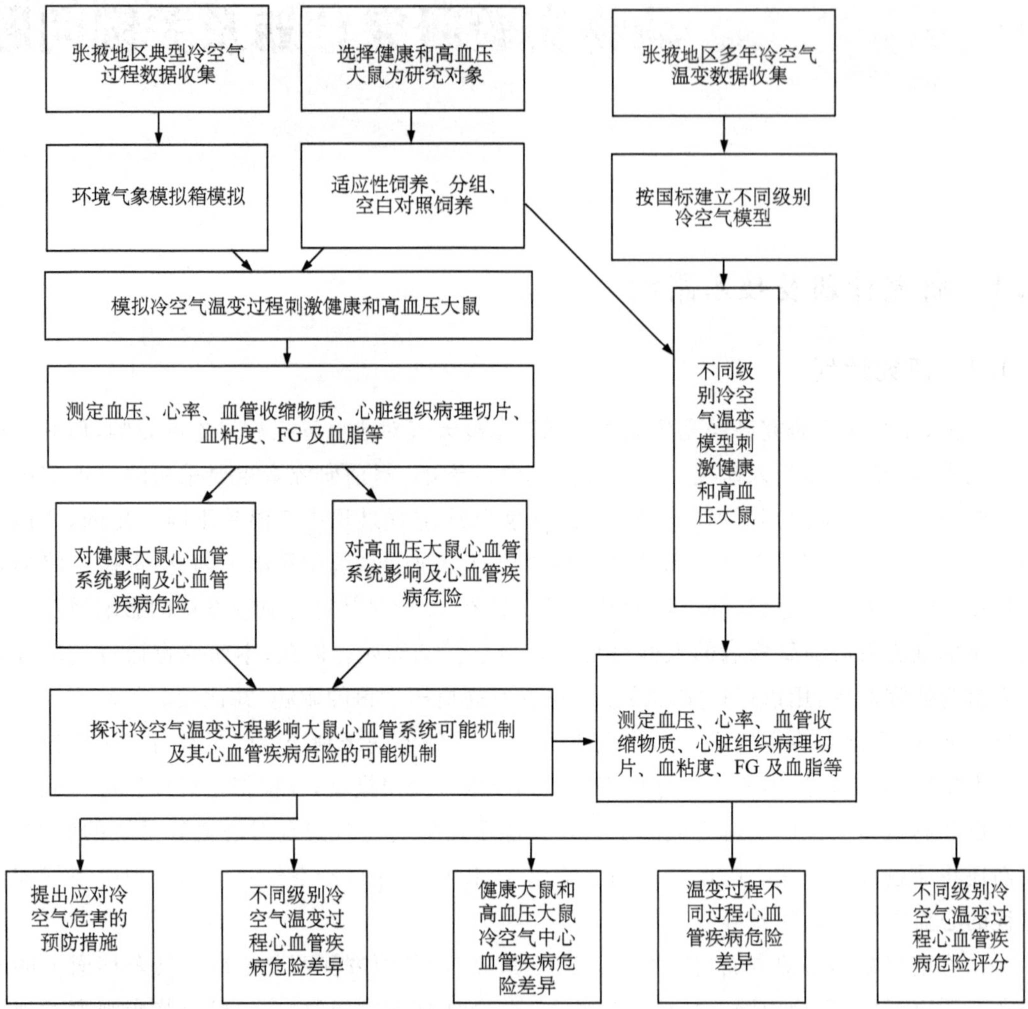

4.2 实验关键问题

4.2.1 实验室的建设

在实验室的设计建设过程中，充分考虑本次实验的具体要求和预期达到的效果以及国家动物实验的相关实验室规范，建设合格的动物实验室。实验环境是实验动物在实验期间赖以生存的外部条件。影响实验动物的环境因素有很多，以下就如何控制好动物实验室的环境因素，包括饲养室内气温、相对湿度、光照和噪声等进行阐述。

4.2.1.1 实验室的建设类别及选址

根据本实验的要求及对实验室内微生物的控制程度，实验室建成开放型系统的实验室。开放型系统的实验室为饲养普通动物的场所。对实验室的建筑结构和实验设备没有特殊的要求。但实验室需要保证动物饮水和饲料不被污染，并有防蚊蝇和野鼠进入的设施。

在建造实验室时，要注意实验室周围环境因素对实验动物的影响。实验室的选址最好选择在远离工业区、学校、家畜饲养场等场所，尽量避免环境污染可能对动物产生的不利影响。实验室的周围最好有绿化带，可以有效减少尘土。实验室外部的设备仪器等应与其他建筑保持一定的距离，以免相互干扰。

4.2.1.2 实验室的组成及布局

(1) 设施的组成

1)饲养室 作为饲养和实验的观察用房，饲养室是动物实验室组成中的主体。对于本实验室的开放性系统的普通动物饲养室来说，安装了通风的设备，为保持室内的洁净度，门和窗户应密封较好，并且要有清洁走廊和污染走廊。

2)洗刷消毒室 作为饲养动物用笼器具、手术器械及饮水装置的洗刷、消毒用房，在实验室的设计过程中将洗刷与消毒设在同一房间内。洗刷消毒室内设有洗涤消毒槽、高压灭菌锅和通风设备等。

3)仓库 动物实验仓库是用来堆放饲料、垫料、笼器具等的场所。仓库应保持清洁与干燥，仓库还应有防火、防虫、防鼠等设备。

4)实验室 实验室主要是完成老鼠血压的测定、麻醉、采血及摘取心脏和大脑等工作的场所。

(2)实验室的布局

实验室的布局(图 4.1)的原则是方便工作人员操作，人员、动物、物品等均按单行线移动，可防止疾病等的传播[3]。

4.2.2 动物饲养室的建设及主要实验设备

4.2.2.1 动物饲养室的建设

饲养室作为实验前动物适应性饲养的场所和实验观察用房需要控制的环境因素主要有以下几个方面：

(1)环境湿度

干燥且温度较低时，大鼠会发生尾根部坏死的现象，称为坏尾症。当环境湿度过低时，大鼠坏尾症的发病率比较高。一般将饲养室的相对湿度控制在 40%～70%是比较合适的。

由于本实验室所在地——兰州的空气相对湿度较低，必要时需要用加湿装置对环境空气进行加湿，以满足饲养室对相对湿度的要求。

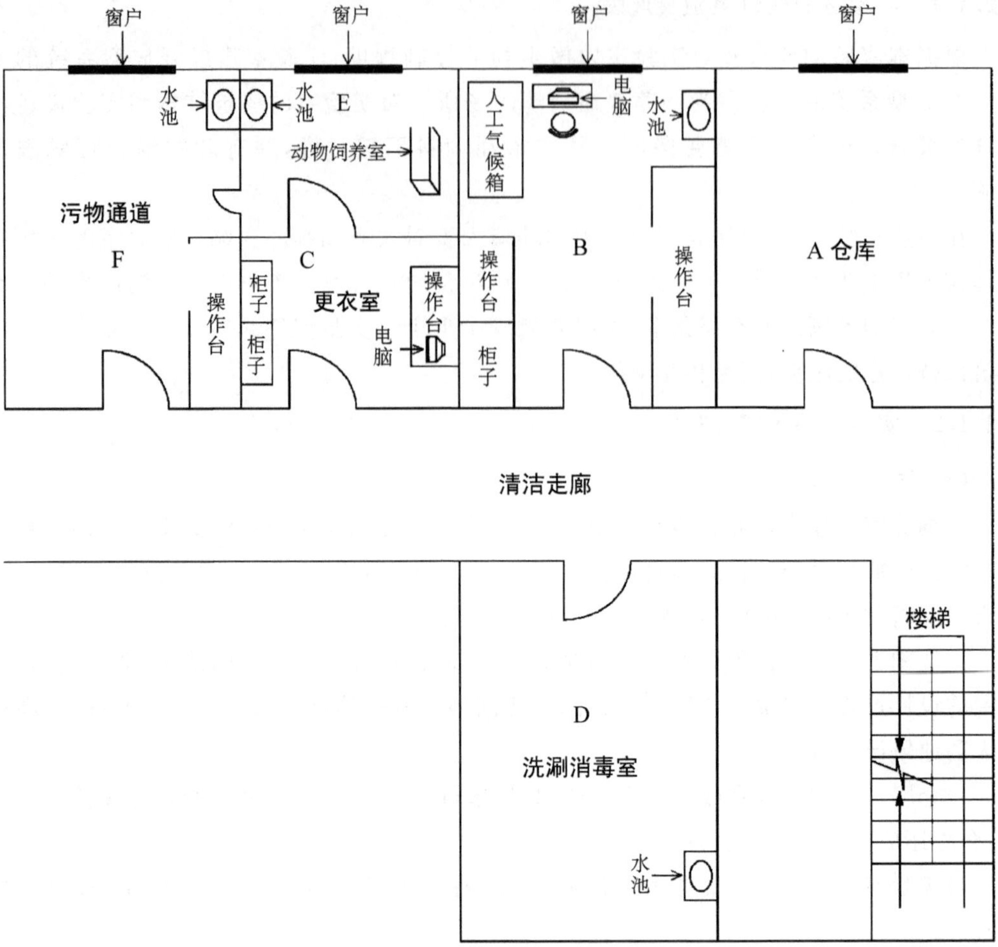

图 4.1 实验室的布局

（A:一般用品库，用来堆放饲料、垫料、动物笼具等；有防火，防虫设备，并保持清洁与干燥。B:操作室：用来完成老鼠血压的测量、解剖和采血等。C:实验人员更衣室。D:洗刷消毒室。E:动物饲养室。F:废弃物污物处理室）

（2）环境噪声

实验室的噪声来源有室外环境噪声（如交通噪声等）、室内噪声（设备的噪声、空调等）。中国动物饲养室的相关规定要求动物实验的环境噪声不得超过 50 dB[4,5]。

为了有效控制实验过程中的噪音，我们一方面对实验室房间的隔音效果进行了改善。如：将窗户的窗帘改为带有吸音功能的窗帘；在房间的隔断上加有隔音泡沫板，以减少外界环境的噪音。另一方面对人工气候箱进行了改造，将气候箱上的空气压缩机、真空泵和温控装置都移置室外，并与实验室保持一定的距离，有效减少了因机械工作而产生的噪音和机械振动。在气候箱的内部还贴上了吸音海绵。通过实际的监测发现，这些措施能够使得气候箱工作的情况下箱体内的噪音保持在 50 dB 以下。有效地避免了因噪音对动物产生的不利影响，确保了实验的准确性。

(3)光照

大鼠的生理调节机能也会受到光照的作用。在自然光照的状态下,一般动物的各种生理机能都有明显的昼夜节律,尤其是像大鼠这样的在午夜会比白昼活跃得多。

由于实验是在6月进行的,兰州的白天时间已比夜间要长,因此,在实验过程中,我们采取轮班制,每天由一人专门负责对饲养室的光照时间进行人工控制,确保12 h光照,12 h黑暗的照明周期,光照的强度为:150~300 Lux。

(4) 通风量、换气次数和气流

为既能满足大鼠饲养的湿度、温度、空气洁净满足大鼠的生理需要,同时还要使氨的浓度等方面达到国家标准,饲养室内的换气的次数及通风量既不能少,也不能多。在封闭式的动物饲养室内,一般规定气流速度控制在0.13~0.25 m/s[6]。我们是利用空调机组来达到这一目的的。

4.2.2.2 饲养室的主要饲养设备

(1) 大鼠笼具

大鼠笼具作为实验大鼠长期生活的环境,其质量的好坏直接影响到实验大鼠的发育、生长。因此,大鼠笼具应满足实验大鼠的健康需要。大鼠笼具应该具有通风、舒适、易于清洗、坚固耐用、可消毒、操作方便、经济等特点[7]。

(2)饮水用具

实验大鼠的饮水用具主要有现代的自动饮水装置和传统的饮水瓶。饮水瓶应具有容易获得、价格低廉、易于清洗等特点。大鼠饮水瓶主要有聚乙烯塑料瓶和玻璃瓶两种,聚乙烯塑料水瓶相对比较好,玻璃瓶有容易破裂及刺伤人的可能。

(3)温、湿度调节和空气净化设备

实验动物设施的温、湿度调节与空气净化设备主要由制冷机、加湿器、送风机、空气过滤器等部件组成。

4.2.2.3 主要实验设备

人工气候箱:购于天津普林特科技有限公司。该人工气候箱的温、压、湿能同时交变工作,并能在保证压力和温度的前提下提供新鲜的空气,以满足多组小白鼠的呼吸需求。其仪表能准确地记录每10 s的温、压、湿的数值,并以曲线的形式直观地显示出来。温度范围:−30~120℃,温度波动度:±0.5℃,温度均匀度:±0.2℃,升降温速率0.01~1.3℃/min,湿度范围:30%~98%,升降湿速率:0.1%~1%/min,湿度波动度±3%RH(RH≥75%时),±5% RH(RH<75%时);气压变化范围:±1200 hPa;箱体内风速设定为5.0~6.0 m/s;箱体内容积:500 L,800 mm×700 mm×900 mm。

智能无创血压计——鼠仪:购于北京软隆生物科技有限公司。该血压计可以为测量大/小鼠创造一个适温、低干扰的环境,运用红外线传感技术精确地检测脉搏振动波,准确测量老鼠的心率、收缩压、平均压,并自动通过计算得到扩张压。测量的重复再现率非常高。自动判断测量鼠血压的变化,进入可测量状态时自动开始测量。并能根据设定的次数自动进行多次测量。

密理博(Millipore)实验室纯水系统：不仅可以为大鼠提供饮用水，还可以提供手术用的超纯水，用来配置麻醉药品和 0.9%的生理盐水。

另外，还有高压灭菌锅、电子鼠用天平和离心机等。

实验主要的手术用具：手术刀、手术剪、骨钳、止血钳、采血针和真空采血管等；

药品试剂：福尔马林(4%中性多聚甲醛)、戊巴比妥钠、试剂盒等。

4.2.3 冷空气过程模拟设备

目前，大量研究结果显示气象因素中与心血管疾病事件的发生最密切关联的是气温。心血管疾病事件尤其在低温天气中增加最为明显。迄今为止，大多数实验研究主要针对恒定低温对动物或者人体的刺激实验，而亟须探讨实际冷空气过程的影响。因此，我们需要选择一台能够模拟实际冷空气变温过程的气象模拟箱，并且同时还能够控制箱体内的气压、湿度、光照及动物饲养箱等。通过比较和实地考察，我们通过与天津普林斯特公司合作设计并生产了 TEM1880 气象环境模拟试验箱(图 4.2)，用于模拟寒潮气温和气压随时间变化，能准确地记录每 10 s 的温、压、湿的数值，并以曲线的形式直观地显示出来。图 4.2a 为试验箱主体，用于模拟冷空气，并将实验大鼠放入其中使其受到冷刺激。箱体内容积：500 L，800 mm×700 mm×900 mm；图 4.2b 为试验箱主控板，设定降温过程中温压值、温压变化斜率、程序运行方式(定值或程式)、程式段数、循环设置、预约设置以及设置温度(PID 区间)的境界值等，是人工气候箱的核心部分，能够实时监测气候箱模拟曲线，在此设定的温度可控范围为－30～120℃，波动范围为±0.5℃，温度均匀度为±0.2℃，升降温速率 0.01～1.3℃/min，升降速率可根据实验需求进行合理地调整。气象环境模拟箱气压变化可控范围

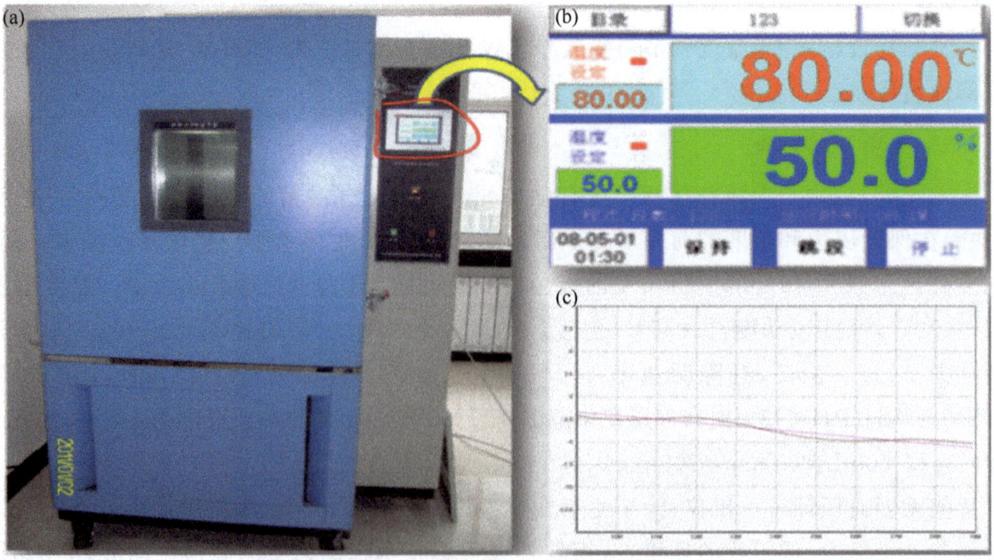

图 4.2 TEM1880 环境气象模拟箱

(a. 主箱，b. 可编程控制器主控版，c. 通信软件)

为1200 Pa,且可根据实验要求调整更大范围,且气压变化速率也可调整。图 4.2c 为通讯软件,用于电脑实时监控试验箱温压联合变化的情况,不同大小画面方便实验员实时监测人工气候箱 模拟情况,每 10 s 记录一次数据,包括温度、气压的设定值和测量值,且可进行数据的存储和监控画面的抓取。根据试验需求和基本功能,试验箱提供高低温湿热联合试验环境,还能保证高低温湿热气压交变实验有新鲜的空气补入,满足实验大鼠呼吸需求。

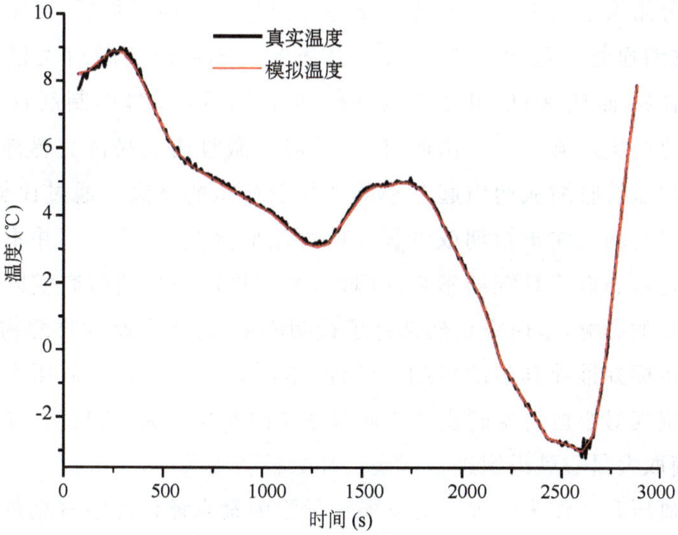

图 4.3　模拟实例

由图 4.3 可见,模拟箱能够很好地模拟气温的变化,实际曲线基本与模拟曲线重合。

4.2.4　研究对象选择

在生命科学研究中,最常用的实验动物品种为:小鼠、大鼠、豚鼠、仓鼠、兔、犬、猕猴、猫、猪等,而其中鼠类由于其超强的繁殖能力及与人类相似的基因结构而受到广大研究者的青睐。从体温调控上,对气温变化最为敏感的鼠类为小鼠,但其血液量有限,通常只能采取到 1～2 mL 的血液,根本不能满足本研究的大量指标检测。与其相比,大鼠不仅对气温变化敏感,而且也具有较好的血液供给量(5～8 mL),足以帮助本研究进行大量指标的检测。并且,目前中外多数研究均选择健康大鼠作为研究对象探讨低温刺激对其心血管系统的影响[8～10]。考虑到目前低温刺激对心血管疾病人群的影响更为剧烈,因此,我们还选择了心血管疾病模型大鼠作为疾病模型。通过查阅文献发现,自发性高血压大鼠 1963 年由日本京都大学医学部 Okamoto 从 Wistar 大鼠种选育而成,可作为我们的研究对象。其高血压发病率高,且无明显的原发性肾脏或肾上腺损伤,心血管发病率高,成年后血压均为 170～180 mmHg,最高可达 200 mmHg。该种大鼠除有高血压自发率为 100%的特点外,还有高血压性心血管病变,非常适合于人类高血压病研究。在选择健康大鼠方面,我们选择了成年后血压60～90/75～120 mmHg 的 Wistar 大鼠作为健康研究对象。因此,本研究将选择 Wistar 大鼠和高血压大鼠作为研究对象以探讨冷空气过程对心血管系统的影响。

4.2.5 指标筛选

低温刺激作为刺激的一种，其对机体的影响主要通过神经系统活动来进行调控，尤其是交感神经系统。动物实验表明，低温刺激能够引起血压升高，心率加快或者减慢[11,12]。这些心血管系统反应主要由低温刺激引起交感神经系统活性强，血管收缩物质如儿茶酚胺类激素及血管紧张素分泌增多而引起。尤其是交感神经系统活性增强后，肾素血管紧张素系统活性升高，从而收缩血管引起血压的升高[13]。研究发现低温刺激后大鼠血液和尿液中的EPI和NE水平增多，而且ANG-Ⅱ水平也升高，但在利用其受体抑制剂后，升高这些物质并没有对血压的变化产生影响[14,15]。由此可见，低温刺激时通过兴奋交感神经系统和肾素血管紧张素系统引起血管收缩从而引起心率的加快及血压的升高。通过比较文献分析发现，迄今为止所有的研究均关注于短期或者长期的恒定低温刺激[9,16~20]，并不能代表实际冷空气过程中气变温化对心血管系统的影响。因此，为了更进一步的研究实际冷空气过程气变温化对心血管系统的影响，本研究仍然选择了检测心率、血压及血管收缩物质作为评估心血管系统受影响的指标并推导其中的机制。此外，本研究还首次将高血压大鼠作为心血管疾病模型来探讨冷空气对心血管疾病模型心血管系统的影响。为了更能从微观上观察这种影响，本研究还将摘取大鼠心脏组织进行病理切片分析。

已有研究将血压升高作为一种心血管疾病危险因素来评估冷空气变温过程的心血管疾病危险性。如长期的低温刺激(4℃×14 d)能引起大鼠高血压疾病，并发生心肌细胞肥大等病理变化[21]。有研究发现冷刺激能够引起人群血浆FG、胆固醇、血黏度的升高，并推导出低温刺激能够引起心血管疾病危险的升高[22~25]。FG、胆固醇及血黏度的增加会使得血液的凝固性增加，从而增加了形成血栓的危险性，尤其可能增加已有冠脉狭窄患者的危险。大鼠实验表明，血管内血黏度越高的位置越易发生动脉粥样硬化[26]。FG的增加能够诱发大鼠血管内皮细胞C-反应蛋白的含量增高，从而通过引起血管内皮炎性反应和功能障碍而诱发动脉粥样硬化[27]。胆固醇的研究发现，高胆固醇饲养的大鼠会出现动脉粥样硬化及高血压等心血管疾病[28,29]。因此，本研究将选取这些指标作为心血管疾病危险因子探讨冷空气的心血管疾病危险。

4.2.6 基于统计降尺度方法建立冷空气模型

4.2.6.1 冷空气定义与分类

按照中国气象局2004(48)号文件中规定的冷空气国家标准和寒潮国家标准，根据日最低气温(观测的前一日06时后至当日06时的气温最低值)及日最低温48 h降温幅度(某日06时以后48 h内最低的日最低气温与某日日最低气温之差)将冷空气分为4种：极端冷空气、寒潮、强冷空气和一般冷空气。具体以日最低气温降温幅度(某日06时以后48 h内最低的日最低气温与某日日最低气温之差)及其持续时间表示，为方便4种冷空气之间的对比，日最低气温的降温幅度都以48 h降温幅度为准。冷空气标准如表4.1所示。

表 4.1　冷空气标准

冷空气名称	划分标准	冷空气名称	划分标准
极端冷空气	$\Delta T_{48} \geqslant 12℃$ & $T_{min} \leqslant 0℃$	强冷空气	$\Delta T_{48} \geqslant 8$ ℃ & $T_{min} \leqslant 8℃$
寒潮	$\Delta T_{48} \geqslant 10℃$ & $T_{min} \leqslant 4℃$	一般冷空气	$8 > \Delta T_{48} \geqslant 6$ ℃

注：T_{min}表示日最低气温；ΔT_{48}表示日最低气温 48 h 内降温幅度。

4.2.6.2　数据处理与模型建立

(1)降尺度方法的选择

当前对于未来气候变化预估的研究主要是利用全球气候模式(GCM)或者全球海-气耦合模式(AOGCM)对不同排放情景的长期积分。随着计算机技术和数值模拟技术的发展，当前的 AOGCM 已经能较好地模拟出气候大尺度平均特征，特别是高层大气场和大气环流。利用 AOGCM 气候情景预测结果进行中国气候变化研究的工作已经有所开展。但是当前 GCM(或 AOGCM)的空间分辨率都较低(一般在 250 km±)[30]，难以对区域尺度的复杂地形、地表植被分布及次网格尺度的物理过程进行正确的描述，因此，难以捕获某些局地性的气候变化特征。为了对区域气候变化情景做出比较详细的预测，以将 GCM(或 AOGCM)输出的大尺度信息恰当地转换到区域和局地尺度的降尺度方法被发展起来，降尺度方法在气象领域的应用也渐成熟，降尺度方法分为统计降尺度法、动力降尺度法、统计与动力相结合的降尺度方法。统计降尺度方法主要是利用多年的观测资料建立大尺度气候状况(主要是大气环流)和区域气候要素之间的统计关系，并用独立的观测资料检验这种关系，最后再把这种关系应用于 AOGCM 输出的大尺度气候信息，来预估区域未来的气候变化情景(如气温和降水)，从而弥补 AOGCM 对区域气候预测的局限，统计降尺度方法由于其可以纠正 GCM 的系统误差、计算量小、节省机时等优点，被广为应用。动力降尺度方法主要是利用与 GCM(或 AOGCM)耦合的区域气候模式(RCM)来预估区域未来气候变化的情景。

为建立冷空气模型，设想用 3 种降尺度方法中最理想的统计与动力相结合的降尺度方法建立冷空气模型，动力与统计相结合法充分考虑到动力降尺度和统计降尺度的各自优缺点，不仅统计方法科学，符合统计学规律，还能够考虑到冷空气活动时的物理意义，将物理意义反映在结果中，实现了动力与统计方法有机结合，且在实践中广泛应用，因此动力与统计相结合法将成为降尺度技术的一个重要发展方向。但在阅读了大量文献，并且实际操作之后，发现统计与动力相结合的降尺度方法，需要做以下工作：①大尺度气候预报因子的选择；②统计降尺度模式的选择和标定；③利用独立的观测资料检验模式；④把统计模式应用于 AOGCM 模式输出产生未来气候情景。考虑到建立西北地区冷空气模型时选取的数据为张掖市站点观测资料，不能满足此方法数据要求，因此，要考虑别的降尺度方法。统计降尺度方法可分为回归方法，环流分型技术和天气发生器 3 种类型。SDSM(the Statistical Down Scaling Model)[31,32]方法是综合了天气发生器和多元回归两种方法的统计降尺度模型，它主要包括两方面内容：一是建立预报量(小尺度或站点气象数据序列)与预报因子(大气环流因子)的统计关系,以确定模型;二是根据确定好的模型,生成小尺度或站点气候要素的未来日序列。SDSM 是一个基于视窗界面、研究区域和当地气候变化影响的决策支持工具,是第一个免费提供给广大气候变化影响组织的降尺度工具,且以 VB6.0 为编程语言,便于操作和应用。另外,由于大气环流模式模拟预测区域气候变化时,总存在不可避免的不确定性,因此和其他统计方法相比,SDSM 仍是分析小尺度下未来气温变化可能情景的一种较为简单、经济的方法,已经广泛应用于遍布欧洲、北美和东南亚等地的气象、水文及环境评价等诸多领域[33~37],在中国,SDSM 曾被用在黄河的中上游地区,实验选取地点为黄河中上游的甘肃省张掖市,更有利于选择 SDSM 统计降尺度方法。但是在学习了 SDSM 软件后才了解到,此方法的数据要求是模拟年份全年 365 d 每天都是逐时观测资料,本实验中张掖市在建立自动观测站之前都是人工观测资料,每天只有 4 次观测数据,因此,即使 SDSM 能够在黄河流域很好地应用,但是由于数据的局限性只能放弃。最后,综合考虑,利用非线性回归统计降尺度方法。

(2)中国利用降尺度方法模拟温度现状

温度的准确预测已经成为很多部门(例如农业、医学、化工等)做出重要决策中不可缺少的一部分,地面气象要素对于评估气候变化也起着至关重要的作用。由于全球预报模式的分辨率较低,近地面边界层的物理过程,以及下垫面影响的动力过程和热力过程在局地尺度的模拟效果并不理想,特别是对于地面气象要素的模拟。为了提高区域气候的模拟精度,通过降尺度方法将 GCM 的信息转换到区域尺度上是非常必要的。统计降尺度方法主要用于降雨和气温研究。降尺度方法用于分析降雨的时间和空间尺度上的降尺度研究已经有很多成熟的方法[38,39],通过分析卫星与雷达数据,应用小波理论的尺度分析法[40]、分形理论的尺度分析法[41]和随机解集原理的尺度分析法[42],分析和预测降雨过程,Kondo. J 等[43,45]、周祖昊等[42,43]成功地将日降雨转化为小时降雨资料,并且取得了很好的效果;降尺度方法应用于气温主要进行日最低气温的预测[46]、日最高气温的预测[47,48]、极端气温变化趋势分析[49,50]及气候变化趋势分析[51~54]等,能够很好地将大尺度的信息转化为小尺度信息,这个方法的应用很好地弥补了全球预报模式分辨率低,对地面温度模拟不理想的缺点。

中国有众多有关冷空气活动的研究,任金声等[53]、梁汉明等[55,56]用统计方法对多年冷空气进行统计分析并划分环流型;许爱华等[57]采用 NCEP 1°×1°的 6 h 分析资料和常规观测等资料对冷空气天气过程进行了天气动力学诊断分析;杨翠芝和蔡文玮[56]、刘丽[58,59]根据过程降温来断定寒潮并且对其做了分析;王秀文等[58]、张守峰等[60,61]利用 T63 中期数值预报产品、T213 模式对冷空气活动的预报能力进行了检验。以往对冷空气的研究已经有很多成熟的方法和结论,但这些研究所采用的方法、得出的结果在用于研究冷空气对疾病影响时,其时间尺度达不到所需精度。因为研究冷空气对人体健康影响时,需实时观测人体在受到冷空气刺激时各项指标的变化,才能更好地说明冷空气影响疾病的机理。因此,在已有研究冷空气的基础之上,应用时间尺度上的统计降尺度方法,弥补已有方法之不足。最终,选用非线性回归统计降尺度方法,统计降尺度法的基本原理是利用多年观测资料建立大尺度气候状况和区域气候要素的统计关系,并用独立的观测资料检验,最后再把这种关系应用于预估区域未来气候变化情景。非线性回归统计降尺度解决了时间尺度不够精细的问题，有利于研究冷空气的活动对人类健康产生影响的机理。

(3)数据选取

甘肃省位于中国大陆地理中心，黄土高原、内蒙古高原、青藏高原交汇处，祁连山区北部(37°28′—39°57′N，97°20′—102°12′E)，属于黑河流域中上游地区，地形复杂，且位于中国东部季风区、西北干旱区和青藏高原高寒区三大自然区交汇处，气候类型多样。甘肃省是西北方冷空气东移南下的必经咽喉要道，每年影响中国的强冷空气约 95%会从甘肃省经过，位于甘肃省西北部的张掖市容易受到西路、西北路冷空气的影响。选取张掖市数据建立冷空气模型原因如下：①张掖市处于河西冷温带干旱区，气候要素复杂多变，时空分布不均，冬季干燥寒冷、降雪极少，春季风沙大、降水稀少[60]，这样的气候条件在西北地区很普遍，具有代表性。因此，选取张掖市地面观测资料建立的模型能够一定程度上代表西北地区冷空气的特征；②本项目合作单位兰州大学公共卫生学院已经在张掖市做了多次流行病学调查，针对天气气候变化对人体产生的影响做了流行病学调查研究，奠定了物质基础，并且有固定的实验对象，能够保证顺利完成下一步工作；且流行病学调查和毒理学实验选取气象数据的地点相同，有利于结果的分析、比较，能够减少误差，更好地将毒理学实验得到的冷空气影响高血压疾病的机理推向人类，达到本项目最终的目的。

(4)数据处理方法与模型建立

收集西北区域张掖市 16 a(1995 年 1 月 1 日—2010 年 12 月 31 日)气象观测站的气象资料。其中 1995—2003 年地面观测数据为 6 h/次，2004—2010 年数据为自动站观测数据。气象资料包括日平均气温、日最低气温、日最高气温、日气压、风速、风向以及相对湿度等。采用非线性回归统计降尺度方法，得到张掖市 1995—2003 年地面观测资料的逐时值，统计分析 4 种冷空气变化特征，建立冷空气模型，并利用 2009—2010 年独立冷空气个例对模型进行检验。统计检验结果显示，模拟日最低气温时标准误差为 1.9～4.5 ℃，决定性系数为 0.62～0.89，保证建立的模型能够较好地模拟冷空气的变化特征，应用于研究冷空气对高血压疾病影响的研究时满足实验需求，为更好地得出影响机理打好基础。因此，利用非线性回归统计降尺度方法建立冷空气模型，并用于冷刺激对高血压疾病影响机理毒理学试验是可行的。

4.2.6.3　结果及分析

(1)冷空气模型分析

时间序列分析广泛应用于数据流的预测、气象预报、地球物理和卫星通信等领域，设计和建立一个合理的预测模型对系统的预测与分析都是十分重要。系统建模的内容包括数据的检验与预处理、模型参数的估计、模型的适用性检验等，而模型的适用性检验和模型参数优化则是系统建模的最关键环节。本研究采用非线性回归统计降尺度方法，得到张掖市 1995—2003 年地面观测资料的逐时值，统计分析 4 种冷空气变化特征，建立冷空气模型，如表 4.2 所示，表中实时温度用 T(℃)表示，气压用 p(hPa)表示，时间用 t(h)表示。

模型建立后，用独立冷空气个例对模型进行检验。统计检验结果显示，模拟日最低气温时4种冷空气的标准误差在1.9～4.5℃，决定系数得出过程如下：统计观测数据（包括气温或气压观测数据）$y_i(i=0,1,\cdots,n)$的平均值为$\bar{y}$，所有统计观测数据值都分布在这个均值的上下，求出其总的误差平方和$S_{总}$，计算公式为

$$S_{总}=\sum(S_i-\bar{y})^2$$

通过回归模型拟合值为$\hat{S}_i$（气温或气压的拟合值），可以求出回归的误差平方和$S_{回}$，计算公式为

$$S_{回}=\sum(\hat{S}_i-\bar{y})^2$$

定义决定性系数为回归的误差平方和占总误差平方和的比例，即$R=S_{回}/S_{总}$，R的值在0～1，如果R的值接近1，说明实际数据对均值的绝大部分都可以由回归模型来解释，模型的拟合效果就越好；如果R的值接近0，说明实际数据对均值的绝大部分都不能由回归模型来解释，即模型拟合得不好。本研究建立的冷空气模型的检验和验证阶段决定性系数R平均值在0.62～0.89，达到了评价模型的标准，说明实际数据（气温和气压）对均值的绝大部分都可以由回归模型来解释，模型的拟合效果较好。因此，用非线性回归统计降尺度方法做的模型模拟冷空气变化特征是可行的，冷空气变化过程的合理模拟保证了实验对象监测指标的合理变化，得到的数据才能够很好地结合冷空气气温变化来探讨，因此，在此研究中选择非线性回归统计降尺度方法较合理。

表4.2 四种类型冷空气模型

冷空气类型	四种冷空气模型及多元线性相关系数	
极端冷空气	$T=0.0086t^2-0.7008t-3.4161$	$R^2=0.64$
	$p=-0.0094t^2+0.8925t+846.29$	$R^2=0.96$
寒潮	$T=0.0068t^2-0.4854t-4.6897$	$R^2=0.42$
	$p=-0.0194t^2+1.0858t+854.39$	$R^2=0.95$
强冷空气	$T=0.0041t^2-0.4438t+3.3062$	$R^2=0.45$
	$p=-0.0152t^2+1.0051t+856.13$	$R^2=0.94$
一般冷空气	$T=0.0075t^2-0.5398t+18.074$	$R^2=0.32$
	$p=-0.0074t^2+0.5723t+837.45$	$R^2=0.90$

注：T代表气温（℃）；p代表气压（hPa）；t代表时间（h）

（2）极端冷空气分析

收集的张掖市2004—2008年气象观测站气象资料中，满足极端冷空气标准的过程有2次，分别在2004年12月和2008年12月。对2个个例进行非线性回归分析，分析极端冷空气的特征，建立冷空气模型如表4.2。图4.4所示为极端冷空气气温、气压的变化特征，极端冷空气过程持续56 h，由于受到极端冷空气影响，降温过程从前一天最低温开始，随着温度下降，气压和气温呈现冷高压配置，在第26～35小时，气温有所回升，分析原因可能是因为白天太阳辐射使地面温度有所回升，最低气温－23.9℃出现在第48小时，日最低气温48 h

内降温幅度为 14.3 ±0.95℃(均值＋标准差表示),第 48 小时后由于冷空气过境地面气温慢慢回升。

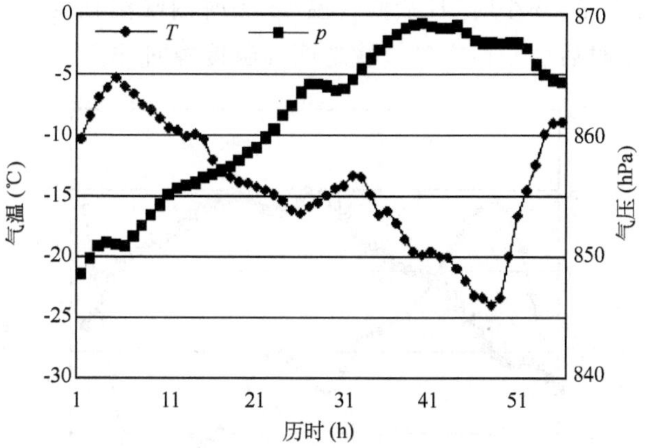

图 4.4　极端冷空气气温、气压变化

(3) 寒潮分析

收集的张掖市 2004—2008 年气象观测站气象资料中,满足国家寒潮标准的过程有 7 次,对 7 个个例进行非线性回归分析,分析寒潮变化特征,建立冷空气模型(表 4.2)。图 4.5 为寒潮气温、气压的变化特征,寒潮过程持续时间为 52 h,由于受到寒潮影响,降温过程从前一天最低气温开始,随着气温下降,气压和气温呈现冷高压配置,在第 21—31 小时,气温有所回升,分析原因可能是因为白天太阳辐射使地面温度有所回升,最低气温－18.2℃出现在第 45 小时,日最低温降温幅度为 11.2±0.51℃(均值＋标准差表示),第 45 小时后由于冷空气过境地面温度慢慢回升,寒潮变化特征。

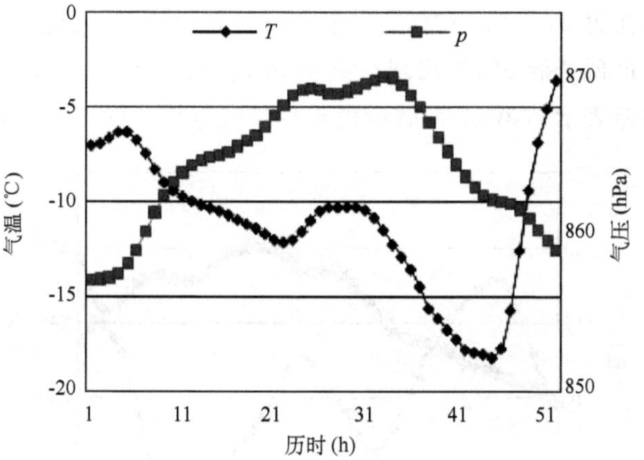

图 4.5　寒潮过程气温、气压变化

(4)强冷空气分析

收集的张掖市 2004—2008 年气象观测站气象资料中,满足强冷空气国家标准的过程共有 19 次,对 19 个个例进行非线性回归分析,分析强冷空气变化特征,建立冷空气模型(表 4.2)。图 4.6 所示为强冷空气气温、气压的变化特征,强冷空气过程持续 54 h,由于受到强冷空气影响，降温过程从前一天最低气温开始，随着气温下降，气压和气温呈冷高压配置，在第 26—34 小时，气温有所回升，分析原因可能是因为白天太阳辐射使地面温度有所回升，最低气温 -13.9℃出现在第 46 小时，日最低气温 48 小时内降温幅度为 8.3 ± 0.54℃（均值＋标准差表示），第 46 小时后由于冷空气过境地面气温慢慢回升。

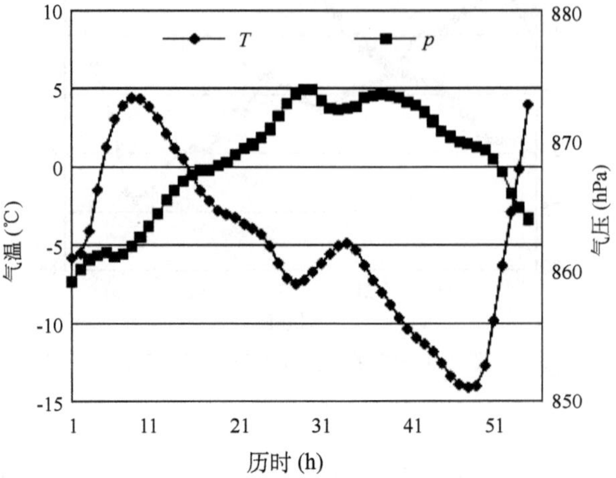

图 4.6 强冷空气气温、气压变化

(5) 一般冷空气分析

收集的张掖市 2004—2008 年气象观测站气象资料中，满足一般冷空气国家标准的过程有 102 次，对 102 个个例进行非线性回归分析，分析一般冷空气变化特征，建立冷空气模型（表 4.2）。图 4.7 所示为一般冷空气气温、气压的变化特征，一般冷空气过程持续时间为 59 h，由于受到一般冷空气影响，降温过程从前一天最低气温开始，随着气温下降，气压和气温呈现冷高压配置，在第 22—31 小时，气温有所回升，分析原因可能是因为白天太阳辐射使地面温度有所回升，最低气温 3.1℃出现在第 48 小时，日最低气温 48 h 内降温幅度为 6.4 ± 0.52℃（均值＋标准差表示），第 48 小时后由于冷空气过境地面气温慢慢回升。

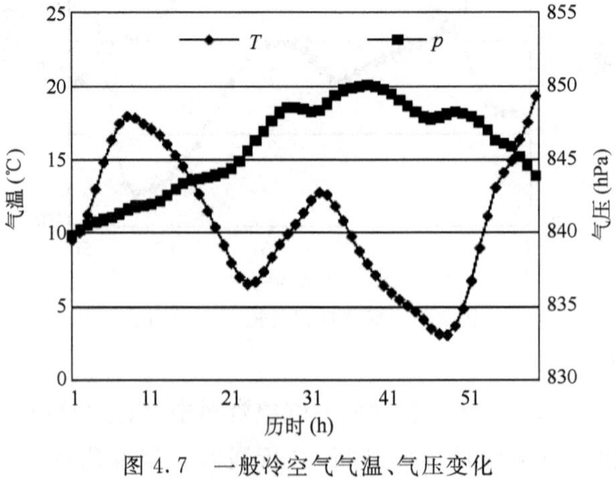

图 4.7 一般冷空气气温、气压变化

(6) 不同类型冷空气的对比

1)冷空气之间气温、气压对比

如图 4.8、4.9 所示，根据国家标准建立的冷空气模型基本达到了预期目标。统计过程中，以 48 h 内日最低气温降温幅度(某日 06 时以后 48 h 内最低的日最低气温与某日日最低气温之差)为冷空气标准的模型中，极端冷空气日最低气温 48 h 降温幅度为 14.3±0.95℃(均值＋标准差表示)，在 4 种冷空气类型中降温最大，寒潮、强冷空气及一般冷空气日最低气温 48 h 内降温幅度分别为 11.2±0.51℃、8.3±0.54℃及 6.4±0.52℃。在 4 种冷空气类型中，根据冷空气等级标准是极端冷空气整个过程的降温幅度最大，统计结果也是极端冷空气降温比别的冷空气都强，符合国家标准。

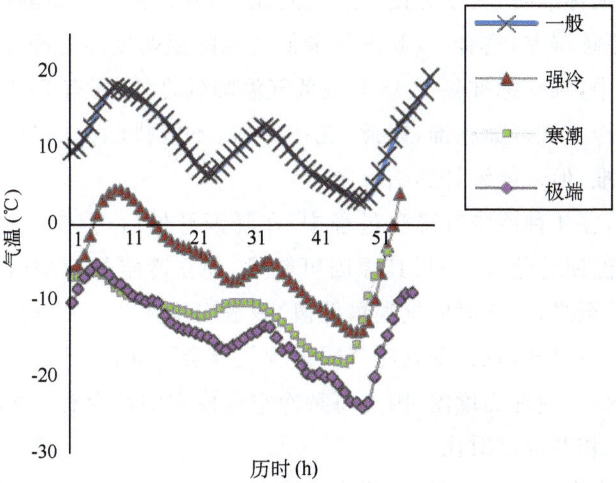

图 4.8　不同冷空气气温比较

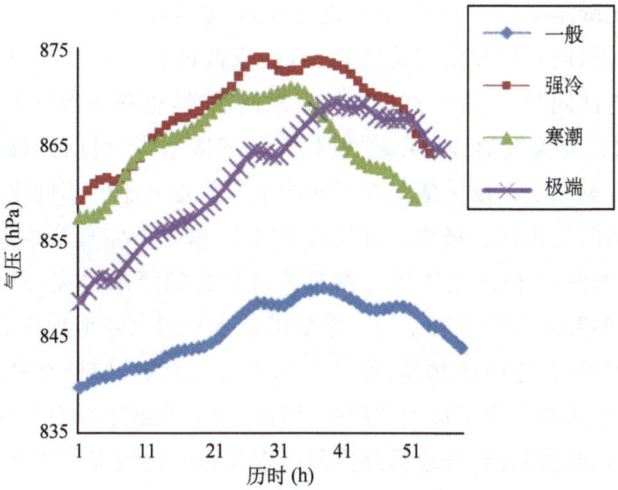

图 4.9　不同冷空气气压比较

对 4 种冷空气模型进行检验时发现(表 4.2),4 种冷空气的模型中气温的拟合度总是低于气压的拟合度,并且气温的拟合度随着冷空气强度的增强而升高,统计降尺度方法建立的冷空气模型能够较好地模拟冷空气过程,也符合冷空气过境时冷高压的条件,其中极端冷空气对应的气压变化幅度最大,为 19 hPa,其他冷空气(寒潮、强冷空气、一般冷空气)依次降低。这说明模拟的冷空气气压和气温能够很好地符合冷空气的标准,不仅满足日最低气温及其降温幅度的标准,还满足了冷空气过境是冷高压条件。统计结果显示,16 a 间,一般冷空气共发生 232 次,强冷空气发生 42 次,寒潮发生 16 次,极端冷空气发生了 4 次,随着冷空气强度的增大,发生频率也减小,其中极端冷空气平均 4 a 发生一次,一般冷空气每年发生 14 次,统计结果显示出的结果符合实际规律,但是也不排除在统计时有遗漏的冷空气过程,因为选取冷空气等级标准时,为了方便冷空气间比较,并且在实际试验操作时能够方便结果之间的比较,减少系统误差,选择 48 h 内日最低气温降温幅度作为冷空气判断标准,但是国家冷空气等级标准中,判断标准除了 48 h 最低气温降幅之外,还有 24 h 最低气温降幅、72 h 最低气温降幅作为冷空气判断标准,因此,在统计时,不能排除有的过程满足 24、72 h 最低气温连续降温的标准,但未能统计到结果中。

由图 4.8 可知,在 4 种冷空气降温过程中,在降温开始后,但未能达到最低气温的这段时间内都有一次气温回升趋势,分析其原因可能是:建立冷空气模型时发现日最低气温(观测的前一日 06 时后至当日 06 时的气温最低值)一般出现在 05—07 时,两个日最低气温(持续降温)之间的降温过程开始后,受到冷气团影响气温会下降,但即使受到冷空气控制,中午由于太阳辐射的增强会使地面增温,因此每种冷空气模型中都会有一次小的回温过程。

2)冷空气的风、相对湿度对比

统计分析 4 种冷空气过境时风速、风向以及相对湿度的变化发现,降温开始前,风向为西风或者西北风,风速并不大,相对湿度也在 50%以下。降温开始时,4 种冷空气的风向都有小的切变,风速比降温前增大,相对湿度也有升高,基本在 50%～70%。随着降温的持续,气温达到最低值时,风向有明显的气旋式切变,在张掖市有明显复合,且以偏南风和西南风为主,风速增大。与此同时,偏南风有利于南方水汽输送,也利于水汽抬升,相对湿度也明显升高,有时超过 90%,当天气形势配合较好时,有利于降水,气温回升过程中,风场辐合逐渐消失,相对湿度也逐渐减小。以上情况在不同冷空气间也有小的不同之处,例如一般冷空气影响下,风速和风向的变化没有极端冷空气影响时大,极端冷空气影响时相对湿度最大。当天气形势有利于降水时,4 种冷空气伴有微量或者较大的降水过程,只是因冷空气的强度、风场以及相对湿度的配合不同而有差异。张掖市位于中国大陆地理中心,黄土高原、内蒙古高原、青藏高原交汇处,祁连山区北部,容易受到冷空气影响,如果有水汽输送时,容易产生降水,对当地生产、生活都产生了很大的影响,因此,研究张掖市冷空气对当地人民健康的影响具有很好的意义,如何实时合理地提醒受到冷空气影响比较多的张掖市居民(甚至是西北地区居民),根据气象部门发布的气象预报来合理预防不利天气对自身产生的影响,又成了亟待解决的问题。

参考文献

[1] 李栋梁，刘德祥，等. 甘肃气候 2000，北京：气象出版社.

[2] 朱乾根，林锦瑞，寿绍文，等. 天气学原理和方法(第四版). 2007，北京：气象出版社.

[3] Morabito M, et al. Relationships between weather and myocardial infarction: a biometeorological approach. *Int J Cardiol*, 2005, **105**(3): 288-293.

[4] 国家质量技术监督局. 国家标准《实验动物环境及设施》GB/T 14925. 2001[S].

[5] 史小平，李华，王捷，等. 噪声，光照和空气质量对实验动物福利的影响. 实验动物科学与管理，2006，**23**(3)：63-64.

[6] 尹松林. 实验动物环境设施建设与规范化管理. 实验研究与探究，2002，**21**(1)：91-94.

[7] 巴彩凤，白富春，王捷，等. 实验动物笼具的选材. 实验动物科学与管理，2006，**23**(2)：67-68.

[8] Fregly M J and Schechtman O. Direct blood pressure measurements in rats during abrupt exposure to, and removal from, cold air. *Proc Soc Exp Biol Med*, 1994, **205**(2): 119-123.

[9] Fregly M J, et al. Effect of chronic treatment with losartan potassium (DuP 753) on the elevation of blood pressure during chronic exposure of rats to cold. *Pharmacology*, 1993, **46**(4): 198-205.

[10] Sun Z, Zhang Z and Cade R. Renal responses to chronic cold exposure. *Can J Physiol Pharmacol*, 2003, **81**(1): 22-27.

[11] Calhoun D A, et al. Normotensive blacks have heightened sympathetic response to cold pressor test. *Hypertension*, 1993, **22**(6): 801-805.

[12] McCarty R. Sympathetic-adrenal medullary and cardiovascular responses to acute cold stress in adult and aged rats. *Journal of the autonomic nervous system*, 1985, **12**(1): 15-22.

[13] Sun Z. Cardiovascular responses to cold exposure. *Front Biosci* (Elite Ed), 2010, **2**: 495-503.

[14] Sun Z, et al. Effect of chronic treatment with propranolol on the cardiovascular responses to chronic cold exposure. *Physiol Behav*, 1997, **62**(2): 379-384.

[15] Sun Z, Cade R and Morales C. Role of central angiotensin II receptors in cold-induced hypertension. *Am J Hypertens*, 2002, **15**(1 Pt 1): 85-92.

[16] Yu W, et al. Time course of temperature effects on cardiovascular mortality in Brisbane, Australia. *Heart*, 2011, **97**(13): 1089-1093.

[17] Korhonen I. Blood pressure and heart rate responses in men exposed to arm and leg cold pressor tests and whole-body cold exposure. *Int J Circumpolar Health*, 2006, **65**(2): 178-184.

[18] Qian Z M and Koon H W. Area postrema is essential for the maintenance of normal blood pressure under cold stress in rats. *Exp Brain Res*, 1998, **121**(2): 186-190.

[19] Raven P B, et al. Compensatory cardiovascular responses during an environmental cold stress, 5 degrees C. *J Appl Physiol*, 1970, **29**(4): 417-421.

[20] Scriven A J, et al. Changes in blood pressure and plasma catecholamines caused by tyramine and cold exposure. *J Cardiovasc Pharmacol*, 1984, **6**(5): 954-960.

[21] Sun Z C R. Cold-induced hypertension and diuresis. *Journal of Thermal Biology*, 2000, **25**: 105-109.

[22] Neild P J, et al. Cold-induced increases in erythrocyte count, plasma cholesterol and plasma fibrinogen of elderly people without a comparable rise in protein C or factor X. *Clin Sci* (Lond), 1994, **86**(1):

43-48.

[23] Keatinge W R, et al. Increases In Platelet And Red Cell Counts, Blood Viscosity, And Arterial Pressure During Mild Surface Cooling: Factors In Mortality From Coronary And Cerebral Thrombosis In Winter. *British Medical Journal* (Clinical Research Edition), 1984,**289**: 1405-1408.

[24] Vogelaere P, et al. Hematological variations at rest and during maximal and submaximal exercise in a cold (0 ℃) environment. *Int J Biometeorol*, 1990, **34**(1): 1-14.

[25] Stout R W and Crawford V. Seasonal variations in fibrinogen concentrations among elderly people. *Lancet*, 1991, **338**(8758): 9-13.

[26] Malek A M, Alper S L and Izumo S. Hemodynamic shear stress and its role in atherosclerosis. *JAMA*, 1999, **282**(21): 2035-2042.

[27] Guo F, et al. Fibrinogen, fibrin, and FDP induce C-reactive protein generation in rat vascular smooth muscle cells: pro-inflammatory effect on atherosclerosis. *Biochem Biophys Res Commun*, 2009, **390**(3): 942-946.

[28] Gresham G A and Howard A N. The effect of dietary fats and synthetic glycerides on the production of atherosclerosis and thrombosis in the rat. *Br J Exp Pathol*, 1961,**42**: 166-170.

[29] Hodis H N, Crawford D W and Sevanian A. Cholesterol feeding increases plasma and aortic tissue cholesterol oxide levels in parallel: further evidence for the role of cholesterol oxidation in atherosclerosis. *Atherosclerosis*, 1991,**89**(2): 117-126.

[30] 高红霞,汤剑平.我国未来温度变化的统计降尺度预估.南京大学学报(自然科学),2010,**46**(6):631-641.

[31] Wilby R L, Dawson C W, Barrow E M. SDSM-a decision support tool for the assessment of regional climate change impacts. *Environmental Modelling & Software*,2002,**17**:147-159.

[32] Wilby R L, Tomlinson O J, Dawson C W. Multi. site simulation of precipitation by conditional resampling. *Climate Research*, 2003, **23**:183-194.

[33] 范丽军,符淙斌,陈德亮.统计降尺度法对未来区域气候变化情景预估的研究进展.地球科学进展,2005,**3**(20):320-329.

[34] 张宗群."EOF-CCA"分析方法在甘孜州两江-河流域旱涝趋势预测中的应用.四川气象,2005,**94**(9):1-13.

[35] 施能.气象科研与预报中的多元分析方法.第二版:12-31.

[36] 胡辛陵,卞光辉,濮梅娟.江苏省决策气象服务手册.57-62.

[37] Wetterhall F, Halldin S and Xu C Y. Seasonality properties of four statistical-downscaling methods in central Sweden. *Theor. Appl. Climatol.*,2007, **87**:123-137.

[38] Troch P A,Paniconi C, McLaughlin D. Catchment-scale hydrological modeling and data assimilation. *Advances in Water Resources*,2003,(2):131-135.

[39] 李璐,夏军,叶爱中,等.基于雷达测雨的降水数据同化研究.人民长江,2006,(9):95-97.

[40] 丁晶,王文圣,金菊良.论水文学中的尺度分析.四川大学学报:工程科学版,2003,**35**(3):9-13.

[41] 常福宣,丁晶.降雨随历时变化标度性质的探讨.长江流域资源与环境,2002,**11**(1):79-83.

[42] 陈喜,陈永勤.日雨量随机解集模式研究.水利学报,2001,(4):47-52.

[43] Kondo J, Xu J. Seasonal variations in the heat and water balances for nonvegetated surfaces. *Journal*

of Applied Meteorology，1997，**36**：1676-1696.

[44] 周祖昊，王浩，贾仰文，等. 缺资料地区日降雨时间上向下尺度化方法探讨——以黄河流域为例 . 资源科学，2005，(1)：92-96.

[45] 周祖昊，贾仰文，王浩，等. 大尺度流域基于站点的降雨时空展布. 水文，2006，(1)：6-11.

[46] 曾晓青，王式功，刘还珠，等. 统计降尺度方法在青海省冬季最低温预测中的应用. 高原气象，2009，**28**(6)：1471-1477.

[47] 刘兆飞，徐宗学，刘绿柳，等. 塔里木河流域未来最高和最低气温变化趋势. 干旱区地理，2008，**31**(6)：822-829.

[48] 邱冰，姜加虎，孙占东，等. 基于统计降尺度模型的博斯腾湖流域未来气温和降水变化趋势分析. 资源科学，2010，**32**(6)：1133-1140.

[49] 刘兆飞，徐宗学. 基于统计降尺度的渭河流域未来日极端气温变化趋势分析. 资源科学，2009，**31**(8)：1573-1580.

[50] 王山旗，沈桐立，周学东，等. 统计降尺度方法对江苏地区极端气温的模拟. 科技信息，2008，(30)：9-11.

[51] 赵传燕，南忠仁，程国栋，等. 统计降尺度对西北地区未来气候变化预估. 兰州大学学报，2005，**44**(5)：12-19.

[52] 范丽军，符淙斌，陈德亮，等. 统计降尺度法对华北地区未来区域气温变化情景的预估. 大气科学，2007，**31**(5)：887-897.

[53] 范丽军，符淙斌，陈德亮，等. 统计降尺度法对未来区域气候变化情景预估的研究进展. 地球科学进展，2005，(3)：320-329.

[54] 范丽军. 统计降尺度方法集合预估华东气温的初步研究. 高原气象，2010，**29**(2)：392-402.

[55] 任金声，王秀文，王洁颖. 冬半年冷空气过程中期预报业务系统. 气象，1991，**22**(1)：33-37.

[56] 梁汉明，张亮. 冬半年南京地区强冷空气(寒潮)的影响和大风降温预报. 气象，1981 ，**16**(1)：28-33.

[57] 许爱华，乔林，詹丰兴，等. 2005 年 3 月一次寒潮天气过程的诊断分析. 气象，2006，**32**(3)：49-55.

[58] 杨翠芝，蔡文玮. 2008 年 10 月的一次寒潮天气过程分析. 内蒙古气象，2009，(5)：22-23.

[59] 刘丽. 低纬高原冬季寒潮天气个例分析. 气象，2000，**27**(8)：53-55.

[60] 王秀文，马德贞，林玉成. T63 中期数值预报产品对冷空气活动预报能力检验. 气象，1996，**22**(5)：52-54.

[61] 张守峰，郭文华，张金艳，等. T213 模式对强冷空气短期预报能力的分析检验. 气象，2003，**29**(8)：43-47.

第5章 动物实验材料与方法

5.1 冷空气数据

5.1.1 实际冷空气过程

本研究选择张掖市作为冷空气资料来源地，通过天气预报选择和收集了2011年3月的一次冷空气过程。该冷空气数据主要包括气温。通过评级，该冷空气过程属于中等强度冷空气。

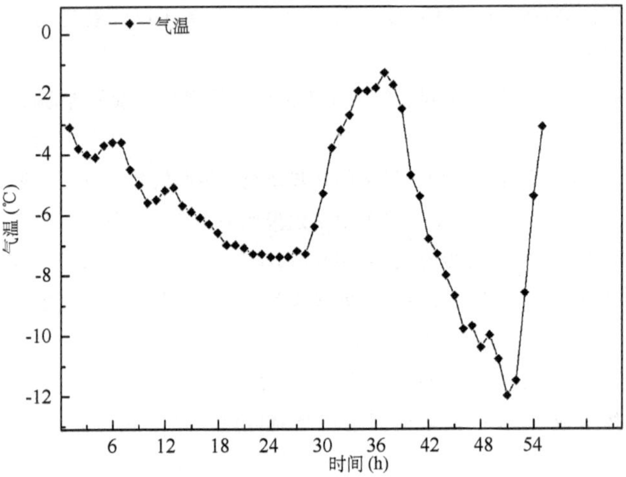

图5.1 冷空气过程中气温变化

5.1.2 不同级别冷空气数据

不同级别冷空气数据选择所建立的冷空气模型变温数据(见图4.8)，选择其中的强冷空气、寒潮和极端冷空气模型。

5.2 仪器与试剂

环境气象模拟箱(GDJS－500L，Pulingte. Co，China)；

动物血压计(BP-2006A，Softron，中国)；

酶标仪(Wellseav MK2 型全自动酶标仪,Labsystem);
显微镜:CX31,Olympus,日本;
离心机;TDZ4－W,长沙平凡仪器仪表有限公司(中国);
切片机:RM2016 型,上海徕卡仪器有限公司(中国);
生物组织包埋机:KD－BM 型,浙江金华市科迪仪器设备有限公司(中国);
超低温冰箱:Thermo705,美国;
电子天平:T－Y 系列,常熟双杰测试仪器厂;T－B215D,美国丹佛仪器公司;
全自动生化分析仪:Beckman Coulter Synchron LX20;
肾上腺素(EPI)ELISA 试剂盒:Uscnlife,中国;
去甲肾上腺素(NE)ELISA 试剂盒:Uscnlife,中国;
血管内皮素(ET1)ELISA 试剂盒:Uscnlife,中国;
血管紧张素(ANG-Ⅱ)ELISA 试剂盒:Uscnlife,中国;
血浆肌红蛋白(Mb)ELISA 试剂盒:R&D,中国分装;
肌钙蛋白(cTnT)含量测定 ELISA 试剂盒:R&D,中国分装;
戊巴比妥钠:Merck,德国;
纤维蛋白原(FG)检测试剂盒:SIEMENS,德国;
总胆固醇(TC)检测试剂盒:四川迈克,中国;
甘油三酯(TG)检测试剂盒:四川迈克,中国;
高密度脂蛋白胆固醇(HDL-C)检测试剂盒:四川迈克,中国;
低密度脂蛋白(LDL-C)检测试剂盒:四川迈克,中国;
肌酸激酶同工酶(CK-MB)试剂盒:Beckman Coulter,Inc. 美国;
UA 测定试剂盒(SEMENZS,德国)。

5.3　实验设计

5.3.1　实际冷空气变温过程对健康大鼠心血系统的影响和心血管疾病危险

将健康大鼠分为降温组、降温对照组、全过程组及全过程对照组,利用环境气象模拟箱模拟冷空气过程并给予大鼠冷刺激,在最低温和冷空气后分别测定降温组大鼠和全过程组大鼠的血压、心率及体重,同时收集血液和心脏组织进一步测定其他指标。利用血压、心率、NE、EPI、ANG-Ⅱ、ET1、cTnT、Mb、CK-MB、WBV、FG 及血脂等结果共同分析冷空气温变过程对大鼠心血管系统的影响及心血管疾病危险。

5.3.2　实际冷空气变温过程对高血压大鼠心血系统的影响和心血管疾病危险

将高血压大鼠分为降温组、降温对照组、全过程组及全过程对照组,利用环境气象模拟箱模拟冷空气过程并给予大鼠冷刺激,在最低温和冷空气后分别测定降温组大鼠和全过程组大鼠的血压、心率及体重，同时收集血液和心脏组织进一步测定其他指标。利用血压、心率、NE、EPI、ANG-Ⅱ、ET1、cTnT、Mb、CK-MB、WBV、FG、UA及血脂等结果共同分析冷空气温变过程对大鼠心血管系统的影响及心血管疾病危险。

5.3.3 冷空气变温过程影响心血管系统及心血管疾病危险可能机制

利用文献及5.3.1及5.3.2节研究结果共同推导冷空气变温过程影响心血管系统及心血管疾病危险可能机制。

5.3.4 不同级别冷空气变温过程对健康大鼠和高血压心血管系统的影响及其心血管疾病危险性差异

将健康大鼠和高血压大鼠分别按体重配对成降温组、全过程组及相应对照组，然后再分别随机分成强冷空气组、寒潮组及极端冷空气组。在最低气温和冷空气后分别测定降温组大鼠和全过程组大鼠的血压、心率及体重，同时收集血液和心脏组织进一步测定其他指标。利用血压、心率、NE、EPI、ANG-Ⅱ、ET1、cTnT、Mb、CK-MB、WBV、FG及血脂等结果共同分析不同级别冷空气温变过程对健康大鼠及高血压大鼠心血管系统的影响及心血管疾病危险差异。

5.4 统计分析

利用SPSS 13.0建立数据库并进行相应的分析。利用单因素的one-wayANOVA分析不同组别间的均数差异。利用Newman-Keuls分析两组的差异。利用配对样本的t检验比较配对实验组和对照组间的差异。利用实验组与相应匹配对照组的差值进行鼠种、冷空气级别及冷空气过程的析因分析。体温测量结果利用重复测量的方差分析。$P<0.05$为具有统计学意义。

第6章 冷空气对健康大鼠心血管系统的影响

低温刺激能够引起血压的升高。有研究发现急性冷刺激能够引起人体收缩压升高 20 mmHg 以上[1,2]，而短暂的低温刺激也能引起人类和动物血压的迅速增加[3~7]。许多流行病学研究结果提示在寒冷季节里低温可能会最终造成高血压疾病[8]。长期的低温刺激通常持续超过三周能造成大鼠高血压疾病模型[9,10]。冷刺激引起血压升高被认为与肾上腺素(EPI)、去甲肾上腺素(NE)及血管紧张素(ANG-Ⅱ)在冷刺激时分泌增多有关[11~13]。作为重要的血管收缩因子，EPI、NE 及 ANG-Ⅱ分别是交感神经系统和肾素血管紧张素系统的重要组成部分。两系统的活性增大能够使得血压升高。在影响心率方面，急性冷刺激能够使得心率加快，但慢性的冷刺激反而能减慢心率或者对心率的变化不造成影响[14~18]。目前，已知的研究主要关注持续低温的影响，而对于实际冷空气过程中降温对心率的研究仍然处于缺乏状态。因此，为了更好地了解实际冷空气过程对心血管系统的影响及防止冷空气所带来的危害，我们有必要对实际冷空气对心血管系统的影响进行研究。

大量的流行病学证据表明，冷空气能够引起心血管疾病事件(包括心血管疾病发病和死亡)的增多[19,20]。这或许与低温天气对心血管疾病危险因子的影响有关，如升高血压、血黏度、血 FG 含量及血脂等。文献[21～25]报道冬季或者冷刺激中机体的血压、血浆胆固醇含量、血浆 FG 含量及红细胞和白细胞数量会出现升高。这或许是造成心血管疾病事件在低温天气中增多的原因。基于这种可能性，实际冷空气降温过程也能引起心血管疾病危险因子水平的增高。此外，流行病学研究还发现低温天气的心血管疾病事件高发日出现在冷空气过程之后[26~28]。因此，本研究的目的在于探讨冷空气过程不同时点这些危险因子的变化。通过天气预报，我们选择性地收集了一次典型的冷空气过程，通过人工环境气象模拟箱模拟为本实验提供冷刺激，并同时收集大鼠血液等样本以测定心血管疾病危险因子在冷空气刺激中的变化。

6.1 实验

6.1.1 仪器和材料

环境气象模拟箱、动物血压计、酶标仪、显微镜、离心机、切片机、生物组织包埋机、超低温冰箱、电子天平、全自动生化分析仪。

肾上腺素(EPI)ELISA 试剂盒、去甲肾上腺素(NE)ELISA 试剂盒、血管内皮素(ET1)

ELISA 试剂盒、血管紧张素(ANG-Ⅱ)ELISA 试剂盒、血浆肌红蛋白(Mb)ELISA 试剂盒、肌钙蛋白(cTnT)含量测定 ELISA 试剂盒、戊巴比妥钠、纤维蛋白原(FG)检测试剂盒、总胆固醇(TC)检测试剂盒、甘油三酯(TG)检测试剂盒、高密度脂蛋白胆固醇(HDL-C)检测试剂盒、低密度脂蛋白(LDL-C)检测试剂盒、肌酸激酶同工酶(CK-MB)试剂盒。

6.1.2 冷空气数据的收集

本研究选择张掖市作为冷空气资料来源地,通过天气预报选择和收集了 2011 年 3 月的一次冷空气过程资料。该冷空气数据主要是气温。通过评级,该冷空气过程属于中等强度冷空气,其 48 h 日最低气温降低幅度为 7.3℃,而最大降温幅度为 8.9℃,基本上也接近于强冷空气级别的降温水平。7 a 的张掖市冷空气数据(2004—2010)统计分析显示该级别冷空气共发生 103 次,占该地区所有冷空气发生的 80%。因此,它是张掖地区发生频率较高的冷空气过程。

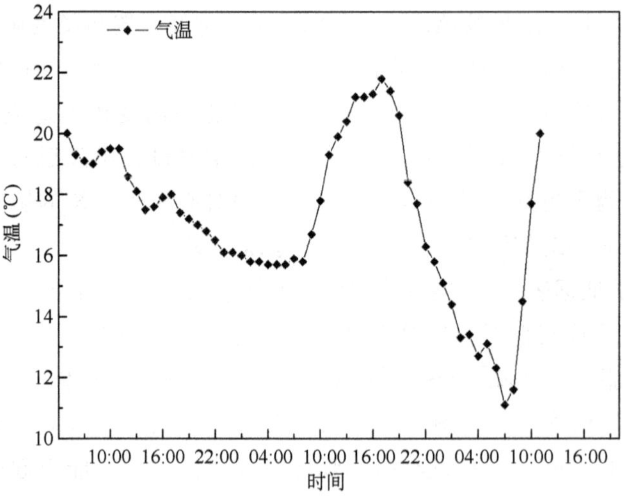

图 6.1 冷空气过程中气温变化

表 6.1 模拟冷空气过程气变温化特征

冷空气级别	始温	终温	T_{min48}	$\downarrow \Delta T_{48}$	T_{min72}	$\downarrow \Delta T_{72}$	降温时间	总时间
中等	20℃	20℃	12.7℃	7.3℃	11.1℃	8.9℃	51 h	55 h

注:T_{min48}:48 h 内最低气温;$\downarrow \Delta T_{48}$:48 h 内最低温降温幅度,$\downarrow \Delta T_{72}$:72 h 内最低气温降温幅度;T_{min72}:72 h 内最低气温。

6.1.3 实验动物及分组

24 只健康 Wistar 大鼠购买于维通利华中国公司,合格证号:SCXK(京)2006—0009。所有大鼠均为健康雄性、10 周龄、体重 305.1~329.1 g、收缩血压 116.5~119.3 mmHg。所有大鼠均饲养于塑料钢网的饲养笼中。饲养室温度利用恒温器恒定在(20±2)℃,日夜节律

12 h/12 h，给予充足的普通标准饲料和水。垫料为胶囊状玉米芯，每日对其进行更换。每日对大鼠进行捉拿训练以减少实验过程中捉拿带来的影响。

在进行实验前将所有大鼠饲养于动物饲养房中1周，然后随机地将它们分成4组，分别为降温组、降温组对照组、全过程组及全过程组对照组。降温组：暴露于冷空气的降温过程，终止于最低温时点(即最低温 11.1℃)；降温组对照组：实验室环境(20℃)下饲养，为降温组同期对照组；全过程组：暴露于整个冷空气过程，终止于复温时点 20℃；全过程组对照组：实验室环境(20℃)下饲养，为全过程组同期对照组。

6.1.4 实验过程

冷空气刺激前，将所有大鼠饲养于饲养室1周，作为空白对照期。空白对照期间，饲养室室温恒定维持在 20℃。然后将降温组和全过程组大鼠移入气象模拟箱动物饲养箱内，而两对照组仍然饲养于空白对照期环境。模拟箱和饲养室的相对湿度均保持在(45±5)%。所有大鼠给予足够的标准饲料和水分，每日更换垫料。在空气暴露前测定所有大鼠的收缩压、心率及体重。采用无创尾部测压法测定了大鼠的收缩压和心率。许多研究已证明这种方法是可行的[4]，并能减少环境对大鼠的刺激。当模拟箱内气温达到最低温 11.1℃时，终止降温组大鼠的冷空气刺激，同时测定其及其同期对照组大鼠的体重、心率和收缩压。然后腹腔注射戊巴比妥钠溶液(120 mg/kg)对大鼠进行麻醉。麻醉后，打开腹腔从腹主动脉进行血样的收集并迅速摘取心脏组织。其中 3 mL 血样用于 WBV 的测量，余下的进行 3000 r/min×20 min离心分离血浆，并分成若干份储存于－80℃低温冰箱待检。将迅速摘取的心脏组织在预冷生理盐水中清洗并于 4%多聚甲醛溶液(pH＝7.0)中进行固定。当气温恢复到初始温度 20℃时，终止全过程组的冷空气刺激，同时进行与降温组相同的过程。本次冷空气过程总共持续 55 h，降温过程为 51 h。冷空气暴露过程时点见于图 6.1。

6.1.5 指标检测

6.1.5.1 血压及心率测量

为减少捉拿刺激对大鼠血压测量的影响，适应期每日对大鼠进行捉拿训练。进行冷暴露前，对大鼠初始血压及心率利用 BP-2006A 无创动物血压计进行测量，连续测量3次并计算平均值。冷刺激结束后立即进行血压和心率的测量，连续测量3次以减少测量误差。该测量仪器已经被用于许多低温刺激实验，证明是可靠且准确的[4,9]。

6.1.5.2 血液的采集和分离

大鼠麻醉后，固定于解剖板上，开腹并暴露出腹主动脉，利用 0.7 mm 真空采血针将血液收集于含肝素钠真空采血管中。将收集的血液于离心机内 3000 r/min 离心 15 min，取上清液并立即储存于超低温冰箱中待检。

6.1.5.3 心脏及大脑组织的摘取、固定和切片

首先配制 4%多聚甲醛溶液，并盛装于瓶中。将摘取的心脏组织和大脑组织利用预冷生

理盐水进行漂洗，然后分别放入多聚甲醛溶液中进行固定。固定 24 h 后，利用乙醇进行脱水，此过程还使组织块进一步硬化。利用二甲苯为透明剂，将组织中的酒精取代，以便石蜡浸入。在温箱内，将已透明的组织块放入加热融解的石蜡中，让石蜡浸透组织，作为支持介质。将已浸蜡的组织块放入热融的包埋石蜡中，迅速冷凝，组织块便被蜡包埋。用切片机切出连续切片，切片厚度 5～6 μm。石蜡切片在温水上展平后，移在玻片上，烤干，即可供染色处理。染色后用树胶、盖玻片封固。最后利用显微镜对切片进行观察，并拍下有变化的组织。

6.1.5.4 EPI 检测

测定原理：

本试剂盒应用竞争酶标免疫分析法测定标本中 EPI 水平。用纯化的特异抗体包被微孔板，制成固相抗体，实验时往微孔中先后加入 EPI 标准品或受检标本和生物素标记 EPI，使之与固相抗体反应。如受检标本中无抗原，则生物素标记抗原能顺利地与固相抗体结合。如受检标本中含有抗原，则与生物素标记抗原以同样的机会与固相抗体结合，竞争性地占去了生物素标记抗原与固相载体结合的机会，使生物素标记抗原与固相载体的结合量减少。洗涤，依次加入 HRP 标记的亲和素、反应底物，TMB 在过氧化物酶的催化下转化成蓝色，并在酸的作用下转化成最终的黄色。颜色的深浅和样品中的 EPI 呈负相关。用酶标仪在 450 nm波长下测定吸光度(OD 值)，利用标准曲线可以计算出样品中 EPI 的含量。

操作步骤：

实验开始前，各试剂均应平衡至室温(试剂不能直接在 37℃溶解)；试剂或样品稀释时，均需混匀，混匀时尽量避免起泡。实验前应预测样品含量，如样品浓度过高时，应对样品进行稀释，以使稀释后的样品符合试剂盒的检测范围，计算时再乘以相应的稀释倍数。

(1)加样：分别设空白孔、标准孔、待测样品孔。空白孔加样品稀释液 50 μL，余孔分别加标准品或待测样品 50 μL，注意不要有气泡，加样将样品加于酶标板孔底部，尽量不触及孔壁。为保证实验结果的有效性，每次实验请使用新的标准品溶液。

(2)立即在每个孔中加入检测溶液 A 工作液 50 μL(在使用前半小时内配制)，轻轻晃动混匀，酶标板加上覆膜，37℃反应 60 min。

(3)弃去液体，甩干，洗板 3 次。每次浸泡 1～2 min，大约 400 μL/孔，甩干(也可轻拍将孔内液体拍干)。

(4)每孔加检测溶液 B 工作液 100 μL，酶标板加上覆膜 37℃反应 45 min。

(5)温育 45 min 后，弃去孔内液体，甩干，洗板 5 次，每次浸泡 1～2 min，400 μL/孔，甩干(也可轻拍将孔内液体拍干)。

(6)依序每孔加底物溶液 90 μL，酶标板加上覆膜 37℃避光显色(30 min 内，此时肉眼可见标准品的前 3～4 孔有明显的梯度蓝色，后 3～4 孔梯度不明显，即可终止)。

(7)依序每孔加终止溶液 50 μL，终止反应，此时蓝色立转黄色。终止液的加入顺序应尽量与底物液的加入顺序相同。为了保证实验结果的准确性，底物反应时间到后应尽快加入终止液。

(8)用酶联仪在450 nm波长依序测量各孔的光密度(OD值)。在加终止液后立即进行检测。

(9)计算:以标准物的浓度为横坐标(对数坐标),OD值为纵坐标(普通坐标),在半对数坐标纸上绘出标准曲线,根据样品的OD值由标准曲线查出相应的浓度;再乘以稀释倍数;或用标准物的浓度与OD值计算出标准曲线的直线回归方程式,将样品的OD值代入方程式,计算出样品浓度,再乘以稀释倍数,即为样品的实际浓度。

6.1.5.5　NE检测

实验原理:

本试剂盒应用双抗体夹心酶标免疫分析法测定标本中NE水平。用纯化的抗体包被微孔板,制成固相抗体,往包被有固相抗体的微孔中依次加入NE标准品或样本、生物素化的抗人NE抗体、HRP标记的亲和素,经过彻底洗涤后用底物TMB显色。TMB在过氧化物酶的催化下转化成蓝色,并在酸的作用下转化成最终的黄色。颜色的深浅和样品中的NE呈正相关。用酶标仪在450 nm波长下测定吸光度(OD值),计算样品浓度。

操作步骤:

各试剂在使用前平衡至室温。

(1)加样:分别设空白孔、标准孔、待测样品孔。除空白孔外,余孔分别加标准溶液或待测样品100 μL,注意不要有气泡,轻轻混匀,酶标板加上盖,37℃反应120分钟。

(2)弃去液体,甩干,不用洗涤。

(3)每孔加检测溶液A工作液100 μL,37℃,60 min。甩掉酶标板内的液体;在实验台上铺垫几层吸水纸,酶标板朝下用力拍几次;将推荐的洗涤缓冲液至少0.4 mL注入孔内,浸泡1～2 min洗板3次,350 μL/孔,甩干。

(4)每孔加检测溶液B工作液100 μL,37℃,60 min,洗板5次,甩干。

(5)依序每孔加底物溶液90 μL,37℃避光显色30 min(此时肉眼可见标准品的前3～4孔有明显的梯度蓝色,后3～4孔梯度不明显)。

(6)依序每孔加终止溶液50 μL,终止反应(此时蓝色立转黄色)。用酶联仪在450 nm波长依序测量各孔的吸光度(OD值)。

(7)计算:以标准物的浓度为横坐标(对数坐标),OD值为纵坐标(普通坐标),在半对数坐标纸上绘出标准曲线,根据样品的OD值由标准曲线查出相应的浓度;再乘以稀释倍数;或用标准物的浓度与OD值计算出标准曲线的直线回归方程式,将样品的OD值代入方程式,计算出样品浓度,再乘以稀释倍数,即为样品的实际浓度。

6.1.5.6　ET-1检测

实验原理:

本试剂盒应用双抗体夹心酶标免疫分析法测定标本中ET-1水平。用纯化的抗体包被微孔板,制成固相抗体,往包被单抗的微孔中依次加入ET-1抗原、生物素化的抗犬ET-1抗体、HRP 标记的亲和素，经过彻底洗涤后用底物 TMB 显色。TMB 在过氧化物酶的催化下转化成蓝色，并在酸的作用下转化成最终的黄色。颜色的深浅和样品中的 ET-1 呈正相关。用酶标仪在 450 nm 波长下测定吸光度(OD 值)，计算样品浓度。

步骤：

各试剂在使用前平衡至室温。

(1)加样：分别设空白孔、标准孔、待测样品孔。除空白孔外，余孔分别加标准溶液或待测样品 100 μL，注意不要有气泡，轻轻混匀，酶标板加上盖，37℃反应 120 min。

(2)弃去液体，甩干，不用洗涤。

(3)每孔加检测溶液 A 工作液 100 μL，37℃，60 min。甩掉酶标板内的液体；在实验台上铺垫几层吸水纸，酶标板朝下用力拍几次；将推荐的洗涤缓冲液至少 0.4 mL 注入孔内，浸泡 1～2 min 洗板 3 次，350 μL/孔，甩干。

(4)每孔加检测溶液 B 工作液 100 μL，37℃，60 min，洗板 5 次，甩干。

(5)依序每孔加底物溶液 90 μL，37℃避光显色 30 min(此时肉眼可见标准品的前 3～4 孔有明显的梯度蓝色，后 3～4 孔梯度不明显)。

(6)依序每孔加终止溶液 50 μL，终止反应(此时蓝色立转黄色)。用酶联仪在 450 nm 波长依序测量各孔的吸光度(OD 值)。

(7)计算：以标准物的浓度为横坐标(对数坐标)，OD 值为纵坐标(普通坐标)，在半对数坐标纸上绘出标准曲线，根据样品的 OD 值由标准曲线查出相应的浓度；再乘以稀释倍数；或用标准物的浓度与 OD 值计算出标准曲线的直线回归方程式，将样品的 OD 值代入方程式，计算出样品浓度，再乘以稀释倍数，即为样品的实际浓度。

6.1.5.7 ANG-Ⅱ检测

实验原理：

本试剂盒应用双抗体夹心酶标免疫分析法测定标本中 ANG-Ⅱ水平。用纯化的抗体包被微孔板，制成固相抗体，往包被有固相抗体的微孔中依次加入 ANG-Ⅱ标准品或受检样本、生物素化的抗 ANG-Ⅱ抗体、HRP 标记的亲和素，经过彻底洗涤后用底物 TMB 显色。TMB 在过氧化物酶的催化下转化成蓝色，并在酸的作用下转化成最终的黄色。颜色的深浅和样品中的 ANG-Ⅱ呈正相关。用酶标仪在 450 nm 波长下测定吸光度(OD 值)，计算样品浓度。

步骤：

实验开始前，各试剂均应平衡至室温，试剂不能直接在 37℃溶解；试剂或样品配制时，均需充分混匀，混匀时避免起泡。实验前应预测样品含量，如样品含量过高时，应对样品进行稀释，以使稀释后的样品符合试剂盒的检测范围，计算时乘以稀释倍数。

(1)加样：分别设空白孔、标准孔、待测样品孔。空白孔加样品稀释液 100 μL，余孔分别加标准溶液或待测样品 100 μL，注意不要有气泡，加样时将样品加于酶标板底部，尽量不要触及孔壁，轻轻混匀，酶标板加上盖，37℃反应 2 h。

(2)弃去液体,甩干,不用洗涤。每孔加检测溶液 A 工作液 100 μL(临用前配制)酶标板加上覆膜,37℃温育 1 h。

(3)弃去孔内液体,甩干,洗板 3 次,每次浸泡 1～2 min,大约 400 μL/孔,甩干。

(4)每孔加检测溶液 B 工作液 100 μL,37℃,60 min,洗板 5 次,甩干。

(5)依序每孔加底物溶液 90 μL,37℃避光显色 30 min(此时肉眼可见标准品的前 3～4 孔有明显的梯度蓝色,后 3—4 孔梯度不明显)。

(6)依序每孔加终止溶液 50 μL,终止反应(此时蓝色立转黄色)。立即用酶联仪在 450 nm 波长依序测量各孔的吸光度(OD 值)。

6.1.5.8 血浆 Mb 和 cTnT 含量测定(双抗夹心法)

原理:

本试剂盒应用双抗体夹心法测定血浆标本中大鼠 Mb 水平。用纯化的大鼠 Mb 抗体包被微孔板,制成固相抗体,往包被单抗的微孔中依次加入 Mb,再与 HRP 标记的 Mb 抗体结合,形成抗体一抗原一酶标抗体复合物,经过彻底洗涤后加底物 TMB 显色。TMB 在 HRP 酶的催化下转化成蓝色,并在酸的作用下转化成最终的黄色。颜色的深浅和样品中的大鼠 Mb 呈正相关。用酶标仪在 450 nm 波长下测定吸光度(OD 值),通过标准曲线计算样品中大鼠血浆 Mb 浓度。

步骤:

(1)标准品的稀释与加样:在酶标包被板上设标准品孔 10 孔,在第 1、第 2 孔中分别加标准品 100 μL,然后在第 1、第 2 孔中加标准品稀释液 50 μL,混匀;然后从第 1 孔、第 2 孔中各取 100 μL 分别加到第 3 孔和第 4 孔,再在第 3、第 4 孔分别加标准品稀释液 50 μL,混匀;然后在第 3 孔和第 4 孔中先各取 50 μL 弃掉,再各取 50 μL 分别加到第 5、第 6 孔中,再在第五、第六孔中分别加标准品稀释液 50 μL,混匀;混匀后从第 5、第 6 孔中各取 50 μL 分别加到第 7、第 8 孔中,再在第 7、第 8 孔中分别加标准品稀释液 50 μL,混匀后从第 7、第 8 孔中分别取 50 μL 加到第 9、第 10 孔中,再在第 9、第 10 孔分别加标准品稀释液 50 μL,混匀后从第 9、第 10 孔中各取 50 μL 弃掉(稀释后各孔加样量都为 50 μL,浓度分别为 3000、2000、1000、500 和 250 ng/L)。

(2)加样:分别设空白孔(空白对照孔不加样品及酶标试剂,其余各步操作相同)、待测样品孔。在酶标包被板上待测样品孔中先加样品稀释液 40 μL,然后再加待测样品 10 μL(样品最终稀释度为 5 倍)。加样将样品加于酶标板孔底部,尽量不触及孔壁,轻轻晃动混匀。

(3)温育:用封板膜封板后置 37℃温育 30 min。

(4)配液:将 30 倍浓缩洗涤液用蒸馏水 30 倍稀释后备用。

(5)洗涤:小心揭掉封板膜,弃去液体,甩干,每孔加满洗涤液,静置 30 s 后弃去,如此重复 5 次,拍干。

(6)加酶:每孔加入酶标试剂 50 μL,空白孔除外。

(7)温育:操作同(3)。

(8)洗涤:操作同(5)。

(9)显色:每孔先加入显色剂 A 50 μL,再加入显色 B 50 μL,轻轻震荡混匀,37℃避光显色 15 min。

(10)终止并测定:每孔加终止液 50 μL,终止反应(此时蓝色立转黄色)。以空白孔调零,450 nm 波长依序测量各孔的吸光度(OD 值)。测定应在加终止液后 15 min 以内进行。

6.1.5.9 血浆 cTnT 含量测定

原理:

本试剂盒应用双抗体夹心法测定血浆标本中大鼠 cTnT 水平。用纯化的大鼠 cTnT 抗体包被微孔板,制成固相抗体,往包被单抗的微孔中依次加入 cTnT,再与 HRP 标记的 cTnT 抗体结合,形成抗体—抗原—酶标抗体复合物,经过彻底洗涤后加底物 TMB 显色。TMB 在 HRP 酶的催化下转化成蓝色,并在酸的作用下转化成最终的黄色。颜色的深浅和样品中的大鼠 cTnT 呈正相关。用酶标仪在 450 nm 波长下测定吸光度(OD 值),通过标准曲线计算样品中大鼠 cTnT 浓度。

步骤:

(1)标准品的稀释与加样:在酶标包被板上设标准品孔 10 孔,在第 1、第 2 孔中分别加标准品 100 μL,然后在第 1、第 2 孔中加标准品稀释液 50 μL,混匀;然后从第 1 孔、第 2 孔中各取 100 μL 分别加到第 3 孔和第 4 孔,再在第 3、第 4 孔分别加标准品稀释液 50 μL,混匀;然后在第 3 孔和第 4 孔中先各取 50 μL 弃掉,再各取 50 μL 分别加到第 5、第 6 孔中,再在第 5、第 6 孔中分别加标准品稀释液 50 μL,混匀;混匀后从第 5、第 6 孔中各取 50 μL 分别加到第 7、第 8 孔中,再在第 7、第 8 孔中分别加标准品稀释液 50 μL,混匀后从第 7、第 8 孔中分别取 50 μL 加到第 9、第 10 孔中,再在第 9、第 10 孔分别加标准品稀释液 50 μL,混匀后从第 9、第 10 孔中各取 50 μL 弃掉(稀释后各孔加样量都为 50 μL,浓度分别为 48、32、16、8 和 4 μg/L)。

(2)加样:分别设空白孔(空白对照孔不加样品及酶标试剂,其余各步操作相同)、待测样品孔。在酶标包被板上待测样品孔中先加样品稀释液 40 μL,然后再加待测样品 10 μL(样品最终稀释度为 5 倍)。加样将样品加于酶标板孔底部,尽量不触及孔壁,轻轻晃动混匀。

(3)温育:用封板膜封板后置 37℃温育 30 min。

(4)配液:将 30 倍浓缩洗涤液用蒸馏水 30 倍稀释后备用。

(5)洗涤:小心揭掉封板膜,弃去液体,甩干,每孔加满洗涤液,静置 30 s 后弃去,如此重复 5 次,拍干。

(6)加酶:每孔加入酶标试剂 50 μL,空白孔除外。

(7)温育:操作同(3)。

(8)洗涤:操作同(5)。

(9)显色:每孔先加入显色剂 A 50 μL,再加入显色剂 B 50 μL,轻轻震荡混匀,37℃避光显色 15 min。

(10)终止与测定:每孔加终止液 50 μL,终止反应(此时蓝色立转黄色)。以空白孔调零,450 nm 波长依序测量各孔的吸光度(OD 值)。测定应在加终止液后 15 min 以内进行。

6.1.5.10　WBV 测定

利用含枸橼酸钠真空采血管收集 3 mL 血液用于血黏度的测量。利用血流变仪(LGR80,Steellex,中国)对收集到的血液样本进行 10/s 和 150/s 切变率的 WBV 测定。

6.1.5.11　血脂(TC、TG、低密度脂蛋白 LDL-c 和高密度脂蛋白 HDL-c)测定

在进行测定之前需要将保存于－80℃血浆样本进行解冻,解冻于 37℃水浴箱内进行。然后利用全自动生化仪对 TC、TG、低密度脂蛋白和高密度脂蛋白分别进行测量。测量原理如下:

(1)TC(CHOD-PAP 法)

$$\text{胆固醇酯} + H_2O \xrightarrow{\text{胆固醇酯酶}} \text{胆固醇} + RCOOH$$

$$\text{胆固醇} + O_2 \xrightarrow{\text{胆固醇氧化酶}} \Delta 4 - \text{胆甾烯酮} + H_2O_2$$

$$H_2O_2 + 4\text{-AA} + TOOS \xrightarrow{\text{过氧化物酶}} \text{醌亚胺染料} + H_2O$$

在 546 nm 波长下比色测定,可求得标本内 TC 的含量。

(2)TG(GPO-PAP 法)

血浆中 TG 在 LPL 作用下,水解为甘油和 FFA,甘油在 ATP 和甘油激酶(GK)的作用下,生成 3-磷酸甘油,再经磷酸甘油氧化酶(glycerophosphate oxidase,GPO)作用氧化生成磷酸二羟丙酮和过氧化氢(H_2O_2),H_2O_2 与 4-氨基安替比林(4-AAP)及 4-氯酚在过氧化物酶(POD)作用下,生成红色醌类化合物,其显色程度与 TG 的浓度成正比,则通过测定其吸光度值可计算地 TG 浓度。

(3)低密度脂蛋白和 HDL-c(CAT 法)

第一反应:试剂 1 中具有选择性的表面活性剂,作用于样本中出 LDL-c 意味的脂蛋白中胆固醇,使其在胆固醇酯酶、胆固醇氧化酶作用下生成 H_2O_2,H_2O_2 被过氧化酶分解成 H_2O 和 O_2 被清除。第二反应:试剂 2 中的过氧化氢酶抑制剂抑制过氧化氢酶的酶活性;同时试剂 2 中的另一表面活性剂将样本中的 LDL-c 暴露,并在胆固醇酯酶、胆固醇氧化酶的作用下,生成胆甾烯酮及 H_2O_2,在过氧化酶的参与下,使 4-氨酰安替比林(4-AAP)及N-乙基-N-(3-磺丙基)-3-甲氧基苯胺钠盐产生缩合反应,生成醌类化合物。其生成物吸光度变化与样本中 LDL-c 含量成正比。

6.1.5.12　血浆 FG 测定(凝固法)[29]

凝血酶能转换可溶性血浆蛋白成不溶性纤维蛋白单体。稀释血浆的凝固时间与 FG 浓度成反比,通过此原理,Clauss 建立了 FG 测定的简单方法,加入凝血酶后,稀释血浆形成凝固时间。

6.1.5.13　CK-MB 测定

利用 Beckman Coulter Synchron LX20 全自动生化仪对其进行测定。

6.1.5.14　心脏及大脑组织的摘取、固定和切片

首先配制 4%多聚甲醛溶液,并盛装于瓶中。将摘取的心脏组织和大脑组织利用预冷生

理盐水进行漂洗，然后分别放入多聚甲醛溶液中进行固定。固定 24 h 后，利用乙醇进行脱水，此过程还使组织块进一步硬化。利用二甲苯为透明剂，将组织中的酒精取代，以便石蜡浸入。在温箱内，将已透明的组织块放入加热融解的石蜡中，让石蜡浸透组织，作为支持介质。将已浸蜡的组织块放入热融的包埋石蜡中，迅速冷凝，组织块便被蜡包埋。用切片机切出连续切片，切片厚度 5～6 μm。石蜡切片在温水上展平后，移在玻片上，烤干，即可供染色处理。染色后用树胶、盖坡片封固。最后利用显微镜对切片进行观察，并拍下有变化的组织。

6.1.6 统计分析

利用 SPSS 13.0 建立数据库并进行相应的分析。表中结果表示为均值(标准差)，在图中为"＋标准差"。利用单因素的 one-wayANOVA 分析不同组别间的均数差异。利用 Newman-Keuls 分析两组间的差异。$P<0.05$ 为存在统计学差异。

6.2 结果分析

6.2.1 心率、收缩压及体重变化

在整个空白对照饲养和冷空气暴露过程中，所有大鼠的体重增加稳定，各组间增长不存

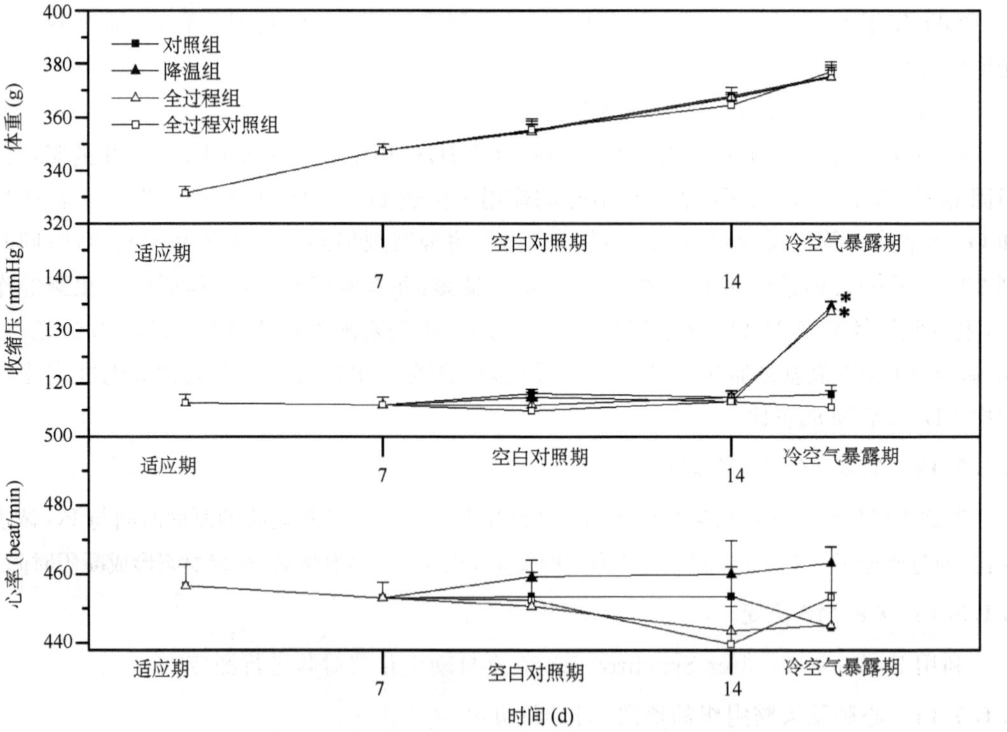

图 6.2 心率、收缩压及体重的变化(与对照组比较* $P<0.05$)

在明显差异。心率测定结果显示各组间不存在明显差异，这说明冷空气的温度变化过程并不对心率和体重增加产生影响。然而，降温组和全过程组的收缩压均明显高于同期对照组，并且降温组高于全过程组($P<0.05$)。两对照组间不存在统计学差异($P>0.05$)。该结果说明冷空气主要对收缩压产生影响，并且降温过程对血压的影响在冷空气过程后有一定的恢复。

6.2.2　血管收缩物质的变化

如图 6.3 所示，冷空气过程气温的下降并不对血浆 EPI 和 ET-1 产生显著的影响，各组间值并不具有统计学差异($P>0.05$)。降温组和全过程组血浆 NE 和 ANG-Ⅱ含量的增加，两组血浆 NE 和 ANG-Ⅱ均显著高于其相应对照组($P<0.005$)，但两组间并不存在显著差异($P>0.05$)。本结果提示冷空气刺激对 NE 和 ANG-Ⅱ的影响具有持续性，即冷空气过程结束复温后其血浆 NE 和 ANG-Ⅱ两指标含量仍然高于对照组。

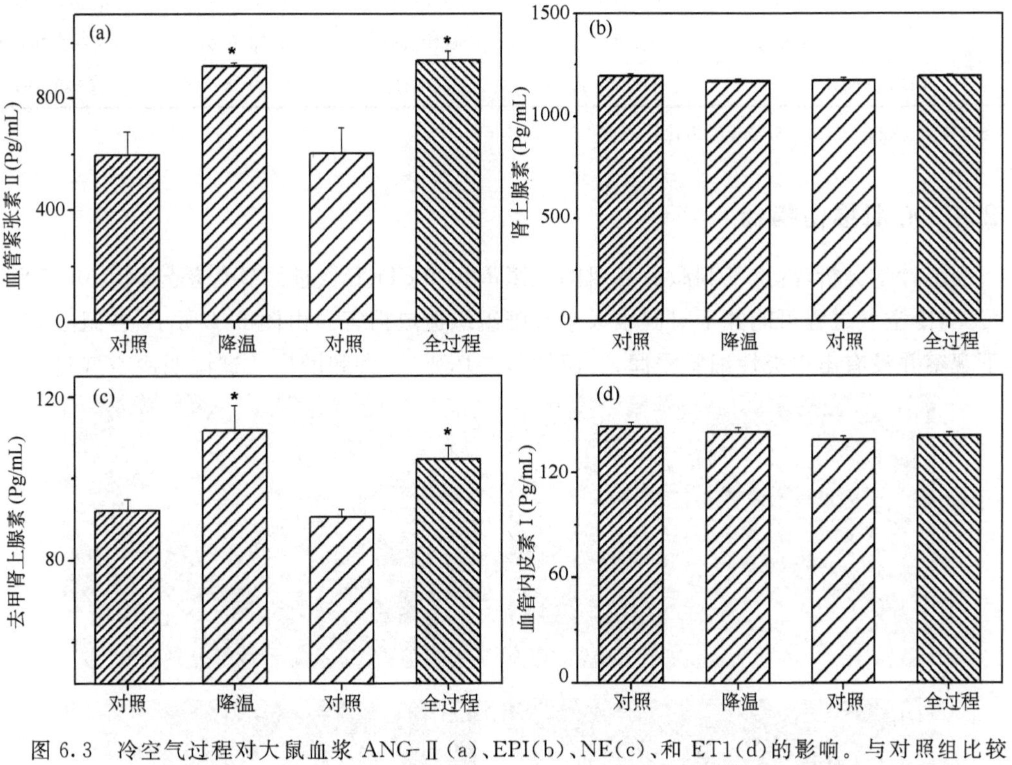

图 6.3　冷空气过程对大鼠血浆 ANG-Ⅱ(a)、EPI(b)、NE(c)、和 ET1(d)的影响。与对照组比较 * $P<0.05$。

6.2.3　心血管疾病危险因子

在切变率 10/s 和 150/s，降温组和全过程组大鼠 WBV 值均高于其相应对照组大鼠($P<0.05$)，两者间不存在显著差异($P>0.05$)。降温组大鼠血浆 FG 含量明显高于其对照组和全过程组($P<0.05$)，而全过程组大鼠血浆 FG 含量明显高于其对照组($P<0.05$)。在血脂的结果中，冷空气过程主要引起 TC 及低密度脂蛋白的显著增高($P<0.05$)及 TG 含量的显著下降

($P<0.05$)，而并不对高密度脂蛋白产生显著的影响($P>0.05$)。降温过程组大鼠血浆 TC 及 LDL-c 含量高于全过程组($P<0.05$)，这说明冷空气过程气温恢复后对升高的血浆 TC 及 LDL-c 具有一定恢复。但仍高于对照组，说明冷空气对其的影响具有一定的持续性。此外，LDL-c/HDL-c 作为心血管疾病危险的预测因子在冷空气刺激后有一定程度的升高($P<0.05$)。

表 6.2　冷空气过程对 WBV、FG 及血脂的影响

心血管疾病危险因子		降温组对照组	降温组	全过程组对照组	全过程组
WBV(mPa·s)	10/s	10.51(0.72)	16.34 (2.03)*	12.23(0.55)	17.13(0.91)*
	150/s	4.45(0.27)	11.11(0.23)*	4.87(0.16)	6.08(0.47)*
FG(g/L)		1.85(0.04)	2.29(0.05)*	1.79(0.03)	2.07(0.07)*#
血脂(mmol/L)	TC	1.26(0.04)	2.27(0.12)*	1.29(0.07)	1.70(0.09)*#
	TG	0.51(0.03)	0.27 (0.02)*	0.43(0.06)	0.26(0.03)
	LDL-C	0.71(0.03)	0.83(0.04)	0.77 (0.03)	0.69(0.05)#
	HDL-C	0.58(0.06)	1.47(0.13)*	0.53(0.07)	1.02(0.08)*#
LDL-c/HDL-c		0.84(0.11)	1.76(0.12)*	0.69(0.08)	1.51(0.16)*

注：与对照组比较，* $P<0.05$；与降温组比较，# $P<0.05$。

6.2.4　心肌损伤指标

经统计学分析，冷空气刺激后各组间血浆 Mb 和 cTnT 含量无显著差异($P<0.05$)。由此可见，冷空气过程可能并不对健康大鼠心脏组织造成损害。由图 6.4 所示，各组心脏组织镜下观察并没有出现炎性细胞浸润、心肌细胞的坏死、肥大和增生。这说明冷空气过程并不

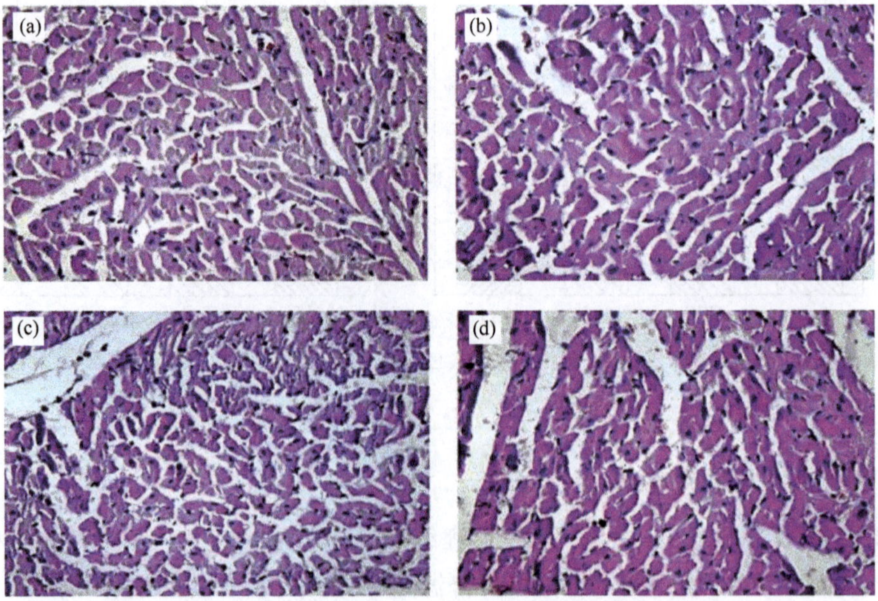

图 6.4　各组大鼠心脏左心室病理切片(a、b、c、d 分别为降温对照组、降温组、全过程组对照组及全过程组；HE 染色×40)

对健康大鼠心脏造成损害。

表 6.3 冷空气对大鼠血浆 Mb 和 cTnT 含量的影响

心肌损伤标志物	降温组对照组	降温组	全过程组对照组	全过程组
cTnT (μg/mL)	9.38(0.79)	8.40(0.34)	9.29(0.32)	8.65(0.30)
Mb(ng/mL)	323.68(11.67)	356.75(16.33)	323.88(18.17)	368.46(19.14)
CK-MB(U/L)	228.67(14.56)	216.5(17.47)	222.17(14.7)	210.67(13.07)
心肌损伤位点	—	—	—	—

6.3 讨论与总结

整个冷空气过程，气温在 51 h 内下降了 8.9℃，平均每小时下降 0.17℃。此缓慢的变温可能已使大鼠机体产生了适应性，而冷空气过程并没有对其心率产生影响。EPI 作为心率的正调节激素，其在冷空气暴露组的大鼠血内并没有出现变化，这或许也可以说明心率没有发生变化的原因。然而，冷空气过程却引起了冷空气暴露组大鼠收缩压的升高。这或许与其增多的 NE 和 ANGII 有关。分别作为交感神经系统和血管紧张素系统的重要组成部分，其升高说明冷空气过程引起了两系统的活性增强。交感神经系统和血管紧张素系统活性增强造成血管收缩加剧，从而引起血压升高。因此，冷空气过程对心血管系统的影响可能仅见于通过激活交感神经系统和肾素血管紧张素系统引起血管的收缩和血压的升高，类似于持续低温引起的血压升高[30]。

作为心血管系统对冷刺激反应的可测量的敏感指标，升高的收缩压被认为在预测心血管疾病事件的发生上强于舒张压[31,32]。持续高血压能够增加心肌负担和氧耗并减少大脑供血，并最终导致心梗和脑梗的发生[33,34]。在所有低温刺激引起的心血管疾病事件中，许多患者都具有高血压病史，因此收缩压的升高可能是主要的致病因素。已有动物实验研究证实长期冷刺激引起动物高血压疾病模型，并因此造成心血管损害。除收缩压升高外，血浆 ANGII水平的增高也可能是低温季节心血管疾病事件高发的主要原因。因为 ANGII 水平的增高能够引起炎性反应并诱发血管内皮功能障碍。在心血管疾病的传统危险因子中[35~41]，如血黏度、血浆 FG、血脂都在已有的研究中发现有增高的水平。本研究中血浆 TC 和 LDL-c 含量在实验组大鼠中均有明显的升高。WBV 的升高表明血液中的一些血凝因子如红细胞、FG、血脂、血小板及血红蛋白水平都有可能升高。因此，WBV 的升高可能会增大冠状动脉和脑动脉形成血栓的危险。血浆 FG 除作为凝血系统不可缺少的凝血因子外，其在冷空气中的增高还可能会通过偶联纤维素及其降解产物 FDP 诱发炎性反应从而直接参与动脉粥样硬化的形成[42,43]。与此相似，升高的血浆 TC 和低密度脂蛋白含量也可能通过诱发血管黏附因子增生和血管内皮功能障碍来引发动脉粥样硬化的形成[44,45]。LDL-c/HDL-c 作为心血管疾病出色的预测因子，其作用要明显强于单一的 LDL-c 或者 HDL-c[46]。因此，冷空气暴露组升高的 LDL-c/HDL-c 比值提示冷空气可能会增大心血管疾病危险性。

总体来说，本次试验得出了显著增高的心血管疾病危险因子水平，如升高的收缩压、WBV、血浆 TC 和 LDL-c 含量及 LDL-c/HDL-c 比值提示了冷空气能增大心血管疾病危险。并且冷空气气温恢复后较高的血压、LDL-c/HDL-c 等也说明了冷空气致心血管疾病危险的持续性。

Sun 等人通过长期的低温刺激大鼠引起了高血压和心脏肥大，即便是当血压受到控制时仍然出现了心脏肥大[47]。而在本研究中冷空气暴露组大鼠并没有出现心肌肥大等病理变化，也没有引起心肌损伤标志物 Mb 和 cTnT 的变化[48~50]。此结果证明，短暂的缓慢冷空气变温过程并不对健康大鼠心脏组织产生影响。

在本研究中，我们成功地模拟了一次实际的冷空气过程，并提供了一次冷空气刺激源。结果显示冷空气过程主要通过激活交感神经系统和血管紧张素系统来诱发血压的升高，类似于恒定低温刺激引起的血压升高。由于大鼠在低温 5(2)℃能够维持恒定的体温，结果中升高的收缩压、WBV、血浆 FG、TC 及 LDL-c 含量及降低的血浆甘油三酯含量可能是由机体为了适应环境而引起的代偿作用。另一个可能的机制可能与冷空气刺激引起利尿反应从而造成血液浓缩有关。尽管如此，我们并没有观察冷刺激引起的利尿反应，但我们观察到冷空气刺激组大鼠垫料比对照组潮湿。增加的心血管疾病危险因子水平可能不会危害健康机体心血管系统，但可能会为心血管疾病机体带来危害。由于心血管疾病事件高发出现在低温天气后，本研究中在气温复温后显著增高的心血管疾病危险因子可能是诱发这种现象的重要原因。但在选取复温点时，时间仅是气温从最低温到复温的几个小时，因此更长时间的观察有助于进一步解释这种现象的可能性。此外，尽管冷空气来临时大多数人通常待在室内，但仍有一部分人群处于冷空气的整个暴露过程(如缺乏暴露措施的农村地区人群及一些特殊职业人群如士兵等)。因此，本研究在揭示冷空气致心血管疾病危险性的机理上是十分必要的。此外，本次试验的另一个缺陷在于将大鼠作为研究对象，这可能不能完全模拟人体暴露在冷空气下的情形。因此，我们仍然需要进行更完善的人群试验以确认冷空气所造成的可能心血管疾病危险。综上所述得出下面结论：

(1)冷空气过程可能主要通过激活交感神经系统和血管紧张素系统诱发血管收缩而造成收缩压升高；

(2)冷空气过程升高的收缩压、WBV、血浆 TC 及 LDL-c 含量和 LDL-c/HDL-c 比值可能会诱发较高的心血管疾病危险；

(3)冷空气过程对心血管疾病危险因子和收缩压的升高具有持续性。

参考文献

[1] Korhonen I. Blood pressure and heart rate responses in men exposed to arm and leg cold pressor tests and whole-body cold exposure. *Int J Circumpolar Health*, 2006, **65**(2): 178-184.

[2] Komulainen S, et al. Blood pressure responses to whole-body cold exposure: effect of metoprolol. *J Hum Hypertens*, 2004, **18**(12): 905-906.

[3] Fregly M J, Schechtman O. Direct blood pressure measurements in rats during abrupt exposure to, and

removal from,cold air. *Proc Soc Exp Bio*1 *Med*,1994,**205**(2):119-123.

[4] Qian Z M, Koon H W. Area postrema is essential for the maintenance of normal blood pressure under cold stress in rats. *Exp Brain Res*,1998,**121**(2):186-190.

[5] Raven P B,et al. Compensatory cardiovascular responses during an environmental cold stress,5 degrees C. *J Appl Physiol*,1970, **29**(4):417-421.

[6] Li Y, Alshaer H, Fernie G. Blood pressure and thermal responses to repeated whole body cold exposure: effect of winter clothing. *Eur J Appl Physiol*,2009,**107**(6):673-685.

[7] Scriven A J,Murphy M B,Dolley C T. Changes in blood pressure and plasma catecholamines caused by tyramine and cold exposure. *J Cardiovasc Pharmacol*,1984,**6**(5):954-960.

[8] Barnett A G,et al. Cold periods and coronary events: an analysis of populations worldwide. *J Epidemiol Community Health*,2005,**59**(7):551-557.

[9] Fregly M J,et al. Development of hypertension in rats during chronic exposure to cold. *J Appl Physiol*,1989,66(2):741-749.

[10] Sun Z F M,Cade J R. Effect of renal denervation on elevation of blood pressure in cold-exposed rats. *Can J Physiol Pharmacol*,1995,**73**(1):72-78.

[11] Papanek P E, Wood C E, Fregly M J. Role of the sympathetic nervous system in cold-induced hypertension in rats. *J Appl Physiol*,1991,**71**(1):300-306.

[12] Kanayama N,et al. Cold-induced stress stimulates the sympathetic nervous system,causing hypertension and proteinuria in rats. *J Hypertens*,1997,**15**(4):383-389.

[13] Zhang Y,W S,He L H. Study on blood pressure in Rats repeatedly exposed to low temperature. *J Environ Occup Med*,2005,**22**(4):333-334.

[14] Korhonen I. Blood pressure and heart rate responses in men exposed to arm and leg cold pressor tests and whole-body cold exposure. *Int J Circumpolar Health*,2006,**65**(2):178-184.

[15] Sun Z. Cardiovascular responses to cold exposure. *Front Biosci* (Elite Ed),2010,**2**:495-503.

[16] Kanayama N,et al. Chronic local cold stress to the soles induces hypertension in rats. *Ame J Hypertens*,1999,**12**(11 Pt 1):1124-1129.

[17] Stancak A Jr,et al. Cardiovascular adjustments and pain during repeated cold pressor test. *Clin Auton Res*,1996,**6**(2):83-89.

[18] Yamamoto K, Iwase S, Mano T. Responses of muscle sympathetic nerve activity and cardiac output to the cold pressor test. *Japan J Physiol*,1992,**42**(2):239-252.

[19] Kysely J,et al. Excess cardiovascular mortality associated with cold spells in the Czech Republic. *BMC Public Health*,2009,**9**:19.

[20] Huynen M M,et al. The impact of heat waves and cold spells on mortality rates in the Dutch population. *Environ Health Perspect*,2001,**109**(5):463-470.

[21] Woodhouse P R,et al. Seasonal variations of plasma fibrinogen and factor VII activity in the elderly: winter infections and death from cardiovascular disease. *Lancet*,1994,**343**(8895):435-439.

[22] Neild P J,et al. Cold-induced increases in erythrocyte count,plasma cholesterol and plasma fibrinogen of elderly people without a comparable rise in protein C or factor X. *Clin Sci*(Lond),1994,**86**(1):43-48.

[23] Keatinge W R,et al. Increases in Platelet and Red Cell Counts,Blood Viscosity,and Arterial Pressure

during Mild Surface Cooling: Factors in Mortality from Coronary and Cerebral Thrombosis in Winter. *British Medical J (Clinical Res Edition)*, 1984, **289**: 1405-1408.

[24] Vogelaere P, et al. Hematological variations at rest and during maximal and submaximal exercise in a cold (0 degree C) environment. *Int J Biometeorol*, 1990, **34**(1): 1-14.

[25] Stout R W, Crawford V. Seasonal variations in fibrinogen concentrations among elderly people. *Lancet*, 1991, **338**(8758): 9-13.

[26] Yu W, et al. Time course of temperature effects on cardiovascular mortality in Brisbane, Australia. *Heart*, 2011, **97**(13): 1089-1093.

[27] Guo H, C P, Long S, Su H. Effects of Extreme Cold Weather on the Mortality of Cardiovascular and Respiratory Diseases in Taiwan. *Epidemiology*, 2007, **18**(5): S70.

[28] Revich B, Shaposhnikov D. Excess mortality during heat waves and cold spells in Moscow, Russia. *Occup Environ Med*, 2008, **65**(10): 691-696.

[29] Clauss A. Rapid physiological coagulation method in determination of fibrinogen. *Acta Haematol*, 1957, **17**(4): 237-246.

[30] 李栋梁，刘德祥．甘肃气候．北京：气象出版社，2000.

[31] Heijer T, et al. Association between blood pressure levels over time and brain atrophy in the elderly. *Neurobiol Aging*, 2003, **24**(2): 307-313.

[32] Lipsitz L A, M S, Hammer J, Gagnon M, et al. Dynamic regulation of middle cerebral artery blood flow velocity in aging and hypertension. *Stroke*, 2000, **31**(8): 1897-1903.

[33] Chobanian A V. Calcium channel blockers. Lessons learned from MIDAS and other clinical trials. *JAMA*, 1996, **276**(10): 829-830.

[34] Cohn J N, et al. Surrogate markers for cardiovascular disease: functional markers. *Circulation*, 2004, **109**(25 Suppl 1): IV31-46.

[35] Abdel-maksoud M F, G G, Eckel R H, Byers T E, et al. Long-term Intra-individual Variability of Triglycerides Predicts the Risk of CHD Irrespective of Triglyceride Levels. *Circulation*, 2009, **120**: S406.

[36] Arsenault B J, et al. Beyond low-density lipoprotein cholesterol: respective contributions of non-high-density lipoprotein cholesterol levels, triglycerides, and the total cholesterol/high-density lipoprotein cholesterol ratio to coronary heart disease risk in apparently healthy men and women. *J Ame Coll Cardiol*, 2009, **55**(1): 35-41.

[37] Chirovsky D R, et al. Prospective studies on the relationship between high-density lipoprotein cholesterol and cardiovascular risk: a systematic review. *Eur J Cardiovasc Prev Rehabil*, 2009, **16**(4): 404-423.

[38] Lowe G D, et al. Blood viscosity and risk of cardiovascular events: the Edinburgh Artery Study. *Br J Haematol*, 1997, **96**(1): 168-173.

[39] Mora S, et al. Lipoprotein particle profiles by nuclear magnetic resonance compared with standard lipids and apolipoproteins in predicting incident cardiovascular disease in women. *Circulation*, 2009, **119**(7): 931-939.

[40] Zhang X, et al. Cholesterol, coronary heart disease, and stroke in the Asia Pacific region. *Int J Epidemiol*, 2003, **32**(4): 563-572.

[41] Wilson P W, et al. Prediction of coronary heart disease using risk factor categories. *Circulation*, 1998,

97(18):1837-1847.

[42] Green D, et al. Elevated fibrinogen levels and subsequent subclinical atherosclerosis: the CARDIA Study. *Atherosclerosis*, 2009, **202**(2):623-631.

[43] Guo F, et al. Fibrinogen, fibrin, and FDP induce C-reactive protein generation in rat vascular smooth muscle cells: pro-inflammatory effect on atherosclerosis. *Biochem Biophys Res Commun*, 2009, **390**(3):942-946.

[44] Hansson G K. Inflammation, atherosclerosis, and coronary artery disease. *N Engl J Med*, 2005, **352**(16):1685-1695.

[45] Lusis A J. Atherosclerosis. *Nature*, 2000, **407**(6801):233-241.

[46] Fernandez M L, Webb D. The LDL to HDL cholesterol ratio as a valuable tool to evaluate coronary heart disease risk. *J Ame Coll Nutr*, 2008, **27**(1):1-5.

[47] Sun Z, et al. Effect of chronil. treatment what propranold on the cadrovaseulor response to chronic cold etposure. physiol. Behav; 1997. **62**(2):379-384.

[48] Babuin L, Jaffe A S. Troponin: the biomarker of choice for the detection of cardiac injury. *CMAJ*, 2005, **173**(10):1191-1202.

[48] O'Brien P J, et al. Cardiac troponin T is a sensitive, specific biomarker of cardiac injury in laboratory animals. *Lab Anim Sci*, 1997, **47**(5):486-495.

[50] Plebani M, Zaninotto M. Diagnostic strategies in myocardial infarction using myoglobin measurement. *Eur Heart J*, 1998, **19** (Suppl N):N12-15.

第7章

冷空气对高血压大鼠心血管系统的影响

流行病学研究和临床调查都已发现心梗和冠心病事件(包括发病和死亡)在冬季和低温天气都有明显增多。与非冬季相比较,亚寒地区人群中冬季(11月至翌年1月)发生心肌梗死的危险高11%(95% CI:1.00～1.23,$P=0.04$)[1]。Lille世界卫生组织MONICA项目(监测心血管疾病趋势及危险因素)发现气温每下降10℃心肌梗死和冠心病事件增加13%($P<0.0001$)[2]。其间所涉及的机制仍没有得到合理的解释。在病因上,冠心病包括心梗大多是由于冠状动脉发生动脉粥样硬化而发生狭窄引起的一类心血管疾病[3]。研究发现低温刺激及冬季血黏度、FG和胆固醇血浆含量会有升高[4~8]。作为动脉粥样硬化的驱使因子,寒冷天气条件中心肌梗死和冠心病事件的增多或许与这些心血管疾病危险因子水平的升高有关,并且我们在前期的实验已经发现了它们在冷空气过程中的升高。此外,低温作为一种刺激,它能增高机体的交感神经系统活性[9]。活性增强的交感神经系统能够引起血管痉挛[10]从而加重冠心病和诱发心肌梗死。因此,低温刺激引起心肌梗死和冠心病事件发生增多的机制可能见于其冷刺激下机体升高的交感神经系统活性和心血管疾病危险因子水平,尤其见于已患有心血管疾病的机体。然而,目前在这方面的研究仍非常有限。基于此,本研究将选择心血管疾病动物(高血压大鼠)作为研究对象,并收集和模拟一次典型的冷空气过程以提供了空气源。同过收集相关指标以推导冷空气过程对高血压大鼠心血管疾病危险因子的影响。

7.1 实验

7.1.1 仪器和材料

环境气象模拟箱、动物血压计、酶标仪、显微镜、离心机、切片机、生物组织包埋机、超低温冰箱、电子天平、全自动生化分析仪。

肾上腺素(EPI)ELISA试剂盒、去甲肾上腺素(NE)ELISA试剂盒、血管内皮素(ET1)ELISA试剂盒、血管紧张素(ANG-Ⅱ)ELISA试剂盒、血浆肌红蛋白(Mb)ELISA试剂盒、肌钙蛋白(cTnT)含量测定ELISA试剂盒、戊巴比妥钠、纤维蛋白原(FG)检测试剂盒、总胆固醇(TC)检测试剂盒、甘油三酯(TG)检测试剂盒、高密度脂蛋白胆固醇(HDL-C)检测试剂盒、低密度脂蛋白(LDL-C)检测试剂盒、肌酸激酶同工酶(CK-MB)试剂盒、UA测定试剂盒(SEMENZS,德国)

7.1.2　实验动物及分组

24 只 SHR(Spontaneously hypertensive rats)大鼠购买于维通利华中国公司，合格证号。所有大鼠均为高血压雄性、10 周龄、体重 210.9～246.5 g、收缩血压 162～180 mmHg。所有大鼠均饲养于塑料钢网的饲养笼中。饲养室温度利用恒温器恒定在 20(22)℃，日夜节律 12 h/12 h(每日光照时间 08—20 时)，给予充足的普通标准饲料和水。垫料为胶囊状玉米芯，每日对其进行更换。每日对大鼠进行捉拿训练以减少实验过程中捉拿带来的影响。

将 24 只高血压大鼠随机分成降温组、降温组对照组、全过程组及其对照组。降温组：暴露于冷空气的降温过程，终止于最低温时点(即最低温 11.1℃)；降温组对照组：实验室环境(20℃)下饲养，为降温组的同期对照组；全过程组：暴露于整个冷空气过程，终止于复温时点 20℃；全过程组对照组：实验室环境(20℃)下饲养，为全过程组的同期对照组。

7.1.3　实验过程

在进行实验前对所有高血压大鼠进行空白对照饲养 1 周。将所有高血压大鼠饲养于动物饲养室内，室内日夜节律 12 h/12 h(每日光照时间 08—20 时)，室温和相对湿度分别控制在(20±2) ℃和(45±5)％ 。期间提供足够的标准动物饲料和水分。每日更换垫料，并进行捉拿训练以减少冷空气刺激过程中因捉拿而造成的影响。

空白对照饲养后，降温组和全过程组移入人工环境气象模拟箱内暴露于冷空气过程中，而两对照组仍然饲养于动物饲养室内，室内环境条件同空白对照期。期间，所有高血压大鼠可以自由摄食和饮水，垫料也做到每日一换，日夜节律 12 h/12 h (08—20 时)。冷空气模拟箱内相对湿度始终保持在(45±5)％ 。为更准确地模拟冷空气过程，冷空气过程模拟开始于 05 时。整个冷空气过程共持续 55 h，其中气温下降过程共持续 51 h 而气温恢复持续4 h。每 6 h 观察高血压大鼠状况。

7.1.4　血压、心率及体重监测

分别在空白对照期前后及了空气暴露前后监测高血压大鼠的血压、心率及体重。采用无创动物血压计对高血压大鼠进行心率和收缩压的监测。该方法已被用于许多冷刺激动物实验，并被认为是一种较为准确的方法[11,12]。

7.1.5　血液收集和血浆分离

利用腹腔注射戊巴比妥钠溶液(120 mg/kg i. p.)将高血压大鼠麻醉后，利用真空采血管自腹主动脉进行终末采血。其中 3 mL 用于 WBV 测定，余下在进行离心 3000 r/m×10 min分离血浆并储存于－80 ℃低温冰箱中待检。

7.1.6　血管收缩物质、心血管疾病危险因子及心肌损伤标志物测定

测定前，将血浆冻品在 37℃条件下进行解冻。利用 ELISA 试剂盒和酶标仪对血浆

EPI、NE、ET-1、ANG-Ⅱ、Mb及cTnT进行处理和测定(具体详细步骤见第四章)。利用血流变仪对WBV进行测定。利用Clauss法对血浆FG含量进行测定[18]。利用GPO-PAP法、CAT法及CHOD-PAP法分别对血浆TG、LDL-c和HDL-c及TG含量进行测定[13~18]。利用UA酶-过氧化酶法对血浆UA含量进行测定[19]。利用选择抑制法测定血浆CK-MB。

7.1.7 统计分析

利用SPSS 13.0建立数据库并对所有结果数据进行分析和处理。结果表示为均值(标准差)。利用单因素的one-way ANOVA分析不同组别间的均数差异。利用Newman-Keuls分析两组间的差异。$P<0.05$为存在差异。

7.2 结果分析

7.2.1 收缩压、心率及体重变化

图7.1为高血压大鼠收缩压、心率及体重在空白对照期及冷空气暴露期间的变化。冷空气暴露后,降温组和全过程组高血压大鼠的收缩压都有显著地升高,并且明显高于对照组($P<0.01$,$P<0.05$)。在空白对照期和冷空气暴露期,所有组别高血压大鼠体重逐渐增大,

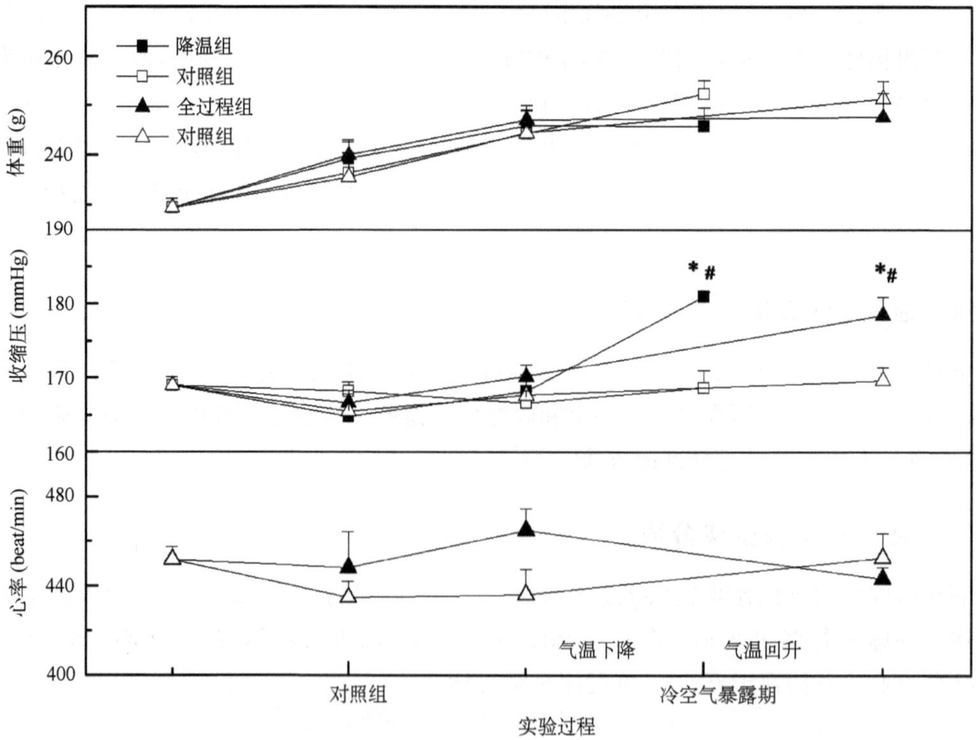

图7.1 各组高血压大鼠收缩压、心率及体重在空白对照期及冷空气暴露前后变化(与对照组比较,* $P<0.05$;与自身对照值比较 # $P<0.05$)

但两期大鼠体重增长速率并不存在差异。暴露组和对照组间亦不存在差异($P>0.05$)，说明冷空气过程并不影响高血压大鼠体重。在心率方面，空白对照期及冷空气暴露期均各组高血压大鼠心率均不存在明显变化，冷空气暴露组和对照组间不具有统计学差异($P>0.05$)。

7.2.2　血管收缩物质— EPI、NE、ET-1 及 ANG-Ⅱ

图 7.2 显示冷空气暴露组和对照组高血压大鼠血浆 EPI、NE、ET-1 及 ANG-Ⅱ含量的比较。四组间血浆 EPI 和血管内皮素含量并具有显著差异($P>0.05$)，说明冷空气过程并不影响该两者的血浆水平。冷空气暴露组高血压大鼠(包括降温组和全过程组)的血浆 NE 和 ANG-Ⅱ含量明显高于其相应同期对照组($P<0.01$，$P<0.05$)。两对照组间及两冷空气器暴露组间不存在统计学差异($P>0.05$)。该结果说明冷空气过程主要对血液中的 NE 和 ANG-Ⅱ产生影响。

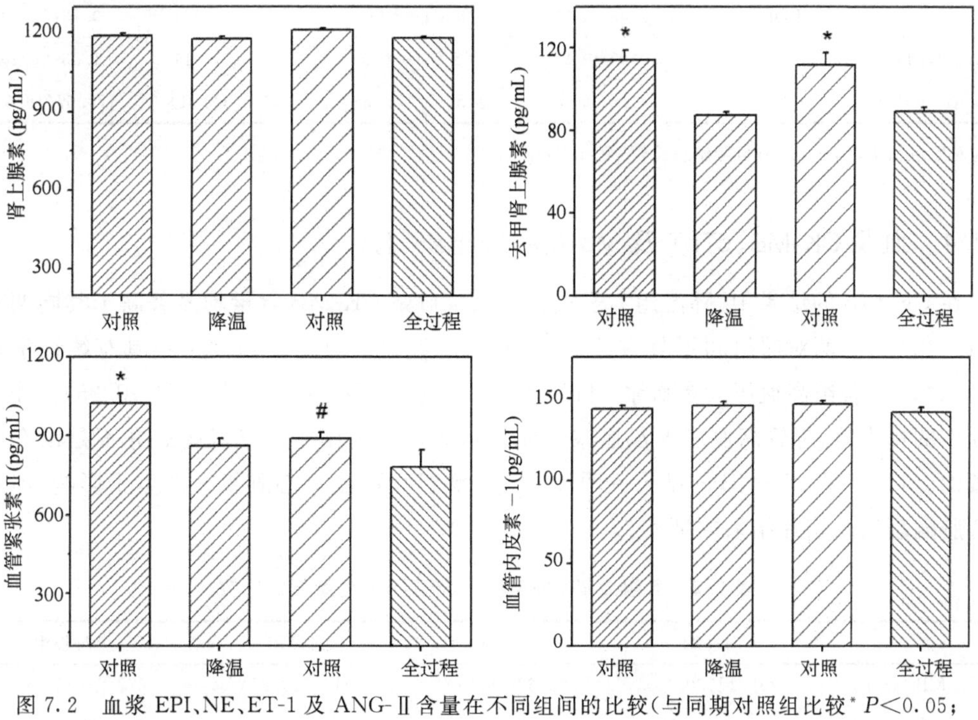

图 7.2　血浆 EPI、NE、ET-1 及 ANG-Ⅱ含量在不同组间的比较(与同期对照组比较* $P<0.05$；与降温组比较# $P<0.05$)

7.2.3　心血管疾病危险因子— WBV、血脂、FG 及血 UA

冷空气过程刺激后，降温组和全过程组高血压大鼠 WBV 值、血浆 FG、血浆 TC、LDL-c 及 UA 含量均显著高于其相应同期对照组($P<0.05$)，而血浆 TG 含量明显低于对照组($P<0.05$)。此结果说明冷空气过程主要引起机体 WBV 值 、血浆 FG、血浆 TC、LDL-c 及 UA 含量的增高而降低 TG 的含量。经比较分析，上述各指标在对照组间不存在差异($P>$

0.05)，血浆 FG 和 LDL-c 含量在全过程组显著高于降温组($P<0.05$)。此外，HDL-c 含量在降温组高血压大鼠血浆含量高于其对照组($P<0.05$)，但在全过程组的含量却并不高于对照组($P>0.05$)。与该结果相反，LDL-c/HDL-c 比值却在全过程组中高于对照组($P<0.05$)，而在降温组中并没有升高($P>0.05$)。

表 7.1　心血管疾病危险因子——WBV、血脂、FG 及血 UA 在不同组别结果比较

心血管疾病危险因子		对照组	降温组	对照组	全过程组
WBV (mPa·s)	10/s	11.10(0.58)	17.31(0.49)*	12.36(0.76)	15.97(2.21)*
	150/s	4.29(0.10)	5.73(0.14)*	4.53(0.13)	5.25(0.39)*
FG (g/L)		1.92(0.04)	2.06(0.01)*	2.00(0.04)	2.30(0.06)*#
血脂 (mmol/L)	TC	0.89(0.01)	1.14(0.04)*	0.93(0.02)	1.08(0.04)*
	TG	0.38(0.04)	0.27(0.02)*	0.39 (0.04)	0.28(0.01)*
	HDL-c	0.5(0.01)	0.62(0.01)*	0.56(0.02)	0.55(0.02)#
	LDL-c	0.48(0.03)	0.65(0.04)*	0.41(0.02)	0.73(0.10)*
LDL-c/HDL-c		0.97(0.07)	1.06(0.06)	0.74(0.01)	1.33(0.22)*
血 UA(μmol/L)		71.5(5.67)	173.67(17.78)*	71.17(7.01)	170.67(18.62)*

注：与对照组相比，* $P<0.05$；与降温组比较 # $P<0.05$。

7.2.4　血浆 CK-MB、cTnT 及 Mb 及心脏组织切片

在 CK-MB 的结果中，降温组和全过程组大鼠血浆 CK-MB 含量均显著高于其同期对照组($P<0.05$)。两对照组间不具有统计学差异，降温组和全过程组间也不具有统计学差异($P>0.05$)。各组高血压大鼠血浆 cTnT 和 Mb 含量间不存在显著差异($P>0.05$)。作为心脏损伤的标志物，尽管高血压大鼠血浆 cTnT 和 Mb 含量在冷空气暴露后并不是没有产生显著的变化，但是 CK-MB 的结果说明冷空气变温过程可能对心脏组织产生了影响，但这需要心脏病理组织切片结果的证实。

表 7.2　各组血浆 CK-MB、cTnT 及 Mb 含量间的比较

	对照组	降温组	对照组	全过程组
CK-MB (U/L)	236.17(20.98)	362.67(29.37)*	214.5(9.25)	378.67(25.88)*
cTnT(μg/L)	4.36(0.15)	4.16(0.15)	4.24(0.24)	4.15(0.24)
Mb(ng/L)	293.06(11.02)	279.64(8.65)	272.20(16.32)	311.72(7.39)
心肌损伤位点	—	1	—	1

注：与对照组比较 * $P<0.05$。

如图 7.3 所示，高血压大鼠各组心脏组织均表现有心肌纤维细胞肥大，细胞间隙明显缩小，并且在降温组和全过程组大鼠中均有一只大鼠心脏组织出现了明显的炎性细胞浸润，出现了坏死灶(如图 7.3 绿色箭头所示)。由此可见，冷空气过程可以诱发心脏组织的损伤。

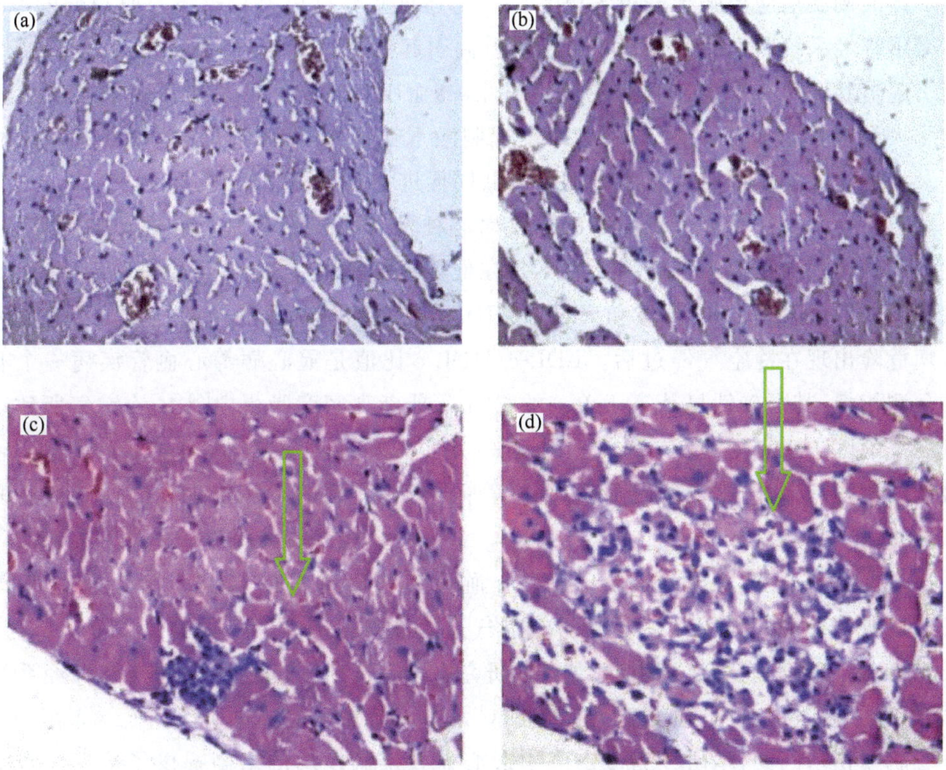

图 7.3　各组高血压大鼠心脏左心室病理切片(a、b、c、d 四图分别为降温对照组、全过程组对照组、降温组及全过程组;绿色箭头所致为损伤灶点;HE 染色×40)

7.3　讨论与总结

本研究模拟的冷空气过程使得冷空气暴露组高血压大鼠心脏出现损伤,这或许与冷空气暴露后引起血液中心血管疾病危险因子水平升高有关。这些心血管疾病危险因子主要是引起动脉粥样硬化的危险因子,如升高的血压、血黏度、血浆 FG、血 UA 等。血压升高能够增大心脏负担及心肌耗氧量[20,21],从而最终可能引起心梗的发生。此外,高血压可干扰内皮细胞的完整性并引起血管内皮功能障碍,从而诱发动脉粥样硬化[22]。血黏度的增高通常提示血液中一些凝血因子的增高,如红细胞、FG、血脂、血小板及血红蛋白等。这些因子于同时可以促进动脉粥样硬化的形成。FG 能够通过结合纤维素及其降解产物直接参与动脉粥样硬化的形成[23]。血浆 TC 及 LDL-c 通过诱导黏附因子增生和血管内皮功能障碍也参与动脉粥样硬化的形成[24,25]。此外,血液中增高的 UA 含量被认为参与了血管平滑肌增生和引发炎症反应从而诱发内皮功能障碍的发生[26~28]。冷空气刺激后上升的上述心血管疾病危险因子可能会促进动脉粥样硬化的形成从而引发和加重冠状动脉狭窄,尤其会引起具有心血管疾病史的人群发生心血管疾病事件的增多。本次试验中的高血压大鼠肥大的心肌细胞能促进其发生心梗的可能。此外,高血压大鼠不仅具有较高的基础血压,而且其对像低温刺激一样的刺激反应要强于健康大鼠[29,30]。上述这些特点可能是造成心肌损伤的原因[31]。加上交感神经系统和血管紧张素系统活性升高引起的血管收缩，很易造成其冠状动脉痉挛，从而引起冠状动脉狭窄诱发心肌梗死。因此，高血压大鼠长期的高血压可能会造成其心肌细胞肥大和冠状动脉发生狭窄，及在冷空气刺激下交感神经系统和血管紧张素系统的高活性以及上述动脉粥样硬化因子水平的增高共同促进了其心肌损伤。

流行病学研究还报道了低温寒冷天气对心梗及冠心病等心血管疾病影响具有延迟性，即发病高峰出现在低温天气之后而并不是在低温天气中[32]。冷空气过程后高血压大鼠(即全过程组)升高的血浆 FG 含量和 LDL-c/HDL-c 比值可能提示更高的心梗及冠心病等心血管疾病危险出现在冷空气经过后。LDL-c/HDL-c 比值是冠心病等心血管疾病一个非常优秀的预测指标，其准确性显著高于单一的 LDL-c 或者高密度脂蛋白[33]。冷空气所致动脉粥样硬化危险因子水平增高在冷空气结束后一方面需要时间恢复，另一方面动脉粥样硬化是一缓慢的过程。因此，造成了心梗及冠心病等心血管疾病的发病出现在冷空气过后的数天时间内。

通过文献分析还发现，低温天气中心血管疾病事件危险增高。荷兰研究者研究了 1979—1997 年人群疾病死亡率，发现冷空气过程中死亡率增高，并且增高的 12.8%或者 46.6 人/d 是由于心血管疾病引起[34]。本研究中冷空气所引起的升高的交感神经系统和血管紧张素系统活性、血压、血黏度、血 FG、TC 及 UA 含量可能促进了冷空气暴露组中有大鼠出现心肌损伤。因此，本研究为冷空气引起心血管疾病发病的增高提供了依据。冷空气通过刺激机体，引起体内血管收缩物质 NE 和血管紧张素Ⅱ含量的增高从而导致了血压的上升。有研究发现在给予大鼠 NE 和血管紧张素Ⅱ拮抗药后，低温刺激并没有使血压升高[35,36]。因此，低温天气中可以通过服用这类抗压药从而减少冷刺激对心血管系统带来的危害。结果中升高的动脉粥样硬化危险因子水平可能是由于冷刺激造成的血压浓缩而引起[37]，这可通过在低温天气中补充水分来稀释从而预防低温天气中心梗及冠心病等心血管疾病加重和发生。尽管如此，我们仍需要进一步的研究以探讨这些预防措施是否能减少心血管疾病事件在寒冷天气的发生。本课题组在之前研究中发现冷空气过程并不对健康大鼠心肌组织产生影响，但本次研究结果中冷空气暴露组高血压大鼠中出现了心肌损伤的证据。这说明冷空气过程更易引发高血压大鼠心血管疾病产生，而且这也与统计学研究的结果吻合[38,39]。因此，心血管疾病人群更应当加强在冷空气过程中的预防。

从来源上分析，本研究所模拟的冷空气实际过程中气温是不停变化，这是与其他研究最重要的差异。许多冷刺激研究选择恒定低温作为冷刺激源，该刺激源中气温不仅不变化而且持续时间上也各不相同[12]。与本研究一样，这些刺激源都引起了血压的升高，可能机制都可能是通过增加交感神经系统和血管紧张素系统活性从而引起血管的收缩[9]。因此，本研究结果是对冷刺激研究的一个补充，证明实际冷空气过程也能引起血压的升高。许多研究发现了低温刺激可以引起心血管疾病危险因子水平升高，但并没有研究冷刺激对心肌损伤标志物[4~8]及心肌组织的影响。结合第一节内容，本研究结果解释了低温天气中心血管疾病危险的增高。尽管有这些优点，本研究的缺点也不能忽视。首先，考虑到大鼠在气温

5(2)℃以上能够维持正常体温,因此,我们在整个冷空气刺激过程并没有监测大鼠体温的变化。但我们不能很好地了解该过程是否对高血压大鼠体温产生影响。在试验设计上,考虑到动物数量我们仅在最低气温和复温时点对各指标进行了监测,这不能很好地揭示各类指标在整个过程中的变化,尤其短暂的复温过程更不能很好地揭示冷刺激引起心血管疾病事件发生的延迟性。此外,本研究并没有对能够预防低温天气对心血管疾病影响的措施进行检验,因此研究结果的实际运用价值仍有待于未来对低温天气预防措施的探讨。综上所述,得出下面结论:

(1)冷空气变温过程可能主要通过激活交感神经系统和血管紧张素系统诱发血管收缩而造成高血压大鼠血压升高;并且可能通过升高心血管疾病危险因子水平而增高其心血管疾病危险;冷空气变温过程的心血管疾病危险具有持续性和延迟性。

(2)冷空气变温过程造成了高血压大鼠心肌损伤。

参考文献

[1] Hopstock L A, et al. Seasonal variation in incidence of acute myocardial infarction in a sub-Arctic population: the Tromso Study 1974—2004. *Eur J Cardiovasc Prev Rehabil*, 2011, **18**(2): 320-325.

[2] Danet S, et al. Unhealthy effects of atmospheric temperature and pressure on the occurrence of myocardial infarction and coronary deaths. A 10-year survey: the Lille World Health Organization MONICA project (Monitoring trends and determinants in cardiovascular disease). *Circulation*, 1999, **100**(1): E1-7.

[3] Kriszbacher I, Koppan M, Bodis J. Inflammation, atherosclerosis, and coronary artery disease. *N Engl J Med*, 2005, **353**(4): 429-30; author reply 429-430.

[4] Woodhouse P R, et al. Seasonal variations of plasma fibrinogen and factor VII activity in the elderly: winter infections and death from cardiovascular disease. *Lancet*, 1994, **343**(8895): 435-439.

[5] Neild P J, et al. Cold-induced increases in erythrocyte count, plasma cholesterol and plasma fibrinogen of elderly people without a comparable rise in protein C or factor X. *Clin Sci* (Lond), 1994, **86**(1): 43-48.

[6] Keatinge W R, et al. Increases in Platelet and Red Cell Counts, Blood Viscosity, and Arterial Pressure during Mild Surface Cooling: Factors in Mortality from Coronary and Cerebral Thrombosis in Winter. *British Medical J* (*Clinical Research Edition*), 1984, **289**: 1405-1408.

[7] Vogelaere P, et al. Hematological variations at rest and during maximal and submaximal exercise in a cold (0 degree C) environment. *Int J Biometeorol*, 1990, **34**(1): 1-14.

[8] Stout R W, Crawford V. Seasonal variations in fibrinogen concentrations among elderly people. *Lancet*, 1991, **338**(8758): 9-13.

[9] Sun Z. Cardiovascular responses to cold exposure. *Front Biosci* (Elite Ed), 2010, **2**: 495-503.

[10] Watanabe K, et al. Myocardial sympathetic denervation, fatty acid metabolism, and left ventricular wall motion in vasospastic angina. *J Nucl Med*, 2002, **43**(11): 1476-1481.

[11] Qian Z M, Koon H W. Area postrema is essential for the maintenance of normal blood pressure under cold stress in rats. *Exp Brain Res*, 1998, **121**(2): 186-190.

[12] Gochman N, Schmitz J M. Automated determination of uric acid, with use of a uricase-peroxidase

system. *Clin Chem*, 1971, **17**(12): 1154-1159.

[13] Nauck M, Warnick G R, Rifai N. Methods for measurement of LDL-cholesterol: a critical assessment of direct measurement by homogeneous assays versus calculation. *Clin Chem*, 2002, **48**(2): 236-254.

[14] Sakaue T, et al. Reactions of direct LDL-cholesterol assays with pure LDL fraction and IDL: comparison of three homogeneous methods. *Clin Chim Acta*, 2000, **295**(1-2): 97-106.

[15] Siedel J, et al. Reagent for the enzymatic determination of serum total cholesterol with improved lipolytic efficiency. *Clin Chem*, 1983, **29**(6): 1075-1080.

[16] Sullivan D R, et al. Determination of serum triglycerides by an accurate enzymatic method not affected by free glycerol. *Clin Chem*, 1985, **31**(7): 1227-1228.

[17] Warnick G R, Nauck M, Rifai N. Evolution of methods for measurement of HDL-cholesterol: from ultracentrifugation to homogeneous assays. *Clin Chem*, 2001, **47**(9): 1579-1596.

[18] Clauss A. Rapid physiological coagulation method in determination of fibrinogen. *Acta Haematol*, 1957, **17**(4): 237-246.

[19] Tang Z Y, et al. Artificial cold wave-induced cerebral infarction in rats with carotid atherosclerosis. *J Mol Neurosci*, 2012.

[20] Lipsitz LA M S, Hamner J, Gagnon M, et al. Dynamic regulation of middle cerebral artery blood flow velocity in aging and hypertension. *Stroke*, 2000, **31**(8): 1897-1903.

[21] Heijer T, S I, Oudkerk M, de Leeuw F E, et al. Association between blood pressure levels over time and brain atrophy in the elderly. *Neurobiol Aging*, 2003, **24**(2): 307-313.

[22] Chobanian A V, Alexander R W. Exacerbation of atherosclerosis by hypertension. Potential mechanisms and clinical implications. *Arch Intern Med*, 1996, **156**(17): 1952-1956.

[23] Guo F, et al. Fibrinogen, fibrin, and FDP induce C-reactive protein generation in rat vascular smooth muscle cells: pro-inflammatory effect on atherosclerosis. *Biochem Biophys Res Commun*, 2009, **390**(3): 942-946.

[24] Hansson G K. Inflammation, atherosclerosis, and coronary artery disease. *N Engl J Med*, 2005, **352**(16): 1685-1695.

[25] Lusis A J. Atherosclerosis. *Nature*, 2000, **407**(6801): 233-241.

[26] Kang D H, et al. A role for uric acid in the progression of renal disease. *J Ame Soc Nephrol*, 2002, **13**(12): 2888-2897.

[27] Mustard J F, et al. Blood Coagulation and Platelet Economy in Subjects with Primary Gout. *Can Med Assoc J*, 1963, **89**: 1207-1211.

[28] Watanabe S, et al. Uric acid, hominoid evolution, and the pathogenesis of salt-sensitivity. *Hypertension*, 2002, **40**(3): 355-360.

[29] Kirby R F, et al. Thermoregulatory and cardiac responses of infant spontaneously hypertensive and Wistar-Kyoto rats to cold exposure. *Hypertension*, 1999, **33**(6): 1465-1469.

[30] Morley R M, et al. Temperature regulation in biotelemetered spontaneously hypertensive rats. *Ame J Physiol*, 1990, **258**(4 Pt 2): R1064-1069.

[31] Hadjiisky P, Peyri N. Hypertensive arterial disease and atherogenesis. Part. 1. Intimal changes in the old, spontaneously hypertensive rat (SHR). *Atherosclerosis*, 1982, **44**(2): 181-199.

[32] Yu， , et al. Time course of temperature effects on cardiovascular mortality in Brisbane, Australia. *Heart*,2011,**97**(13):1089-1093.

[33] Fernandez M L, Webb D. The LDL to HDL cholesterol ratio as a valuable tool to evaluate coronary heart disease risk. *J Ame Coll Nutr*,2008,**27**(1):1-5.

[34] Kanayama N,et al. Cold-induced stress stimulates the sympathetic nervous system,causing hypertension and proteinuria in rats. *J Hypertens*,1997,**15**(4):383-389.

[35] Sun Z,et al. Effect of chronic treatment with propranolol on the cardiovascular responses to chronic cold exposure. *Physiol Behav*,1997,**62**(2):379-384.

[36] Sun Z, Cade R, Morales C. Role of central angiotensin II receptors in cold-induced hypertension. *Ame J Hypertens*,2002,**15**(1 Pt 1):85-92.

[37] Guo H,C P,Long S,Su H. Effects of Extreme Cold Weather on the Mortality of Cardiovascular and Respiratory Diseases in Taiwan. *Epidemiology*,2007,**18**(5):S70.

[38] Fujiwara T,et al. Seasonal differences in diurnal blood pressure of hypertensive patients living in a stable environmental temperature. *J Hypertens*,1995,**13**(12 Pt 2):1747-1752.

[39] Manfredini R,et al. Chronobiological patterns of onset of acute cerebrovascular diseases. *Thromb Res*,1997,**88**(6):451-463.

第8章
冷空气对心血管系统影响的可能机制

8.1 冷空气影响心血管系统可能机制

8.1.1 研究背景

冷刺激时，心血管系统的主要反应是心率、血压及血管收缩等。已有研究发现急性冷刺激(如从室温直接进入到低温环境)会引起心率加快[1]，而长期的慢性刺激并不影响心率或者使得心率变慢[2]。在血压方面，目前所有的冷刺激研究都发现冷刺激都无一例外引起了血压的升高[3~8]。由于血压的升高大多是由于血管收缩引起，因此，冷刺激也引起血管收缩。此外，长期的低温刺激被认为能够引起高血压疾病。如长期工作于低温环境的人群患高血压疾病的概率要远高于其他人群[9]。动物实验也证实长期的低温刺激可以诱发高血压疾病动物模型，并引起心肌肥大[3,6,10~13]。冷刺激能够引起心血管系统的反应主要在于影响交感神经系统及血管紧张素系统的活性。交感神经系统系统主要由 EPI、NE 及儿茶酚胺类在激素等活动组成。EPI 具有正性肌力作用，主要使心肌收缩力加强、心率加快、兴奋性增高，传导加速，血输出量增大。对全身各部分血管的作用，不仅有作用强弱的不同，而且还有收缩或舒张的不同。对皮肤、黏膜和内脏(如肾脏)的血管呈现收缩作用；对冠状动脉和骨骼肌血管呈现扩张作用等。NE 与 EPI 能使 α 受体结合，使得全身血管广泛收缩，从而增加外周阻力。ANG-Ⅱ与 AT1 受体结合，作用于血管平滑肌，引起全身微动脉收缩。在这两个物质的作用下，全身血管收缩，从而导致血压的升高。许多研究已经充分证明了冷刺激中血压的变化机制是由于兴奋了交感神经系统和血管紧张素系统从而导致血压的升高[106]。尤其是冷刺激引起了机体血液中 NE 和 ANG-Ⅱ含量的增高，而在通过抑制它们后，血压不再升高。并且，研究还发现交感神经系统通过激活肾素血管紧张素系统诱使血压升高[15,16]。除此外，研究还发现冷刺激引起了血管内皮素含量增高及 NO 含量的减少也是引起冷刺激致血压升高的主要原因[8,11,17~19]。

8.1.2 本项目研究结果及可能机制推导

冷空气刺激后，健康大鼠和高血压大鼠收缩压升高(分别升高了 18 和 11 mmHg)，血液中 NE 和血管内皮素Ⅱ含量均有明显升高，而血管内皮素没有出现显著的变化。本研究所选择的冷刺激源为冷空气过程，该冷空气过程中气温降温是缓慢过程，不同于其他研究所利用的恒低温刺激。循环血液中的 EPI 和 NE 主要由肾上腺髓质分泌，其分泌的儿茶酚胺中，EPI 占 80%，而 NE 只占 20%。在本次冷空气模拟实验中，发现了血浆 NE 浓度水平的升高，而 EPI 水平却并没有发生变化。这可能意味着血浆中 NE 的增高并不是由肾上腺髓质分泌而造成，而是由其他因素造成的。循环血中 NE 的来源除了肾上腺髓质外，也有一部分来源于肾上腺能神经末梢的释放，而 ANG-Ⅱ也能促进这条途径。增加 NE 的释放，则我们在该冷空气过程中最低温和复温点时发现 NE 增高是因 ANG-Ⅱ增高引起的。结合文献综述及本研究结果，冷空气过程影响心血管系统的可能机制如图 8.1 所示。

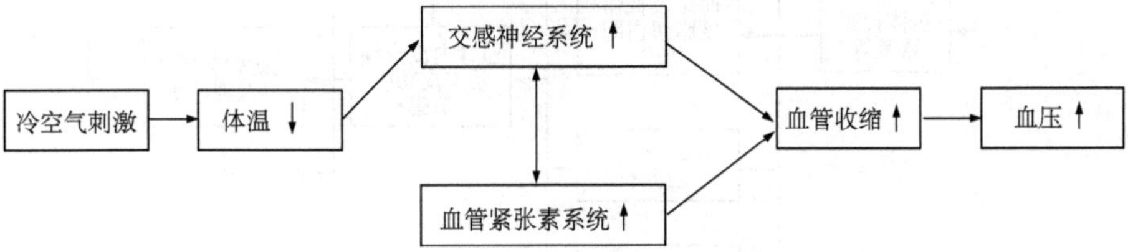

图 8.1　冷空气影响心血管系统可能机制

8.2　冷空气对心血管疾病危险的可能机制

8.2.1　研究背景

流行病学研究业已证明心血管疾病事件在低温寒冷天气会出现显著增多。这可能与冷刺激所造成的心血管疾病危险性增高有关。尽管许多研究者探讨了冷刺激引起血压升高的机制及影响，但是对于其他心血管疾病危险因子——FG、血黏度及血脂等的影响研究却数量非常有限。通过文献检索只发现一篇研究报道了冷刺激引起了老年人和年轻人群血浆 FG 含量和血脂含量的升高[20]。两篇文献报道了冷刺激引起了人群血黏度的升高[21,22]。冷刺激能够引起血压升高及心肌负荷加大、引起冠脉收缩痉挛，从而加重已有心血管疾病的症状甚至造成死亡。此外增高的心血管疾病危险因子如血脂及血黏度等还能够增高动脉粥样硬化的发生。这些因素共同作用将会引发心血管疾病的发生和死亡增多。

8.2.2　冷空气引起心血管疾病发生增多可能机制

通过分析发现，这些研究所运用的冷刺激多为恒定的单一强度的低温刺激，与本研究所用的冷刺激源完全不同。此外，冷空气过程引发了高血压大鼠心肌损伤，这说明心血管疾病人群更容易受到冷空气过程的影响。结合本研究结果及文献研究，冷空气引起心血管疾病发生增多机制可能如图 8.2 所示。

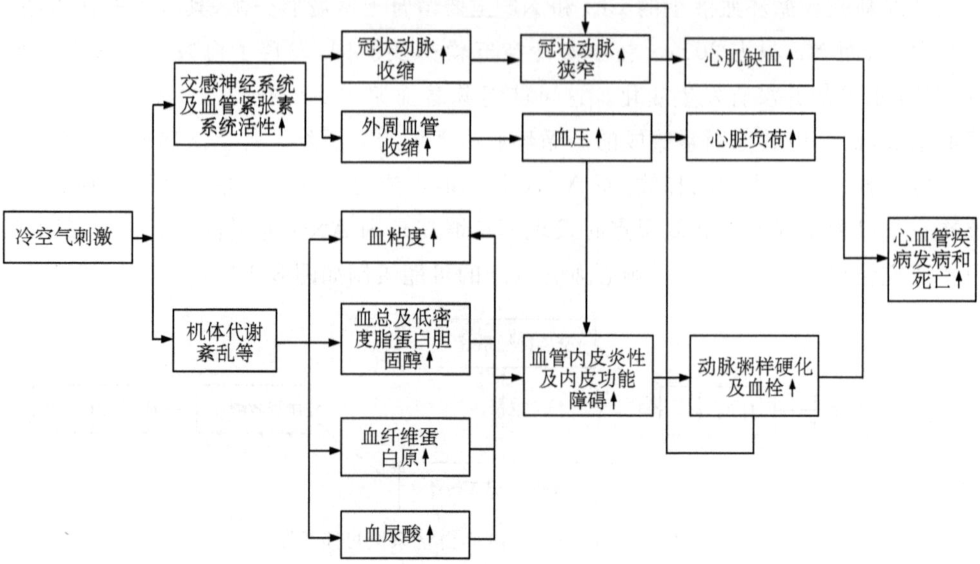

图 8.2　冷空气诱发心血管疾病危险可能机制

参考文献

[1] Calhoun D A, et al. Normotensive blacks have heightened sympathetic response to cold pressor test. *Hypertension*, 1993, **22**(6): 801-805.

[2] McCarty R. Sympathetic-adrenal medullary and cardiovascular responses to acute cold stress in adult and aged rats. *Journal of the autonomic nervous system*, 1985, **12**(1): 15-22.

[3] Fregly M J and Schechtman O. Direct blood pressure measurements in rats during abrupt exposure to, and removal from, cold air. *Proc Soc Exp Biol Med*, 1994, **205**(2): 119-123.

[4] Papanek P E, Wood C E and Fregly M J. Role of the sympathetic nervous system in cold-induced hypertension in rats. *J Appl Physiol*, 1991, **71**(1): 300-306.

[5] Sun J and Herman C A. The American bullfrog (Rana catesbeiana) exhibits differential cardiovascular responses to LTC4 after short- and long-term cold exposure. *Gen Comp Endocrinol*, 1995, **97**(2): 199-208.

[6] Sun Z, et al. Effect of chronic treatment with propranolol on the cardiovascular responses to chronic cold exposure. *Physiol Behav*, 1997, **62**(2): 379-384.

[7] Sun Z, Cade R and Morales C. Role of central angiotensin II receptors in cold-induced hypertension. *Am J Hypertens*, 2002, **15**(1 Pt 1): 85-92.

[8] Sun Z, Cade R and Tatum C. Central imidazoline and angiotensin II receptors in cardiovascular responses to chronic cold exposure in rats. *Journal of Thermal Biology*, 2001, **26**(4-5): 513-518.

[9] JY Kim K J, YS Hong, JI Kim. The relationship between cold exposure and hypertension. *J. Occup. Health*, 2003, **45**(5): 300-306.

[10] Fregly M J, et al. Effect of chronic treatment with losartan potassium (DuP 753) on the elevation of blood pressure during chronic exposure of rats to cold. *Pharmacology*, 1993, **46**(4): 198-205.

[11] Leppert J, et al. Whole-body cooling increases plasma endothelin-1 levels in women with primary

Raynaud's phenomenon. *Clin Physiol*, 1998, **18**(5):420-425.

[12] Mangiafico R A, et al. Plasma endothelin-1 concentrations during cold exposure in essential acrocyanosis. *Angiology*, 1996, **47**(11): 1033-1108.

[13] Sun Z, et al. Genetic AT1A receptor deficiency attenuates cold-induced hypertension. *Am J Physiol Regul Integr Comp Physiol*, 2005, **288**(2): R433-9.

[14] Sun Z. Cardiovascular responses to cold exposure. *Front Biosci* (Elite Ed), 2010,**2**: 495-503.

[15] Sun Z. Genetic AVP deficiency abolishes cold-induced diuresis but does not attenuate cold-induced hypertension. *Am J Physiol Renal Physiol*, 2006, **290**(6): F1472-7.

[16] Kirby R F, et al. Thermoregulatory and cardiac responses of infant spontaneously hypertensive and Wistar-Kyoto rats to cold exposure. *Hypertension*, 1999, **33**(6): 1465-1469.

[17] Arima S and Ito S. New insights into actions of the renin-angiotensin system in the kidney: concentrating on the Ang II receptors and the newly described Ang-(1-7) and its receptor. *Semin Nephrol*, 2001, **21**(6): 535-543.

[18] Kojima K, et al. Relationship between alpha-melanocyte-stimulating hormone- and neuropeptide Y-containing neurons in the goldfish hypothalamus. *Gen Comp Endocrinol*, 2010, **167**(3):366-372.

[19] Chen G F, Sun Z. Effects of chronic cold exposure on the endothelin system. *J Appl Physiol*, 2006, 100(5):1719-1726.

[20] Neild P J, et al. Cold-induced increases in erythrocyte count, plasma cholesterol and plasma fibrinogen of elderly people without a comparable rise in protein C or factor X. *Clin Sci* (Lond), 1994,**86**(1): 43-48.

[21] Keatinge W R, et al. Increases In Platelet And Red Cell Counts, Blood Viscosity, And Arterial Pressure During Mild Surface Cooling: Factors In Mortality From Coronary And Cerebral Thrombosis In Winter. *British Medical Journal*(Clinical Research Edition),1984, **289**:1405-1408.

[22] Vogelaere P, et al. Hematological variations at rest and during maximal and submaximal exercise in a cold (0 degree C) environment. *Int J Biometeorol*, 1990, **34**(1): 1-14.

第9章

不同级别冷空气对心血管系统影响的差异研究

随着近些年来世界范围内对冷空气引发心脑血管疾病的关注和研究，低温刺激已被公认为是造成天气影响心脑血管疾病发病率和死亡率增高的重要危险气象因素。流行病学研究发现，冬季寒冷天气是影响心血管疾病发病和死亡的主要天气条件。大量的研究均表明心血管疾病死亡和发病在冬季呈上升趋势[1~8]。虽然不同的地域有着不同的模式[9]，但很少有与这个结论相反的研究[10]。在一个大人群研究中，急性心梗发病率从高到低的季节顺序是冬、秋、春、夏[11]。Bradley 等[12]研究了某医院 4 a 急性心梗入院率和时间的关系，发现有超过 30%的入院率出现在 12 月至翌年 2 月。美国和澳大利亚心脏病死亡率在冬季较高，而在夏季较低，差距分别为 20%和 38%。Phewe 研究结果显示，心血管疾病和脑血管疾病在冬季寒冷天气中随着气温的降低而增多，分别增多 1.72%/℃和 1.25/℃。中国研究者同样发现气温为 27～29℃时每降低 1℃，脑梗危险增多 3.0%，冠心病危险增多 2.8%[13]。类似的研究还有很多，结果都显示冬季心血管疾病事件（包括发病和死亡）的发生与气温成反比[14~19]。冬季因为有寒冷的天气而使得其有着较高的心血管疾病事件发生率，尤其见于降温天气[14~17]。Anderson 等[5]研究了多伦多市 1960—1974 年冬季 220 个降温日和 20 个降雪日中心梗的死亡率，发现 65 岁以下人群死亡在降温幅度 4.4～8.3℃和大于 8.3℃时分别增加 13%和 25%，而在降雪天气死亡率较前一天增高 88%。Jan Kysely 等[20]报道了捷克 1987 年的一次寒潮中有额外的 274 例心血管病人死亡。台湾的研究者发现极寒天气（气温骤降 8℃以上）会引起心血管疾病死亡率的明显增高[21]。由此可见，寒冷天气对心血管疾病的影响已俨然成为全世界的一个不可忽视的公共卫生问题。

WHO[22]的一份研究报告表明，较冷的中国北方高血压疾病及相关心脑血管疾病发病率明显高于较暖和的南方。

虽然流行病学研究已经很充分地证明了寒冷天气能够引起和加重心血管疾病，但其机制仍不十分清楚。血压作为心血管系统应对冷刺激较敏感的指标，其在冷刺激下的升高可能是引起心血管疾病事件增多的重要机制之一。冷天气能加重高血压疾病，并增加中风及心梗等高血压相关心脑血管疾病的发生，即使在健康人群中，它也能引发血压升高[23,24]。其机制主要见于冷刺激兴奋了交感神经系统和血管紧张素系统引起血管收缩从而引起血压的升高。有研究发现去肾脏神经手术后的大鼠在长期的冷刺激后并没有表现出血压的升高，而且肾素和 NE 都低于对照组。在 ANG-Ⅱ作用的研究方面，Sun Z 等发现，冷刺激能上调机体 AT1 受体，从而使血压升高。并且在利用氯沙坦拮抗 AT1 受体后，大鼠血压下降。由此,我们可以推测冷致血压升高的机制主要是兴奋了交感神经系统和血管紧张素系统,引起NE、AD和ANG-Ⅱ的增高,从而导致血压的升高。此外,冷刺激还能够引起血栓危险性的增高,如使得血内FG、血黏度及血脂的增高。目前只有极少量的研究者对该方面进行了研究,而且尚需要实验的证据。

目前,大多数冷刺激实验所运用的冷源多为恒定的低温或者非自然过程降温或者急性的冰水浸泡刺激,而真实的冷空气过程是一个非常复杂多变的过程。该过程不仅包括了温度的变化,还包括了气压和湿度的变化。因此,(1)此种复杂的天气过程是通过什么样的机制来影响机体血压的变化,是否像其他冷刺激一样也通过交感神经系统和血管紧张素系统来影响血压的变化?(2)在过程中血压变化有什么特征?(3)是否其对高血压患者危害更大?(4)通过什么机制增加心血管疾病危险性?(5)不同级别的冷空气过程引起心血管疾病危险程度是否不同?这些都是真实冷空气影响机体血压方面亟待解决的问题。为此,我们将利用人工气候箱模拟不同级别的冷空气过程,并选择健康大鼠和高血压大鼠暴露其中,以此来探讨上述问题。

9.1 实验

9.1.1 冷空气资料与模拟

利用前述的冷空气模型数据,并选择其中的强冷空气、寒潮和极端冷空气3种冷空气模型作为不同级别的冷刺激源。为了避免因气温过冷可能造成的死亡及使得3种冷空气模型具有可比性,统一将3种冷空气的初始温度(及前一天的最低温)设为15℃,具体温度变化见表9.1。

表9.1 三级别冷空气变温过程特征

冷空气分级	分级标准(℃)	始温(℃)	T_{min}(℃)	$\downarrow \Delta T_{48}$(℃)	结束温度(℃)	降温时间(h)	恢复温度(h)	总时间(h)
强冷空气	$8<\Delta T_{48}\leqslant 10, T_{min}<8$	15	6.4	8.6	15	46	4	50
寒潮	$10<\Delta T_{48}\leqslant 12, T_{min}<4$	15	3.8	11.2	15	48	5	53
极端冷空气	$\Delta T_{48}>12, T_{min}<0$	15	−0.3	15.3	15	47	7	54

利用气象环境模拟箱(GDJS—500 L)模拟此次冷空气气温变化过程。该模拟箱能模拟气温、湿度、气压的逐时变化和控制光照,可控温度变化范围为−20～120℃,误差为±0.5℃,数据记录间隔为10 s。在模拟冷空气前,将冷空气逐时气温数据输入控制软件中。因本次实验主要模拟冷空气的变温过程,箱体内的其他气象条件控制同动物适应期饲养条件,即相对湿度45%,气压同箱外实验室气压,降温速度为两时点温度差与60 min的比值,并随着两时点间温度差的变化而变化(如12时温度为19.9℃,13时为20.4℃,则该两时点的降温速度为0.5℃/60 min=0.0083℃/min。经过反复的模拟实验,它完全能满足模拟此

次冷空气气温变化过程的需要。

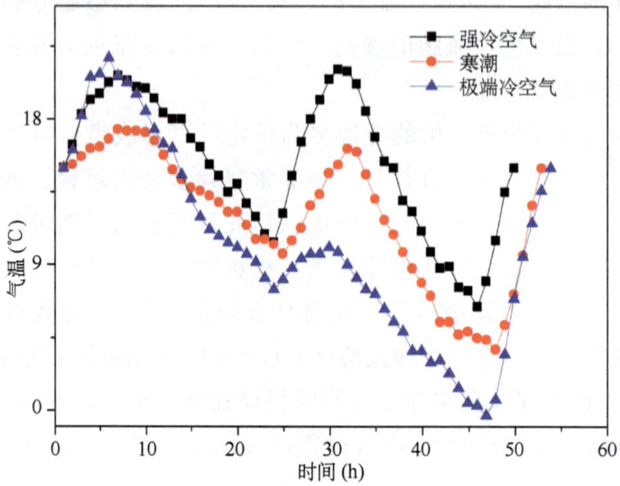

图 9.1 三类冷空气变温过程曲线图

9.1.2 实验动物

10 周龄雄性健康大鼠(收缩压:106～116 mmHg;体重:300～320 g)和高血压大鼠(SHR)(收缩压:160～176 mmHg,体重:210.9～244.9 g)分别代表健康和高血压大鼠。所有大鼠均购买于北京维通利华实验室,合格证号:SCXK(京)2006—0009。

9.1.3 主要仪器和试剂

环境气象模拟箱、动物血压计、酶标仪、显微镜、离心机、切片机、生物组织包埋机、超低温冰箱、电子天平、全自动生化分析仪。

肾上腺素(EPI)ELISA 试剂盒、去甲肾上腺素(NE)ELISA 试剂盒、血管内皮素(ET1)ELISA 试剂盒、血管紧张素(ANG-Ⅱ)ELISA 试剂盒、戊巴比妥钠、多聚甲醛、纤维蛋白原(FG)检测试剂盒、总胆固醇(TC)检测试剂盒、甘油三酯(TG)检测试剂盒、高密度脂蛋白胆固醇(HDL-c)检测试剂盒、低密度脂蛋白(LDL-c)检测试剂盒。

9.1.4 实验过程

9.1.4.1 分组

将 72 只健康大鼠和 72 只高血压大鼠分别按体重配对成降温组、全过程组及相应对照组,每组 18 只,然后再分别随机分成各级别冷空气组,每组 6 只,分组标准详见表 9.2。

表 9.2　实验分组条件

组别		处理条件	
		处理组	对照组（$n=6\times6$）
强冷空气	降温	冷刺激源为强冷空气，结束于最低温 $T_{min}=6.4$℃（$n=6$）	饲养于同空白对照期环境中：气温 20±2℃，日最低温 15℃，RH=45±5%。
	全过程	冷刺激源为强冷空气，结束于复温点 $Tr=15$℃（$n=6$）	
寒潮	降温	冷刺激源为寒潮，结束于最低温 $T_{min}=3.8$℃（$n=6$）	
	全过程	冷刺激源为寒潮，结束于复温点 $Tr=15$℃（$n=6$）	
极端冷空气	降温	冷刺激源为极端冷空气，结束于最低温 $T_{min}=-0.3$℃（$n=6$）	
	全过程	冷刺激源为极端冷空气，结束于复温点 $Tr=15$℃（$n=6$）	

9.1.4.2　空白对照饲养

冷空气暴露前，将所有大鼠于动物饲养室进行适应性饲养 2 周。饲养室内气温维持在 20±2℃，每日最低温为 15±2℃（持续时间为 01—05 时，即模拟每日最低温时段）；每日光照开始于 08 时结束于 20 时；湿度 45%。提供足够的饮水和饲料，并每日更换垫料。每日对大鼠进行捉拿训练以减少捉拿刺激对大鼠血压的影响。

9.1.4.3　冷空气刺激

适应性饲养后，将实验组大鼠放置于气象环境模拟箱中进行冷空气暴露（光照及湿度同适应性饲养），而将对照组继续饲养于动物饲养室中。为更好模拟真实冷空气刺激环境冷，空气刺激始于 05 时。冷刺激前后对所有大鼠进行血压的测量，冷刺激后腹腔注射对大鼠进行采血并分离血浆储藏于－80℃超低温冰箱中待检。摘取心脏组织，利用预冷生理盐水进行漂洗，然后利用多聚甲醛进行固定。

9.1.4.4　动物麻醉

将戊巴比妥钠粉剂利用双蒸水配制成 3%戊巴比妥钠溶液，通过腹腔注射进行麻醉，麻醉剂量 120 mg/kg。

9.1.4.5　血压心率测量

为减少捉拿刺激对大鼠血压测量的影响，适应期每日对大鼠进行捉拿训练。进行冷暴露前，对大鼠的初始血压及心率利用 BP-2006A 动物血压计进行测量，连续测量 3 次并计算平均值。冷刺激结束后立即进行血压和心率的测量，连续测量 3 次以减少测量误差。

9.1.4.6　血液的采集和分离

大鼠麻醉后，将其固定于解剖板上，开腹并暴露出腹主动脉，利用 0.7 mm 真空采血针降血液收集于含肝素钠真空采血管中。将收集的血液于离心机内 3000 r/min 离心 15 min，取上清液并立即储存于超低温冰箱中待检。

9.1.4.7　心脏组织的摘取、固定和切片

首先配制 4%多聚甲醛溶液，并盛装于瓶中。将摘取的心脏组织利用预冷生理盐水进行

漂洗，然后分别放入多聚甲醛溶液中进行固定。固定 24 h 后，利用乙醇进行脱水，此过程还使组织块进一步硬化。利用二甲苯为透明剂，将组织中的酒精取代，以便石蜡浸入。在温箱内，将已透明的组织块放入加热融解的石蜡中，让石蜡浸透组织，作为支持介质。将已浸蜡的组织块放入热融的包埋石蜡中，迅速冷凝，组织块便被蜡包埋。用切片机切出连续切片，切片厚度 5～6 μm。石蜡切片在温水上展平后，移在玻片上，烤干，即可供染色处理。染色后用树胶、盖玻片封固。最后利用显微镜对切片进行观察，并拍下有变化的组织。

9.1.4.8 WBV、血浆 EPI、NE 、ET-1、ANG-Ⅱ、FG 及血脂检测

利用酶联免疫法对血浆 EPI、NE 、ET-1、ANG-Ⅱ进行测定；用血流变仪对 WBV 进行测定；利用 Clauss 法对血浆 FG 含量进行测定；利用 GPO-PAP 法、CAT 法及 CHOD-PAP 法分别对血浆 TG、LDL-c 和 HDL-c 及 TG 含量进行测定；利用选择抑制法测定血浆 CK-MB。具体过程详见第 4 章。

9.1.4.9 体温测定(补充实验)

为了更直观地揭示冷空气刺激对大鼠心血管系统的影响，在测量上述指标的基础上，利用动物直肠体温测量仪测定大鼠的体温。在此补充实验中，分别购买了 9 只健康大鼠和 9 只高血压大鼠，并将它们按体重配对成 3 组，分别接受强、寒潮及极端冷空气模拟过程的刺激，并在刺激前、最低温及刺激后测量其直肠温度。具体的测量方法是用手将大鼠固定，然后将体温测量探头由肛门插入 3 cm，保持 2 min，在温度不出现变化的时候进行测量，连续测量 3 次并取平均值。

9.1.5 统计分析

所有结果均利用 SPSS V13.0 进行分析和处理。数据表达为×(标习之误)利用配对样本的 t 检验比较实验组和对照组间的差异。利用实验组与相应匹配对照组的差值进行鼠种、冷空气级别及冷空气过程的析因分析。体温测量结果利用重复测量的方差分析。由于方差齐，利用平方根转换了 WBV(150/s)和 LDL-c/HDL-c 的差值。$P<0.05$ 为具有统计学意义。

9.2 结果分析

9.2.1 不同级别冷空气过程对健康和高血压大鼠心血管系统的影响

人体心血管系统是受冷刺激比较敏感的系统。有研究表明，急性冷刺激时人心率加快，皮肤毛细血管收缩，引起血压暂时性升高。然而，慢性的冷刺激不致心率变化或者使心率下降，并且引起高血压病。长期的冷刺激下，血压的长期升高会引起心肌肥大。动物实验表明，冷刺激的条件下引起体内缩血管激素浓度增高，如 NE、EPI、血管内皮素以及血管紧张素。通过分析此类研究发现，多数研究者运用的冷刺激源为恒定的低温刺激，可能不能代表自然界变化的低温的影响。自然界气温下降多由冷空气的经过而引起，期间既有下降又有

上升。冷空气经过后气温又恢复到原有的温度。基于此，将着力探讨自然界变化的气温（或冷刺激）对机体的影响。此外还有研究表明，恒定的低温刺激对高血压病机体的影响大于对健康机体的影响。因此，本研究也通过比较高血压大鼠和健康大鼠在冷刺激下心血管系统的反应，以此来探讨自然界气温下降对机体的影响机制。

9.2.1.1　血压及心率结果

由表9.3可知，各级别冷空气对高血压大鼠和健康大鼠的心率均未产生显著的影响（$P>0.05$），原因可能是冷空气过程是一个相对缓慢的刺激过程，不是突然的刺激过程。健康大鼠和高血压大鼠间心率测量值间未发现明显差异，且对照组和暴露组比较时也未发现显著差异。健康大鼠和高血压大鼠内部对照组心率值间和冷空气组心率值间没有统计学差异。不同于冷空气过程对心率的影响，各级别冷空气均引起高血压大鼠和健康大鼠收缩压的升高，并且显著高于对照组（图9.2）。在最低气温时收缩压升高最为明显，冷空气刺激完回复降温前温度时，各大鼠收缩压均高于对照组，说明冷空气对血压的影响具有持续性。

表9.3　三级别冷空气过程对大鼠心率(beat/min)的影响

大鼠	冷空气级别	组别	对照组	暴露组	冷空气组	大鼠组
健康	强冷空气	降温	466.83(5.51)	455.83(5.97)	443.64(4.41)	449.73(2.13)
		全过程	463.67(6.97)	447.67(6.87)		
	寒潮	降温	449.67(9.32)	447(9.78)	446.46(2.43)	
		全过程	463.5(4.53)	446.83(3.91)		
	极端冷空气	降温	445.83(9.29)	447.67(5.95)	447.67(4.63)	
		全过程	453.33(14.77)	444(5.99)		
	实验组		453.47(3.59)	446(2.18)		
高血压	强冷空气	降温	446.16(5.74)	455(9.18)	454.73(4.78)	446.87(2.49)
		全过程	444.67(16.9)	454.67(8.35)		
	寒潮	降温	459(6.22)	456.67(5.58)	453.61(4.97)	
		全过程	440.67(7.02)	450.17(9.66)		
	极端冷空气	降温	447.67(6.87)	446.83(5.13)	441.83(6.62)	
		全过程	443.16(5.28)	436(11.48)		
	实验组		446.75(3.46)	450.03(3.51)		

9.2.1.2　交感神经系统(EPI、NE)

高血压大鼠和健康大鼠的EPI浓度相似，并不具有明显的差异。与对照组比较，健康组和高血压组大鼠在冷空气暴露后血浆EPI浓度并没有出现明显的升高（表9.4）。各对照组之间比较并无显著差异，说明来自同一个整体。各冷空气级别中两过程相比并没有统计学差异。各冷空气级别组方差分析时也未发现明显的差异，及组间亦无差异。由此说明，本研究所利用的冷空气过程并不对EPI产生影响。尽管如此，冷空气过程明显引起了高血压大鼠和健康大鼠血浆NE含量的显著升高。说明本研究的冷空气过程均能通过引发NE的分泌增多从而激活交感神经系统。3组冷空气组间比较发现组间有明显的差异，健康大鼠和高血压大鼠冷空气暴露组血浆NE水平随着冷空气级别的加重而升高(图9.3)。高血压组和健康组间并无显著差异。

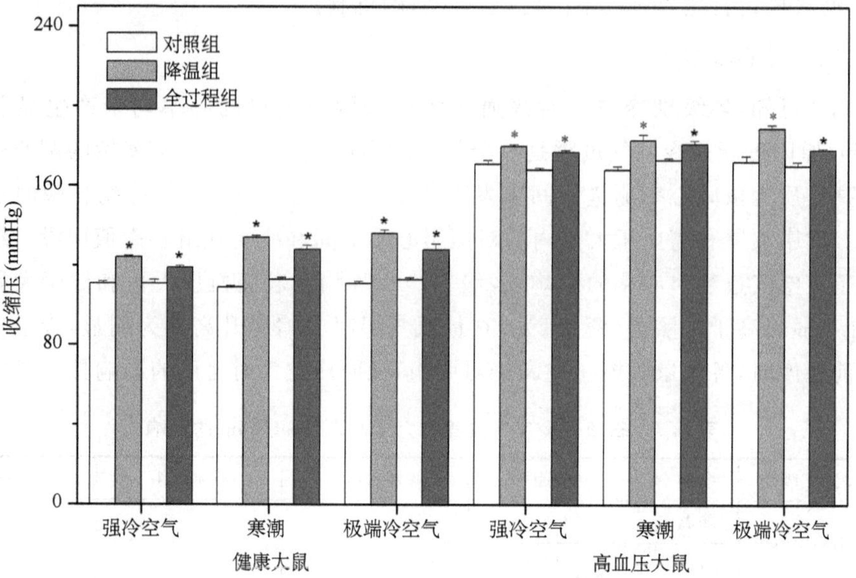

图9.2　冷空气对收缩压的影响，与对照组比较，* $P<0.05$

表9.4　血浆EPI(pg/mL)测量结果比较

大鼠	冷空气级别	组别	对照组	暴露组	冷空气组	大鼠组
健康	强冷空气	降温	1205.17(9.31)	1209.33(8.09)	1211.29(7.55)	1206.8(2.61)
		全过程	1209.51(7.03)	1207.09(14.38)		
	寒潮	降温	1212.51(6.17)	1200.55(4.13)	1202.57(7.1)	
		全过程	1198.96(13.20)	1208.61(14.74)		
	极端冷空气	降温	1201.61(5.70)	1208.66(7.78)	1207.2(4.9)	
		全过程	1214.35(11.91)	1205.74(6.67)		
	实验组		1206.94(3.70)	1206.65(3.73)		
高血压	强冷空气	降温	1211.32(6.79)	1207.68(6.71)	121.520(4.78)	1206.2(2.38)
		全过程	1214.92(7.88)	1216.16(6.6)		
	寒潮	降温	1206.77(13.12)	1195.81(6.48)	1199.16(6.53)	
		全过程	1197.28(2.58)	1197.83(12.28)		
	极端冷空气	降温	1203.29(6.77)	1209.94(8.92)	1208.38(6.56)	
		全过程	1206.61(10.42)	1206.82(10.42)		
	实验组		1206.7(3.2)	1205.7(3.55)		

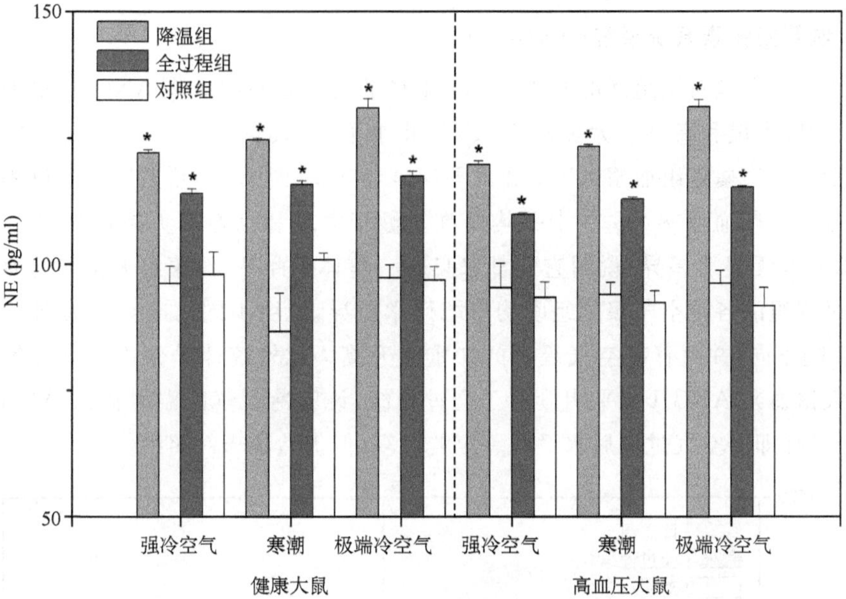

图 9.3　三级别冷空气过程对大鼠血浆 NE 的影响，与对照组比较，* $P<0.05$

9.2.1.3　ET1 测定结果

由表 9.5 可知，健康大鼠和高血压大鼠各对照组间无差异，两者间既无差异，说明两类大鼠血浆 ET-1 基础水平相似。与对照组比较，发现各冷空气暴露组大鼠血浆 ET-1 水平并未出现明显的变化，说明个各冷空气过程并未对高血压大鼠和健康大鼠血浆 ET1 水平产生明显影响。此结果提示冷空气过程并不对大鼠血浆 ET-1 水平产生显著影响。

表 9.5　三级别冷空气过程对健康大鼠和高血压大鼠血浆 ET1(pg/mL)的影响

大鼠	冷空气级别	组别	对照组	暴露组	冷空气组	大鼠组
健康	强冷空气	降温	139.63(1.65)	140.22(3.95)	137.84(1.76)	138.97(0.87)
		全过程	137.85(3.12)	139.29(2.88)		
	寒潮	降温	137.07(1.42)	133.78(2.24)	136.08(1.29)	
		全过程	138.34(1.58)	136.67(2.31)		
	极端冷空气	降温	142.49(2.58)	136.99(1.6)	137.64(1.50)	
		全过程	138.45(2.13)	136.53(1.43)		
	实验组		138.97(10.87)	137.25(1.02)		
高血压	强冷空气	降温	137.37(2.18)	139.71(1.94)	138.74(1.71)	137.18(0.88)
		全过程	138.33(2.96)	142.42(2.74)		
	寒潮	降温	136.22(1.89)	137.56(2.36)	137.71(1.03)	
		全过程	135.93(1.92)	138.62(2.11)		
	极端冷空气	降温	138.80(2.08)	135.95(2.34)	140.47(1.71)	
		全过程	136.48(2.25)	136.45(2.47)		
	实验组		137.79(0.87)	138.45(0.96)		

9.2.1.4 血管紧张素系统系统(ANG-Ⅱ)

通过比较两大鼠对照组间的血浆 ANG-Ⅱ水平显示它们的血浆 ANG-Ⅱ水平并无显著差异,提示健康大鼠和高血压大鼠血浆 ANG-Ⅱ水平处以同一水平。与各自匹配对照组比较结果显示冷空气暴露组血浆 ANG-Ⅱ水平均显著升高(图 9.4),说明冷空气过程使得健康大鼠和高血压大鼠血浆 ANG-Ⅱ水平均升高。健康大鼠和高血压大鼠内部对照组间血浆 ANG-Ⅱ水平并无显著差异,说明它们都来自同一整体。此外,健康组大鼠和高血压大鼠降温组和全过程组的各冷空气级别组间均有统计学差异,说明不同的冷空气级别对大鼠 ANGII 水平影响不同,并随着冷空气级别的加重而升高。此外统计学分析还发现各冷空气组的降温组大鼠血浆 ANGII 水平明显高于全过程组,说明冷空气降温对血浆 ANGII 水平影响最大,全过程即冷空气过境后水平有一定的恢复,但仍然高于对照组。

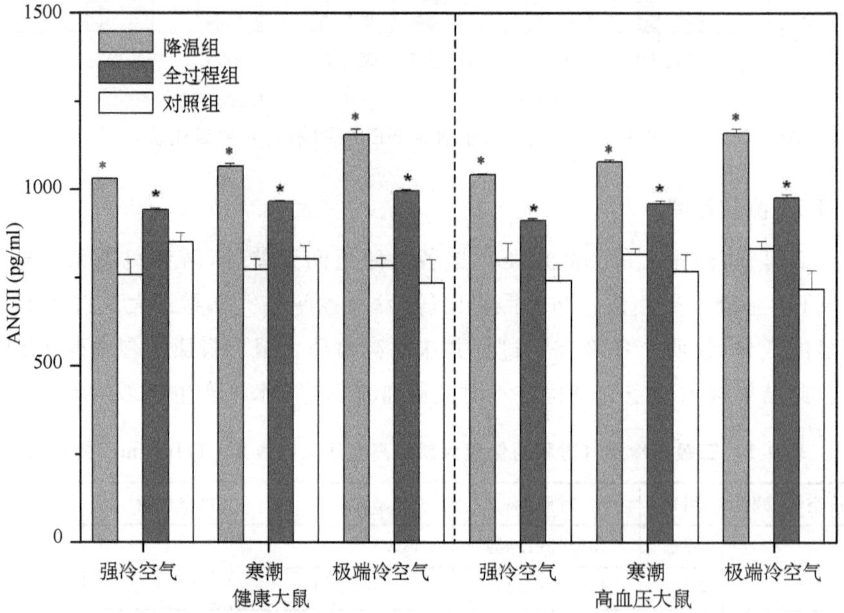

图 9.4 冷空气对血浆 ANG-Ⅱ的影响,与对照组比较,* $P<0.05$

9.2.1.5 心脏组织切片分析

由图 9.5 所示,健康组大鼠心肌细胞间隙正常,并未出现肥大及炎性细胞的增生和浸润,说明各冷空气刺激过程均不对健康大鼠心脏组织造成损害。而高血压大鼠心肌细胞均表现为肥大,为高血压肥大性心脏的典型表现。冷空气刺激组中高血压组大鼠均有大鼠心肌细胞表现为坏死和炎性细胞的浸润,说明 3 种冷空气刺激都会引发高血压大鼠心肌损伤。

表 9.6 出现心肌损伤例数

冷空气暴露过程	强冷空气		寒潮		极端冷空气	
	健康大鼠	高血压大鼠	健康大鼠	高血压大鼠	健康大鼠	高血压大鼠
降温组	0	1	0	1	0	2
全过程组	0	1	0	2	0	3

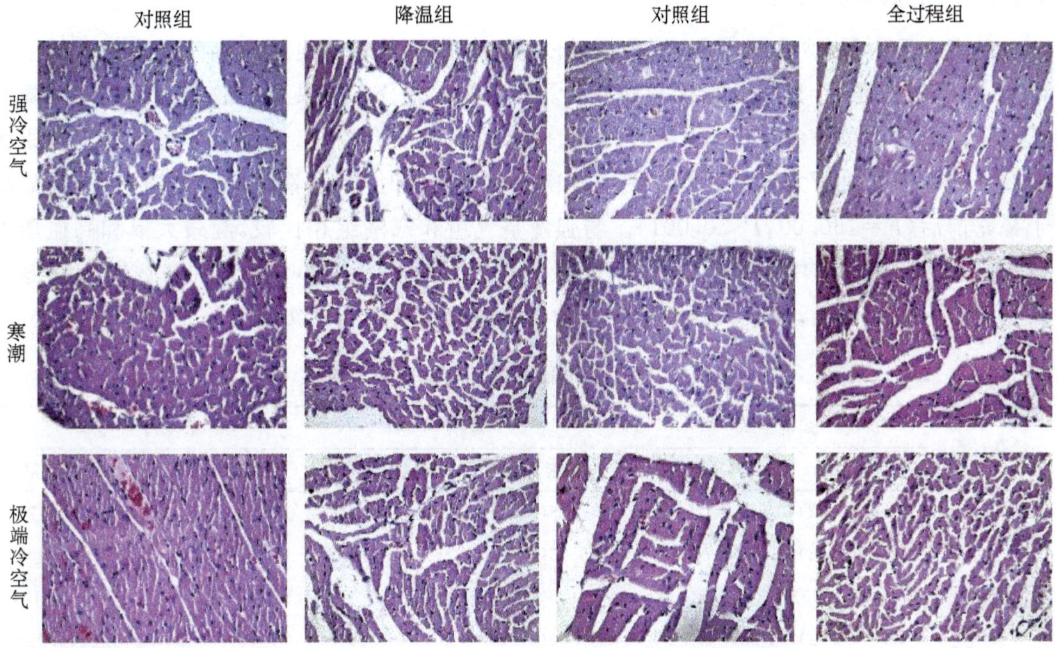

(A) 健康大鼠

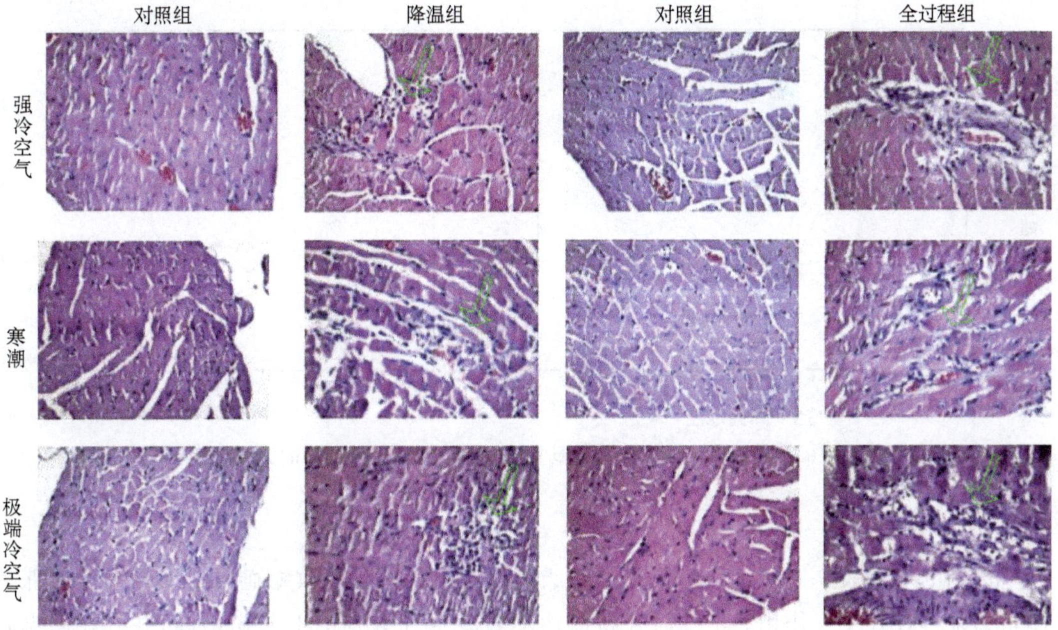

(B) 高血压大鼠

图 9.5　三级别冷空气过程对健康大鼠(A)和高血压大鼠(B)心脏组织的影响(HE 染色，×40)(绿色箭头所指为心肌损伤位点)

9.2.1.6 直肠体温结果

由表 9.7 所示，冷空气暴露中（即最低温时），健康大鼠和高血压大鼠体温都明显低于暴露前，在气温恢复后，其体温都有恢复。重复测量的方差分析结果显示健康大鼠体温下降明显强于高血压大鼠（$t=3.149, P=0.006$），但暴露前后没有差异，说明冷空气刺激对健康大鼠的影响强于高血压大鼠。暴露前中后 3 次测量值比较时发现，暴露中时体温最低，明显高于暴露前后（$F=160.00, P<0.001$）。与强冷空气组和寒潮组相比较，健康大鼠和高血压大鼠在极端冷空气暴露中的体温最低，下降最多（$F=9.45, P=0.002$），但在暴露前和暴露后没有差异。由此可见，健康大鼠和高血压大鼠的体温随着冷空气级别的加重而降低。

表 9.7 冷空气过程大鼠直肠温度测量结果

暴露过程	强冷空气		寒潮		极端冷空气	
	健康大鼠	高血压大鼠	健康大鼠	高血压大鼠	健康大鼠	高血压大鼠
前	37.53(0.12)	37.47(0.12)	37.43(0.15)	37.63(0.13)	37.90(0.06)	37.70(0.12)
中	36.30(0.12)	37.17(0.09)	35.83(0.30)	36.40(0.26)	35.23(0.27)	35.77(0.12)
变化	−1.23(0.29)	−0.3(0.1)	−1.6(0.31)	−1.23(0.19)	−2.67(0.27)	−1.93(0.19)
后	37.37(0.22)	37.7(0.20)	37.60(0.25)	37.53(0.09))	37.47(0.03)	37.83(0.09)

注：* 括号内为方差。

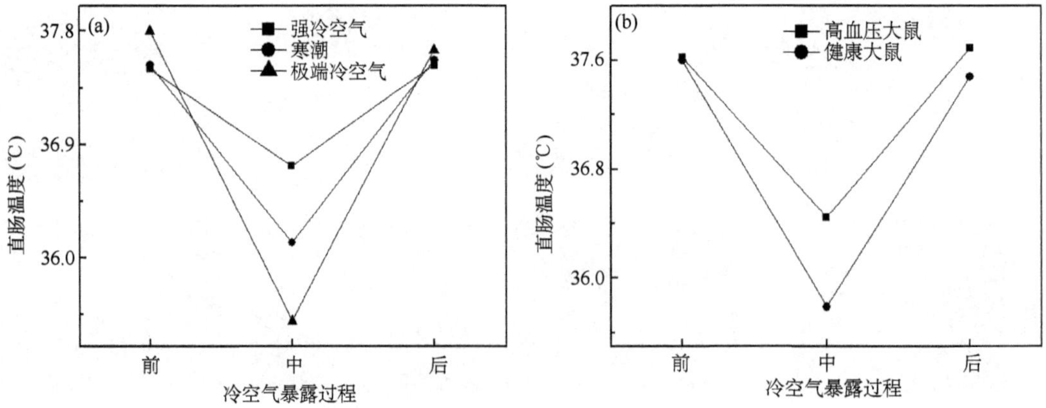

图 9.6 三级别冷空气过程大鼠直肠温度变化（重复测量的方差分析）

9.2.1.7 析因分析

由图 9.7 及表 9.8 所示，鼠种、冷空气级别及冷空气过程对收缩血压、NE 及血管紧张素测量结果不存在交互作用。3 指标升高值均随着冷空气级别的上升而增高，并且在降温过程组中升高最多。此外，收缩血压在健康大鼠的升高幅度明显高于高血压大鼠，但血管收缩物质在两大鼠血浆中含量不存在显著差异。

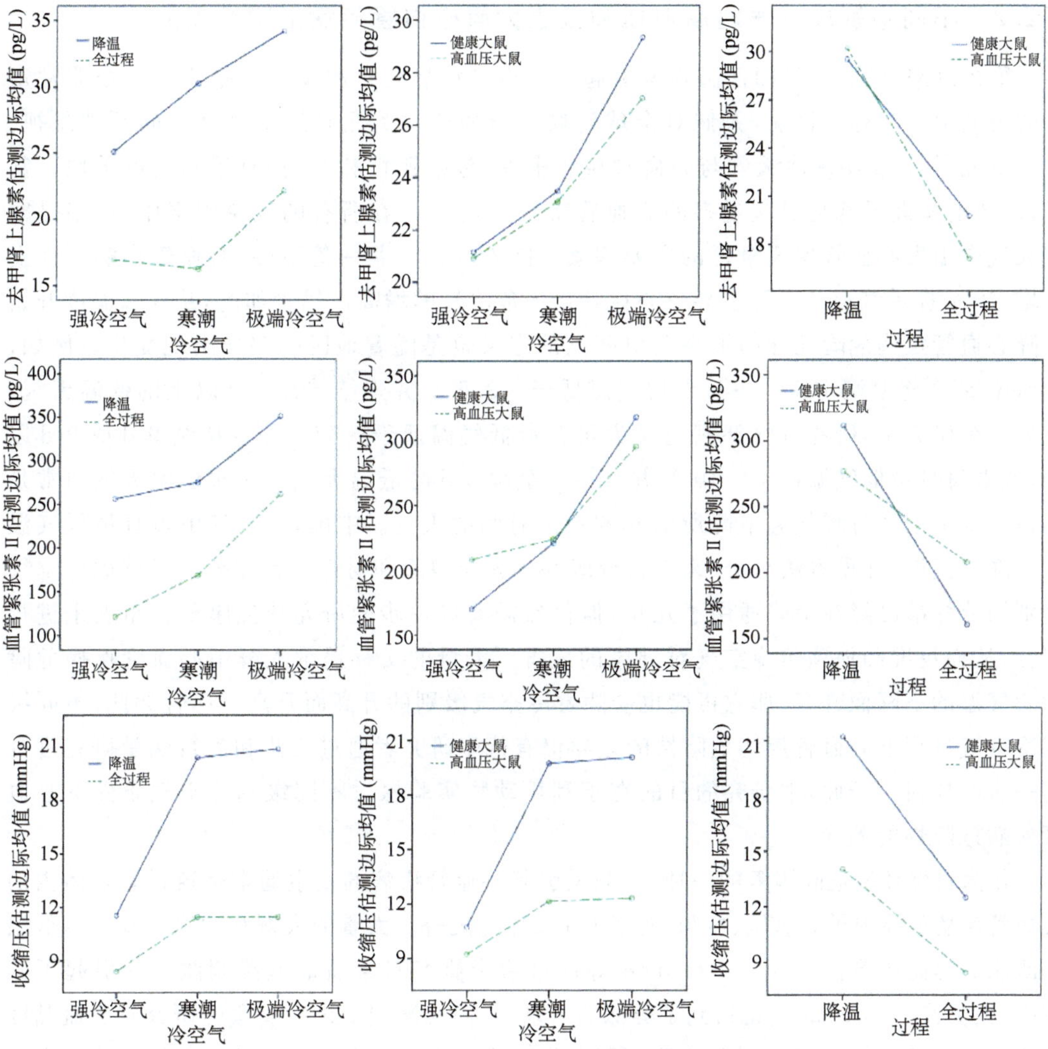

图 9.7　收缩压、血浆 NE 及 ANG-Ⅱ含量估测边际均值

表 9.8　收缩压、血浆 NE 及 ANG-Ⅱ析因分析结果

指标		鼠种	冷空气级别	冷空气过程	鼠种*冷空气级别	鼠种*冷空气过程	冷空气级别*冷空气过程	鼠种*冷空气级别*冷空气过程
收缩压	*F*	20.544	10.308	29.631	2.717	1.129	2.327	0.098
	P	0.000	0.000	0.000	0.074	0.292	0.106	0.907
NE	*F*	0.266	4.951	35.879	0.123	0.771	0.813	0.051
	P	0.608	0.01	0.000	0.885	0.383	0.448	0.95
ANG-Ⅱ	*F*	0.073	9.336	22.934	0.575	3.136	0.341	0.400
	P	0.788	0.000	0.000	0.566	0.082	0.712	0.672

注：* $P<0.05$ 为具有统计学差异。

9.2.2 不同级别冷空气对高血压和健康大鼠心血管疾病危险性差异

很久以来,气温下降即低温刺激引起的心血管疾病死亡和发生就是全球一个非常重要的公共卫生问题。目前,人们对全球气候变暖的严重关注导致了对这个问题被忽视。许多研究[14~17]表明寒冷天气与心血管疾病事件(包括死亡和发病)有很紧密的关联。甚者,严重的寒潮天气会引起过多的心血管疾病死亡[25]。在所有的气象因素中,气温是寒冷天气中引发心血管疾病事件的主要因素。随着气温从某一值下降,心血管疾病事件发生增[26,19],提示气温的下降会导致心血管疾病危险性的增高。尽管如此,从什么温度开始下降心血管疾病危险性开始增高及对寒潮的定义也是随着地区的差异出现变化。例如,Kysely 等[28]将寒潮定义为每日平均气温低于−3.5 ℃并连续持续 3 d 以上的低温天气。在另一个研究中,研究者将寒潮定义为每日最低气温低于−5℃,并且持续 9 d 或 9 d 以上,或者每日最低气温低于−10 ℃并且持续至少 9 d 的低温天气。一次低温天气通常是指由一次冷空气过程气温下降所引起的一定时间的天气。中国,冷空气由每日最低气温及其降温幅度(详见方法部分)来进行分级并为公众健康和财产进行预警。尽管此冷空气级别划分标准已经在全国通用了几年,但仍然需要进一步的研究从健康危害角度来进行划分,从而更准确地预防冷空气对健康的危害。大量的文献提示人群中心血管疾病危险随着气温的下降而升高,那它可能也会随着冷空气级别的升高而升高。尽管如此,不同级别冷空气过程下心血管疾病危险性的差异仍有待于研究者通过实验和流行病学研究进行进一步的探讨。于此,本研究的目的在于利用动物实验探讨不同级别冷空气条件下心血管疾病危险性的差异。

作为自然环境危险因素的一种,冷刺激引起心血管疾病的发生通常是通过影响体内的心血管疾病危险因子如血压、血脂、血浆 FG 及血黏度等。大量的人群和动物实验显示低温刺激能引起血压升高[28~32]。Keatinge 等通过给予研究对象面部低温刺激 6 h 引起了其 WBV 的升高。Vogelaere 也得到了类似的结果,他们检测到受过冷刺激的研究对象血黏度组成成分红细胞、血红蛋白及红细胞压积有明显的升高。此外,血浆 FG 和胆固醇浓度在暴露过低温刺激的老年和年轻人群中均有显著的升高[33]。这些结论不难让我们得出这样的假设,即寒冷天气中心血管疾病发生和死亡的升高与低温刺激对体内心血管疾病危险因子如血压、血液黏稠度、纤维蛋白原及血脂等的影响有关。这些研究中所用到的冷刺激源多为恒定的低温,尽管持续时间上有差异。那么,气温具有变化的冷空气过程是否也能引起与这些实验类似的结果呢?在本研究中,心血管疾病危险性是通过检测受冷空气刺激动物体内的血压、血脂、血浆 FG 及血黏度等来进行评估。本研究的目的在于为从健康危害角度对冷空气级别进行划分上提供可靠的科学依据。在进行研究前,我们对两个关键难题进行了处理,分别是按照中国冷空气划分标准建立了冷空气模型和选择合适的人工气象环境模拟箱。第一个难题是通过收集了西北地区代表性城市——张掖 7 a(2004—2010 年)的冷空气数据,并利用统计学方法将它们按照国家冷空气级别划分标准建立相应的冷空气模型。第二个难题是选择了一个有动物饲养空间的人工气象环境模拟箱来进行对冷空气的模拟及为动物提供冷空气刺激。考虑到大多数的心血管疾病发生和死亡发生于心血管疾病人群[34]，我们选择了健康大鼠和高血压大鼠分别代表健康人群和心血管疾病人群来探讨冷空气对两者的影响的差异。

9.2.2.1　三级别冷空气对心脑血管疾病危险因子的影响结果

表9.9　三级别冷空气对心脑血管疾病危险因子的影响

冷空气级别	暴露过程	鼠种	组别	收缩压(mmHg)	FG(g/L)	WBV(10/s)	WBV#(150/s)	TC(mmol/L)	TG(mmol/L)	LDL-c/HDL-c#
强	降温	健康	暴露	124(1)	1.79(0.03)	10.08(0.08)	4.70(0.13)	1.33(0.07)	0.23(0.02)	1.25(0.12)
			对照	111(1)	1.77(0.06)	10.21(0.48)	4.39(0.09)	1.15(0.04)	0.38(0.03)	0.94(0.10)
			变化值	13(2)*	0.02(0.03)	−0.14(0.48)	0.62(0.19)	0.17(0.05)*	−0.15(0.03)*	0.57(0.12)
		高血压	暴露	180(1)	2.10(0.01)	11.12(0.24)	4.46(0.11)	1.00(0.04)	0.31(0.02)	0.78(0.05)
			对照	171(2)	1.97(0.02)	10.80(0.46)	4.35(0.07)	0.89(0.04)	0.41(0.01)	0.69(0.04)
			变化值	10(2)*	0.12(0.02)*	0.32(0.39)	0.49(0.06)	0.11(0.04)*	−0.09(0.03)	0.36(0.06)
	全过程	健康	暴露	119(1)	1.85(0.10)	11.58(0.36)	4.48(0.22)	1.42(0.06)	0.31(0.02)	1.67(0.24)
			对照	111(2)	1.71(0.04)	10.03(0.44)	4.36(0.14)	1.13(0.03)	0.36(0.03)	0.84(0.05)
			变化值	8(2)*	0.13(0.06)	1.55(0.61)	0.63(0.14)	0.29(0.08)*	0.04(0.04)*	0.86(0.14)*
		高血压	暴露	177(1)	2.13(0.05)	12.23(0.20)	4.66(0.07)	1.02(0.02)	0.28(0.02)	0.82(0.05)
			对照	1689(1)	1.99(0.03)	10.87(0.20)	4.40(0.19)	0.90(0.02)	0.34(0.03)	0.72(0.07)
			变化值	9(2)*	0.14(0.02)*	1.36(0.21)*	0.60(0.15)	0.22(0.03)*	−0.06(0.03)	0.37(0.06)
寒潮	降温	健康	暴露	134(1)	1.88(0.02)	11.34(0.54)	4.97(0.17)	1.38(0.06)	0.22(0.01)	2.07(0.18)
			对照	109(1)	1.79(0.03)	11.05(0.18)	4.39(0.19)	1.15(0.03)	0.41(0.02)	1.15(0.15)
			变化值	25(1)*	0.09(0.02)*	0.29(0.55)	0.84(0.14)	0.22(0.07)*	−0.19(0.05)*	0.90(0.15)*
		高血压	暴露	183(3)	2.08(0.02)	11.31(0.29)	4.56(0.11)	1.14(0.03)	0.20(0.01)	0.90(0.08)
			对照	168(2)	1.97(0.03)	10.11(0.29)	4.40(0.10)	0.90(0.04)	0.40(0.01)	0.80(0.04)
			变化值	16(3)*	0.11(0.03)*	1.19(0.22)*	0.53(0.07)	0.24(0.06)*	−0.19(0.03)*	0.35(0.27)
	全过程	健康	暴露	128(2)	1.94(0.03)	11.99(0.41)	5.86(0.17)	1.41(0.08)	0.36(0.04)	2.13(0.23)
			对照	113(1)	1.69(0.04)	10.94(0.21)	4.87(0.16)	1.11(0.04)	0.42(0.04)	0.89(0.10)
			变化值	15(2)*	0.25(0.03)*	1.05(0.61)	0.96(0.1)*	0.30(0.10)*	−0.06(0.07)	1.05(0.17)*
		高血压	暴露	181(2)	2.19(0.03)	13.14(0.37)	5.42(0.16)	1.20(0.02)	0.24(0.01)	0.73(0.04)
			对照	173(1)	2.01(0.05)	11.50(0.41)	4.43(0.08)	0.89(0.01)	0.35(0.04)	0.72(0.04)
			变化值	9(2)*	0.19(0.04)*	1.64(0.60)*	0.97(0.11)*	0.31(0.03)*	−0.11(0.04)	0.33(0.09)

（续表）

冷空气级别	暴露过程	鼠种	组别	收缩压(mmHg)	FG(g/L)	WBV(10/s)	WBV#(150/s)	TC(mmol/L)	TG(mmol/L)	LDL-c/HDL-c#
极端	降温	健康	暴露	136(2)	1.94(0.05)	12.11(0.43)	5.50(0.22)	1.53(0.08)	0.19(0.01)	1.85(0.23)
			对照	111(1)	1.71(0.01)	10.51(0.72)	4.45(0.27)	1.17(0.04)	0.48(0.03)	1.01(0.07)
			变化值	25(2)*	0.23(0.04)*	1.59(0.91)	1.10(0.15)*	0.36(0.10)*	−0.28(0.02)*	0.89(0.12)*
		高血压	暴露	189(2)	2.06(0.01)	11.8(0.33)	4.49(0.06)	1.31(0.05)	0.21(0.01)	0.86(0.08)
			对照	172(3)	1.94(0.04)	10.60(0.41)	4.29(0.10)	0.87(0.02)	0.42(0.02)	0.71(0.04)
			变化值	17(2)*	0.13(0.03)*	1.20(0.43)*	0.47(0.09)	0.44(0.06)*	−0.21(0.02)*	0.42(0.03)*
	全过程	健康	暴露	128(3)	2.02(0.03)	15.88(0.59)	5.85(0.27)	1.50(0.09)	0.23(0.01)	1.96(0.17)
			对照	113(1)	1.75(0.03)	11.15(0.31)	4.38(0.15)	1.19(0.04)	0.42(0.03)	0.76(0.07)
			变化值	15(3)*	0.27(0.01)*	4.73(0.67)*	1.17(0.14)*	0.32(0.11)*	−0.20(0.04)*	1.07(0.10)*
		高血压	暴露	178(1)	2.30(0.06)	15.31(0.41)	5.3(0.10)	1.36(0.06)	0.28(0.01)	1.06(0.08)
			对照	170(2)	2.01(0.04)	11.11(0.64)	4.53(0.13)	0.92(0.05)	0.37(0.02)	0.56(0.05)
			变化值	8(3)*	0.30(0.05)*	4.2(0.47)*	0.86(0.07)*	0.44(0.08)*	−0.08(0.03)*	0.67(0.09)*

注：与对照组相比较，* $P<0.05$，# 利用平方根对 FG 和低密度脂蛋白/高密度脂蛋白比值的变化值进行了转换。

9.2.2.2 三级别冷空气参数比较和大鼠一般情况

被模拟的 3 种冷空气具有相同的起始温度和结束温度（表 9.1）。强冷空气持续时间总共为 50 h，最低气温在 46 h 内从 15℃降到 6.4℃（幅度为 8.6℃），然后花 4 h 的时间恢复。寒潮共持续了 53 h，日最低气温从 15℃降到了 3.8℃（幅度为 11.2℃），然后恢复到 15℃用了 5 h。极端冷空气共持续了 54 h，日最低气温从 15℃降到了－0.3℃（幅度为 15.3℃），然后恢复到 15℃用了 7 h。3 级别冷空气变温曲线具有相似的变化趋向（图 9.1）。3 级别冷空气中，极端冷空气具有最大 48h 日最低气温降温幅度和最低气温，其次是寒潮和强冷空气。

整个实验期间没有出现大鼠丢失和死亡。观察结果显示冷空气暴露组大鼠在受到冷空气刺激后活动性减弱，并且其垫料要比对照组大鼠潮湿。

9.2.2.3 血压结果

与相应对照组比较，所有冷空气暴露组在冷空气刺激完后血压均有显著升高（图 9.2）。鼠种、冷空气级别及冷空气过程间并没有出现交互作用（$F=0.098$，$P=0.907$）。健康大鼠冷空气暴露组血压升高幅度明显高于高血压大鼠（$F=20.54$，$P<0.001$），说明冷空气刺激对健康大鼠的影响明显强于高血压大鼠。强冷空气组和极端冷空气组大鼠的收缩压升高幅度相似，但显著高于强冷空气组（$F=10.31$，$P<0.001$）。降温组大鼠的收缩压升高幅度大于全过程组，说明降温过程刺激对大鼠血压的影响更大（$F=29.63$，$P<0.001$）。结果还显示收缩压的升高幅度随着冷空气级别的升高而升高，表明冷空气级别越高对大鼠的刺激越明显。

9.2.2.4 血浆 FG 结果

与收缩压结果相反，血浆 FG 水平在除健康大鼠强冷空气组外的所有冷空气暴露组有升高，并且最高见于冷空气全过程组。对暴露组与对照组差值所做的析因分析显示鼠种、冷空气级别及过程间存在交互效应（$F=3.465$，$P=0.038$），即在健康大鼠极端冷空气全过程组时血浆 FG 含量增加最大。两鼠种间不存在显著的统计学差异（$F=0.006$，$P=0.938$）。血浆 FG 水平在全过程组升高幅度明显高于降温组，说明冷空气对 FG 的影响出现在冷空气暴露后（$F=13.22$，$P<0.001$）。分析结果还显示，随着冷空气级别的上升血浆 FG 浓度上升（$F=23.17$，$P<0.001$）。

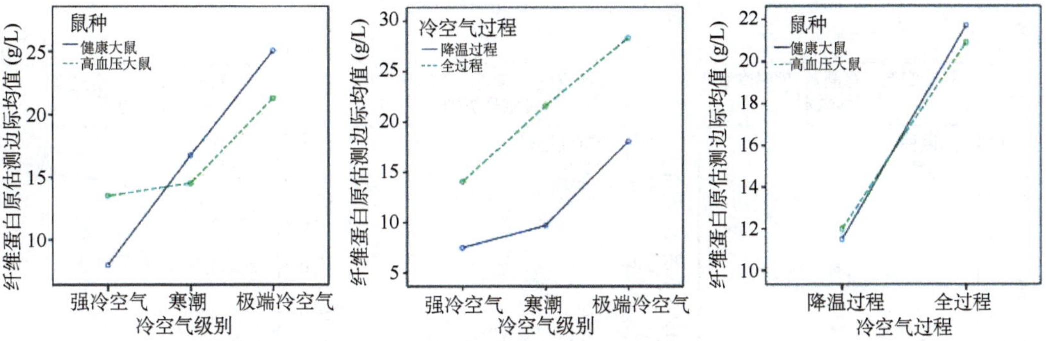

图 9.8　血浆 FG 含量估测边际均值

表 9.10　血浆 FG 析因分析结果

指标		鼠种	冷空气级别	冷空气过程	鼠种*冷空气级别	鼠种*冷空气过程	冷空气级别*冷空气过程	鼠种*冷空气级别*冷空气过程
FG	F	0.006	13.22	23.17	2.079	0.109	0.622	3.465
	P	0.938	0.000	0.000	0.134	0.743	0.54	0.038

9.2.2.5　WBV 结果

结果显示，WBV (10/s) 在健康大鼠和高血压大鼠强冷空气、寒潮和极端冷空气的全过程组、高血压大鼠寒潮和极端冷空气组的降温组及健康大鼠极端冷空气降温组均有明显的升高，明显高于其相应对照组（表 9.11）。鼠种、冷空气级别及冷空气过程间不存在交互效应（$F=0.055$，$P=0.947$），而冷空气级别和冷空气过程间存在相互效应。WBV(10/s)升高值在健康大鼠和高血压大鼠间不存在明显差异。冷空气级别和冷空气持续时间（即冷空气过程）间存在协同关系（$F=9.34$，$P=0.007$）。WBV(150/s)值在高血压大鼠的寒潮和极端冷空气全过程组明显高于其相应对照组，而在健康大鼠的寒潮全过程组和极端冷空气组明显高于其相应对照组。鼠种、冷空气级别及冷空气过程在 WBV(150/s)升高值间不存在交互作用（$F=0.098$，$P=0.907$）。健康组大鼠 WBV(150/s)升高值显著高于高血压大鼠（$F=10.99$，$P=0.002$）。寒潮组和极端冷空气组 WBV(150/s)升高值均明显高于对照组，而两者间没有显著差异（$F=6.82$，$P=0.002$）。但从均数上比较，随着冷空气级别的上升，WBV(150/s)升高。降温组大鼠 WBV(150/s)升高值明显高于降温组，说明冷空气对 WBV

(150/s)的影响在结束后更显著(F=7.47,P=0.009)。

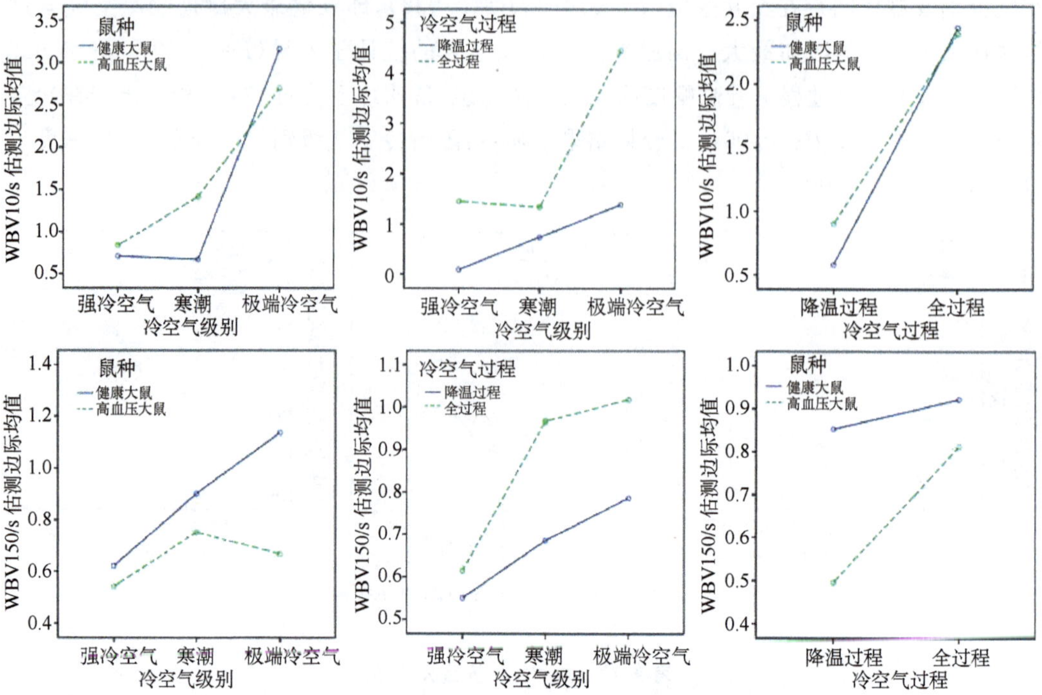

图 9.9　WBV(WBV10/s、WBV150/s)估测边际均值

表 9.11　WBV(WBV10/s、WBV150/s)析因分析结果

指标		鼠种	冷空气级别	冷空气过程	鼠种*冷空气级别	鼠种*冷空气过程	冷空气级别*冷空气过程	鼠种*冷空气级别*冷空气过程
WBV10/s	F	0.191	18.563	28.381	1.218	0.341	5.357	0.055
	P	0.663	0.000	0.000	0.303	0.561	0.007	0.947
WBV150/s	F	10.994	6.827	7.471	3.023	3.08	0.79	0.24
	P	0.002	0.002	0.009	0.058	0.086	0.46	0.787

9.2.2.6　不同级别冷空气对血脂的影响

(1) 血浆 TC 结果

TC 检测结果显示,各冷空气暴露组大鼠血浆 TC 含量明显高于其相应对照组(表 9.12)。鼠种、冷空气级别及冷空气过程在血浆 TC 升高值上不存在交互作用(F=0.054,P=0.947)。血浆 TC 含量升高值在降温组和全过程组间不存在统计学差异,说明冷空气持续长短并不影响其升高幅度。极端冷空气组大鼠血浆 TC 升高值明显高于寒潮组和强冷空气组(F=6.99,P=0.002),说明冷空气级别越高对大鼠血浆胆固醇含量的影响越大。健康组大鼠和高血压组大鼠血浆胆固醇含量升高值间不存在差异,说明冷空气对血浆胆固醇含

量的影响不因鼠种的不同而不同。

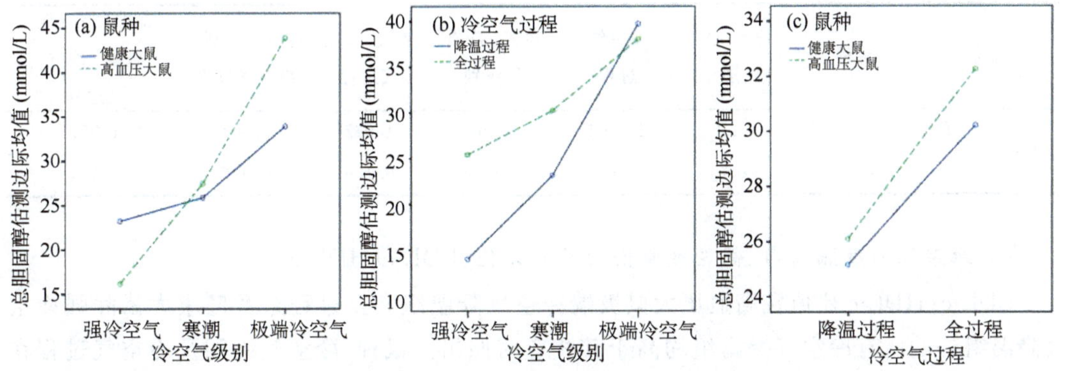

图 9.10　血浆 TC 含量估测边际均值

表 9.12　血浆 TC 含量析因分析结果

指标		鼠种	冷空气级别	冷空气过程	鼠种 * 冷空气级别	鼠种 * 冷空气过程	冷空气级别 * 冷空气过程	鼠种 * 冷空气级别 * 冷空气过程
TC	*F*	0.125	6.991	1.747	1.349	0.017	0.822	0.054
	P	0.725	0.002	0.191	0.267	0.896	0.445	0.947

(2) 血浆 TG 结果

与 TC 的结果相反，健康大鼠和高血压大鼠血浆 TG 含量在冷空气刺激后出现了下降，如极端冷空气的降温组和全过程组及寒潮和强冷空气的降温组。鼠种、冷空气级别及冷空气过程在血浆 TG 下降值上不存在交互作用($F=1.851$，$P=0.166$)。其下降值在健康大鼠和高血压大鼠间不存在明显的差异($F=0.367$，$P=0.547$)，而在降温组大鼠中的下降明显高于全过程组($F=12.46$，$P<0.001$)。结果还显示，随着冷空气级别的上升，血浆胆固醇下降值升高($F=27.7$，$P<0.001$)，说明冷空气对血浆胆固醇的影响是随着其级别的升高而加重。

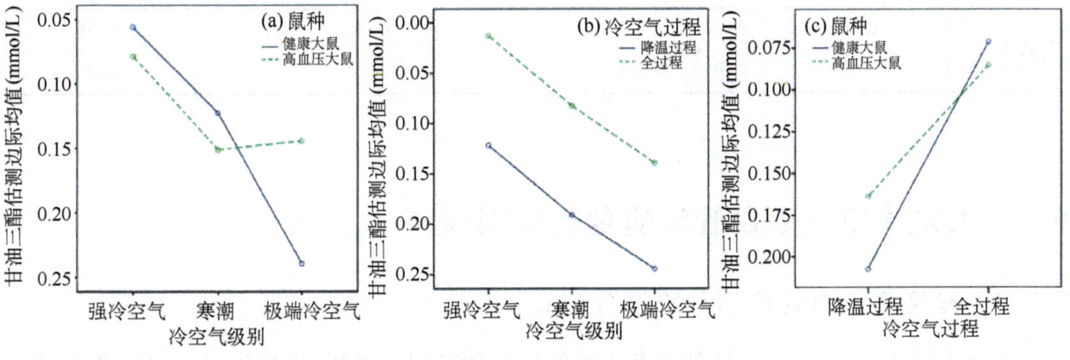

图 9.11　血浆 TG 含量估测边际均值

表 9.13 血浆 TG 含量析因分析结果

指标		鼠种	冷空气级别	冷空气过程	鼠种*冷空气级别	鼠种*冷空气过程	冷空气级别*冷空气过程	鼠种*冷空气级别*冷空气过程
TG	F	0.52	12.458	27.701	3.869	1.962	0.004	1.851
	P	0.474	0.000	0.000	0.026	0.166	0.996	0.166

(3)血浆低密度脂蛋白、高密度脂蛋白及其比值(LDL-c/HDL-c)

LDL-c/HDL-c 比值在高血压大鼠极端冷空气降温组和全过程组及健康大鼠除强冷空气降温组外的所有冷空气暴露组均高于其相应对照组。鼠种、冷空气级别及冷空气过程在 LDL-c/HDL-c 变化值上不存在交互作用($F=0.50$,$P=0.612$)。健康大鼠 LDL-c/HDL-c 升高值显著高于高血压大鼠($F=42.49$,$P<0.001$),说明冷空气刺激对健康大鼠 LDL-c/HDL-c 的影响比高血压大鼠更明显。此外结果还显示随着冷空气级别的上升,LDL-c/HDL-c 升高,说明冷空气刺激越强,其对 LDL-c/HDL-c 的影响越强。

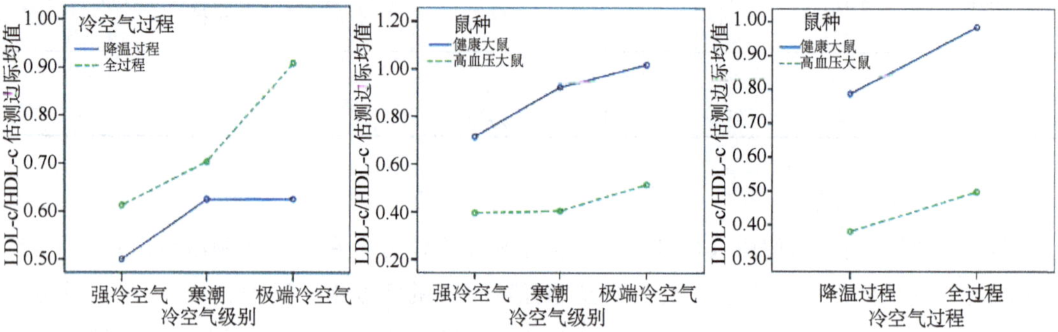

图 9.12 血浆 LDL-c/HDL-c 估测边际均值

表 9.14 血浆 LDL-c/HDL-c 比值析因分析结果

指标		鼠种	冷空气级别	冷空气过程	鼠种*冷空气级别	鼠种*冷空气过程	冷空气级别*冷空气过程	鼠种*冷空气级别*冷空气过程
LDL-c/HDL-c	F	42.49	3.394	5.234	0.802	0.328	0.907	0.50
	P	0.000	0.044	0.026	0.454	0.569	0.41	0.612

9.3 大鼠冷空气心血管疾病危险级别预测

9.3.1 冷空气心血管疾病危险评分公式

本研究结果发现,冷空气能够引起心血管疾病危险因子血压、血黏度、FG、TC 及 LDL-c

等的增高，而且他们的升高值也随着冷空气级别加重而升高。由此将它们的升高值与健康对照组值比较，然后相加得出各级别冷空气级别心血管疾病评分，公式如下：

$$R_{\mathrm{CVD}}=\left(\frac{\Delta a}{\bar{a}}+\frac{\Delta b}{\bar{b}}+\frac{\Delta c}{\bar{c}}+\cdots\right)\times 100 \tag{9.1}$$

式中，R_{CVD}为冷空气心血管疾病危险积分，a、b、c、…分别代表不同的心血管疾病危险因子。

9.3.2　公式推导

通过式(9.1)计算各级别冷空气心血管疾病危险积分见下表。

表 9.15　三冷空气变温过程的 R_{CVD} 积分

冷空气级别	降温阶段	全过程
强冷空气	89.48	139.95
寒潮	121.04	160.75
极端冷空气	159.40	236.09

由表 9.15 可见，大鼠心血管疾病危险随着冷空气级别的升高而升高，而且在全过程的危险要高于降温过程，此说明冷空气结束后其心血管疾病危险增高更明显。因此，可以利用该公式进行冷空气心血管疾病危险的计算，并推广到人，以为冷空气心血管疾病危险预测提供依据。

该公式是否能够推广到人并运用于健康气象预报还有待于进一步的证明，但研究的结果可以推断该方程是可行的。研究所选心血管疾病危险因子是被众多文献所认知和承认的，所以可以利用其增加值去判断冷空气过程中心血管疾病危险的变化。但是考虑到人群中还有许多其他诸如抽烟、空气颗粒物等因素对该心血管疾病危险的叠加作用，该公式仍有待于进一步修正和完善。

9.4　讨论与总结

9.4.1　不同级别冷空气过程对健康和高血压大鼠心血管系统的影响

3 级别冷空气最大区别在于降温幅度的差异，48 h 降温幅度分别为 8.6℃、11.2℃和 15.3℃。各级别冷空气过程对心率均不产生影响，而却使得血压明显升高。对体温的测量值分析显示健康大鼠和高血压大鼠的体温在冷空气暴露过程中均有降低，而且在极端冷空气暴露过程中最低。这说明冷空气级别越高，其对大鼠产生的冷刺激越强，从而对心血管系统的影响越强烈。这在引起血管的收缩物质分析结果中也说明了这个问题，血管收缩物质去甲肾上腺素 NE 及 ANG-Ⅱ在冷空气暴露组大鼠中均有显著地升高，并随着冷空气级别的升高而升高。健康大鼠血压升高幅度在冷空气的刺激中高于高血压大鼠，说明冷空气刺激对健康大鼠血压的影响强于对高血压大鼠的影响，而且体温的测量结果显示健康大鼠体温在冷空气暴露中降低大于高血压大鼠，由此可见冷空气过程对健康大鼠心血管系统的影响强于对高血压大鼠的影响。然而，心脏组织病理切片镜下观察结果显示，冷空气暴露过程都引起了高血压大鼠心肌梗死的出现，却对健康大鼠没有产生影响，说明冷空气过程对高血压大鼠的影响强于健康大鼠。由此可见，虽然健康大鼠心血管系统在冷空气刺激过程中表现更为强烈，但是对高血压大鼠更容易产生有害的结果。

众多的研究业已证明急性冷刺激能够使得心血管系统心率加快及血压升高，而本研究利用的冷刺激仅引起了血压的升高而对心率没有产生明显影响。原因在于其他研究所利用的冷刺激均为急性低温刺激(如 4℃或者 0℃，室温为 20℃左右)，本研究的冷空气降温过程是一个缓慢的降温过程(以强冷空气为例，其在 46 h 内降温幅度仅为 8.6℃)。冷空气作为冷刺激的一种，在它的刺激下，机体为了维持恒定体温就会通过收缩外周血管减少散热。外周血管的收缩一方面使得全身外周血管阻力增大，另一方面使得回心血量增大，两者的共同作用下使得血压升高。冷刺激越强烈则引起机体血管收缩越强烈，从而使血压升高越强。Chambers 等[36]发现，冷刺激主要通过交感神经系统和血管紧张素系统两系统使得血压的升高。与该结果一致，本研究也发现在冷空气暴露组大鼠的血浆 NE 和 ANG-Ⅱ水平明显高于对照组。NE 和 ANG-Ⅱ均是血管收缩物质，由于其 NE 最大作用在于对外周毛细血管的收缩。NE 和 ANG-Ⅱ在冷空气暴露组大鼠血浆中的增高，意味着外周血管的收缩加剧，而且冷空气刺激越强烈其增加越多，结果导致外周血管收缩越强烈。

冷空气过程气温恢复后，升高的血压、血管收缩物质 NE 和 ANG-Ⅱ也随着体温的回升有一定的恢复，但仍然高于对照组。这说明，即使在冷空气过程后其对心血管系统的影响也仍然存在，提示了冷空气刺激影响的持续性。统计学研究表明低温对心血管疾病的影响有一定的持续性，本研究恰好证明了这种现象的存在。但统计学研究还表明，低温引起的心血管疾病事件发生具有滞后性。在诱发心血管疾病的因素中，除了血压升高外，还有其他的许多心血管疾病危险因子，如血脂、血黏度、FG 等。这些心血管疾病危险因子在冷空气刺激下是否会增加，仍然是亟待探讨的热点问题。

与健康大鼠相比，高血压大鼠有着较高的血压水平。长期的高血压使得其心肌细胞出现明显肥大。作为心血管疾病病例的代表，高血压大鼠受到冷空气刺激时表现并没有健康大鼠强烈。如高血压大鼠体温降低明显低于健康大鼠，而且血压的升高幅度及血管收缩物质升高水平也明显低于健康大鼠。原因可能在于，长期高血压使得机体产生应对血压升高的代偿性反应，从而在冷空气刺激下起血压升高幅度小于健康大鼠。有研究指出，在冷刺激下，高血压大鼠体内有许多代偿性机制限制高血压大鼠的血压升高，其中之一就是其尿液分泌增多[37]。此外，高血压大鼠体温降低明显弱于健康大鼠说明其更易较健康大鼠维持体温，从而其血压升高低于健康大鼠。然而，长期的高血压肥大心肌结构也使得高血压大鼠在刺激下更易发生心肌损伤。本次研究的结果也说明，尽管高血压大鼠血压等的反应弱于健康大鼠，但其较高的基础血压及已有的肥大心肌结构使得其更易受到冷空气刺激的影响。这也从实验的角度证明了心血管疾病群体更易受到冷刺激影响的现象。

9.4.2　不同级别冷空气对高血压和健康大鼠心血管疾病危险性的差异

目前，大量研究已经证明了低温刺激对心血管疾病危险因子的影响，尤其是对血压的影响。尽管如此，他们所研究的冷刺激源为单一的冷刺激强度。本研究通过利用不同级别的冷空气过程作为刺激源突破了单一冷刺激强度，所应用的冷空气从强冷空气（$T_{min}=6.4$℃，$\downarrow\Delta T_{=}$ 48 8.6℃）到寒潮（$T_{min}=3.8$℃，$\downarrow\Delta T_{48}=11.2$℃）和极端冷空气（$T_{min}=-0.3$℃，$\downarrow\Delta T_{48}=15.3$℃）。此 3 个级别冷空气代表了中国西北地区比较典型的冷空气过程。结果显示 3 个级别冷空气过程均造成了除 TG 外所有心血管疾病危险因子水平的升高。在结果中，血压升高最多见于冷空气降温后，而血浆 FG 含量和 WBV 的升高更多见于冷空气过程后。冷空气刺激后，健康大鼠收缩压、WBV (150/s)及血浆 FG 和 LDL-c/HDL-c 的升高值明显高于高血压大鼠。结果还发现心血管疾病危险因子如升高的血压、WBV(150/s)、血浆 FG 及 TC 等和心血管疾病预测指标 LDL-c/HDL-c 随着冷空气级别的上升而上升。

本研究选择健康大鼠和高血压大鼠（106～116 mmHg vs、160～176 mmHg）分别作为健康模型和心血管疾病模型。冷空气刺激后两组大鼠的血压都有显著地升高，而健康大鼠血压升高的幅度明显高于高血压大鼠。有研究报道高血压大鼠的在冷刺激下心血管系统和神经系统反应放大程度远大于健康大鼠。与本研究的结果相反，原因可能在于本研究所选的冷刺激源为冷空气过程，其缓慢的降温过程为高血压大鼠提供了足够的时间去调用体内因长期高血压而具备的缓冲功能。有研究表明，在受到冷刺激时机体会通过体内的许多补偿机制进而在受到冷刺激时保持血压的正常，这种机制在高血压大鼠中更为明显[36]。况且，在受到冷空气刺激时高血压大鼠的体温降低程度要显著低于健康大鼠。因此，冷空气过程中相对缓慢的气温下降可能会使得高血压大鼠体内促血压正常化的机制作用比高血压大鼠更为强烈。这或许与冷刺激通过引起利尿等而使体内血容量下降的机制相似[37]。尽管如此，本结果并不能说明高血压病人应该忽视冷空气刺激的危害性。相反，由于受过冷空气刺激的高血压大鼠都有心肌损伤的发生。尤其血压过高容易引起心血管疾病，如心梗、脑梗甚至脑出血。本研究结果显示冷空气过程不仅引起血压的升高而且还随着冷空气级别的升高而加重，尤其在冷空气降温过程。这些结果可能提示我们冷空气过程可能会引起高血压相关的心血管疾病增多并且随着冷空气级别的升高而增多。此意味着高血压人群更应当关注冷空气过程的刺激作用，并按照冷空气过程的强烈程度做好相应的预防措施。

尽管许多研究者探讨了冷刺激引起血压升高的机制及影响，但对于其他心血管疾病危险因子——FG、WBV 及血脂等的影响研究却非常有限。在本研究中，各冷空气过程（尤其是气温恢复后）都引起了 WBV、血脂含量和血浆 FG 含量的升高，这可能与冷刺激引起尿液排泄增多造成的血容量降低有关[33,31]。然而 LDL-c/HDL-c 消去了血容量下降对 LDL-c 和 HDL-c 的影响，其结果也表现在冷空气刺激后有显著的升高。LDL-c/HDL-c 作为心血管疾病危险性的一个比较敏感指标，它对心血管疾病的预测明显要强于单独的检测 LDL-c 或者 HDL-c 含量[38]。所以它在本研究中的作用可能能够更准确地判别冷空气过程的心血管疾病危险性。析因分析显示，WBV 和 LDL-c/HDL-c 在健康大鼠冷空气暴露组的升高幅度要明显高于高血压大鼠。这可能是由于高血压大鼠在应对冷空气刺激中具有比健康大鼠更强的补偿机制，此机制可能减轻了冷空气过程对其的刺激作用，尤其表现在高血压大鼠体温下降幅度要明显低于健康大鼠。但这仍然需要进一步的研究以探讨这种可能的补偿机制是否存在。本研究中分析的 FG、WBV 及血脂等指标均为动脉粥样硬化危险因子，而动脉粥样硬化多与心血管疾病有关，所以它们也被视为心血管疾病危险因子。因此，上述结果可能说明动脉粥样硬化危险在冷空气刺激后会明显升高，并随着冷空气级别的上升而上升。这也可能提示冷空气过程可能会增加心血管疾病危险并随着冷空气级别的上升而上升。健康大鼠在冷空气刺激后升高的 WBV 和 LDL-c/HDL-c 可能提示其心血管疾病危险在冷空气过程中高于高血压大鼠。尽管如此，这些结果并不能证明健康大鼠在冷空气刺激中的心血管疾病危险高于高血压大鼠。因为高血压大鼠具有较高的基础血压，并且其心脏在长期的高血压作用下出现了肥大，所以冷空气刺激更容易引起其发生心血管疾病事件的发生。

在冷空气刺激下，两组大鼠的体温都有显著的下降。为了保持正常体温，机体会通过收缩外周血管从而减少散热。这或许是导致血压升高的原因之一。两组大鼠间比较时，健康组大鼠体温在冷空气刺激后降低幅度明显高于高血压组大鼠。与此结果相似，研究中发现健康大鼠收缩血压在冷空气刺激后升高幅度高于高血压组大鼠。两组大鼠体温下降的幅度差异引起了两组大鼠血压升高幅度的差异。有研究者研究了高血压机体和健康机体皮肤毛细血管的特征差异发现高血压机体皮肤毛细血管密度明显要小于健康机体[39,40]。由于皮肤毛细血管是机体散热的一个主要部位，此结构的差异可能是引起高血压大鼠比健康大鼠更能够在冷空气刺激中维持体温。因此，此结果可能提示高血压机体在受到冷空气刺激时比健康机体更能维持体温。

综上所述，得出下面结论：

(1)冷空气引起了健康大鼠和高血压大鼠血压的升高，并且随着冷空气级别的增强而升高。

(2)冷空气变温过程对健康大鼠心血管系统的影响大于高血压大鼠，但高血压大鼠更易产生不良后果。

(3)冷空气变温过程对健康大鼠和高血压大鼠的影响具有持续性。

(4)本研究的结果显示心血管疾病危险可能会随着冷空气级别的上升而增高。

(5)冷空气降温过程可能容易发生与血压升高相关的心血管疾病，而在冷空气过程后可能容易发生与动脉粥样硬化相关的心血管疾病。

(6)冷空气过程对健康大鼠心血管疾病危险因子的影响大于对高血压大鼠的影响。但病理切片发现冷空气引起了高血压大鼠心脏组织损伤，可见冷空气可能更易引起高血压大鼠心血管疾病的发生。

(7)可以利用公式 $R_{\mathrm{CVD}}=\left(\frac{\Delta a}{\bar{a}}+\frac{\Delta b}{\bar{b}}+\frac{\Delta c}{\bar{c}}+\cdots\right)\times 100$ 对不同级别冷空气心血管疾病危险大小进行计算。

参考文献

[1] Hopstock L A, et al. Seasonal variation in incidence of acute myocardial infarction in a sub-Arctic population: the Tromso Study 1974—2004. *Eur J Cardiovasc Prev Rehabil*, 2011, **18**(2): 320-325.

[2] Baker-Blocker A. Winter weather and cardiovascular mortality in Minneapolis-St. Paul. *Am J Public Health*, 1982, **72**(3): 261-265.

[3] Anderson T W, Rochard C. Cold snaps, snowfall and sudden death from ischemic heart disease. *Can Med Assoc J*, 1979, **121**(12): 1580-1583.

[4] Douglas A S, Allan T M, Rawles J M. Composition of seasonality of disease. *Scott Med J*, 1991, **36**(3): 76-82.

[5] Eng H, Mercer J B. Seasonal variations in mortality caused by cardiovascular diseases in Norway and Ireland. *J Cardiovasc Risk*, 1998, **5**(2): 89-95.

[6] Gemmell I, et al. Seasonal variation in mortality in Scotland. *Int J Epidemiol*, 2000, **29**(2): 274-279.

[7] Isaacs N, Donn M. Health and housing—seasonality in New Zealand mortality. *Aust J Public Health*, 1993, **17**(1): 68-70.

[8] Keatinge W R, et al. Winter mortality in relation to climate. *Int J Circumpolar Health*, 2000, **59**(3-4): 154-159.

[9] Nayha S. Short and medium-term variations in mortality in Finland. A study on cyclic variations, annual and weekly periods and certain irregular changes in mortality in Finland during period 1868—1972. *Scand J Soc Med Suppl*, 1981, **21**: 1-101.

[10] Thakur C P, Anand M P, Shahi M P. Cold weather and myocardial infarction. *Int J Cardiol*, 1987, **16**(1): 19-25.

[11] Spencer F A, et al. Seasonal distribution of acute myocardial infarction in the second National Registry of Myocardial Infarction. *J Ame Coll Cardiol*, 1998, **31**(6): 1226-1233.

[12] Ornato J P M S, Lewis M D, Craren, Edward J, et al. Increased incidence of cardiac death attributed to acute myocardial infarction during winter. *Coronary Artery Disease*, 1990, **1**(2): 5.

[13] Pan W H, Li L A, Tsai M J. Temperature extremes and mortality from coronary heart disease and cerebral infarction in elderly Chinese. *Lancet*, 1995, **345**(8946): 353-355.

[14] Hong Y C, et al. Ischemic stroke associated with decrease in temperature. *Epidemiology*, 2003, **14**(4): 473-478.

[15] Barnett A G, et al. Cold periods and coronary events: an analysis of populations worldwide. *J Epidemiol Community Health*, 2005, **59**(7): 551-557.

[16] Kunst A E, Looman C W, Mackenbach J P. Outdoor air temperature and mortality in The Netherlands: a time-series analysis. *Ame J Epidemiol*, 1993, **137**(3): 331-341.

[17] Sotaniemi E, et al. Efeect of temperature on hospital admissions for myocardial infarction in a subarctic area. *Br Med J*, 1970, **4**(5728): 150-151.

[18] Morabito M, et al. Relationships between weather and myocardial infarction: a biometeorological approach. *Int J Cardiol*, 2005, **105**(3): 288-293.

[19] Danet S, et al. Unhealthy effects of atmospheric temperature and pressure on the occurrence of myocardial infarction and coronary deaths. A 10-year survey: the Lille World Health Organization MONICA project (Monitoring trends and determinants in cardiovascular disease). *Circulation*, 1999, **100** (1): E1-7.

[20] Kysely J, et al. Excess cardiovascular mortality associated with cold spells in the Czech Republic. *BMC Public Health*, 2009, **9**: 19.

[21] Huynen M M, et al. The impact of heat waves and cold spells on mortality rates in the Dutch population. *Environ Health Perspect*, 2001, **109**(5): 463-470.

[22] Thorvaldsen PA K, Kuulasmma A M, Schroll M. Stroke incidence, case fatality, and mortality in the WHO MONICA project: World Health Organization Monitoring Trends and determinants in cardiovascular diseases. *Stroke*, 1995, **26**: 361-367.

[23] Brennan P J G S, Miall W E, Thompson G. Seasonal variation in arterial blood pressure. *B M J*, 1982, **285**: 919-923.

[24] G R. Seasonal variation in blood pressure in man. *Nature Lond*, 1961, **189**: 235.

[25] Yamamoto K, Iwase S, Mano T. Responses of muscle sympathetic nerve activity and cardiac output to the cold pressor test. *Japan J Physiol*, 1992, **42**(2): 239-252.

[26] Morabito M, et al. Relationships between weather and myocardial infarction: a biometeorological approach. *Int J Cardiol*, 2005, **105**(3): 288-293.

[27] Revich B, Shaposhnikov D. Excess mortality during heat waves and cold spells in Moscow, Russia. *Occup Environ Med*, 2008, **65**(10): 691-696.

[28] Fregly M J, Schechtman O. Direct blood pressure measurements in rats during abrupt exposure to, and removal from, cold air. *Proc Soc Exp Biol Med*, 1994, **205**(2): 119-123.

[29] Arjamaa O, et al. Are the blood pressure and endocrine responses of healthy subjects exposed to cold stress altered by an acutely increased sodium intake? *Eur J Appl Physiol*, 2001, **84**(1-2): 48-53.

[30] Gao X Y, et al. Resetting blood pressure by a closed-loop implanted chip system in normotensive rats. *Life Sci*, 2006, **78**(10): 1129-1134.

[31] Wilson T E, et al. Effect of aging on cardiac function during cold stress in humans. *Am J Physiol Regul Integr Comp Physiol*, 2010, **298**(6): R1627-1233.

[32] Wilson T E, et al. Skin-surface cooling elicits peripheral and visceral vasoconstriction in humans. *J Appl Physiol*, 2007, **103**(4): 1257-1262.

[33] Stout R W, Crawford V. Seasonal variations in fibrinogen concentrations among elderly people. *Lancet*, 1991, **338**(8758): 9-13.

[34] Gerber Y, et al. Seasonality and daily weather conditions in relation to myocardial infarction and sudden cardiac death in Olmsted County, Minnesota, 1979 to 2002. *J Am Coll Cardiol*, 2006, **48**(2): 287-292.

[35] Sun Z. Cardiovascular responses to cold exposure. *Front Biosci* (Elite Ed), 2010, **2**: 495-503.

[36] Chambers J B, et al. Cardiovascular and metabolic responses of hypertensive and normotensive rats to one week of cold exposure. *Am J Physiol Regul Integr Comp Physiol*, 2000, **279**(4): R1486-1494.

[37] Fregly M J, et al. Effect of chronic treatment with losartan potassium (DuP 753) on the elevation of

blood pressure during chronic exposure of rats to cold. *Pharmacology*, 1993, **46**(4): 198-205.

[38] Fernandez M L, Webb D. The LDL to HDL cholesterol ratio as a valuable tool to evaluate coronary heart disease risk. *J Ame Coll Nutr*, 2008, **27**(1): 1-5.

[39] Antonios T F, et al. Structural skin capillary rarefaction in essential hypertension. *Hypertension*, 1999, **33**(4): 998-1001.

[40] Prewitt R L, Chen II, Dowell R. Development of microvascular rarefaction in the spontaneously hypertensive rat. *Ame J Physiol*, 1982, **243**(2): H243-251.

第 10 章 结论及防御对策

10.1 主要结论

(1)冷空气降温过程对大鼠心血管系统的影响主要造成其血压的升高,其可能机制是兴奋了交感神经系统和血管紧张素系统。

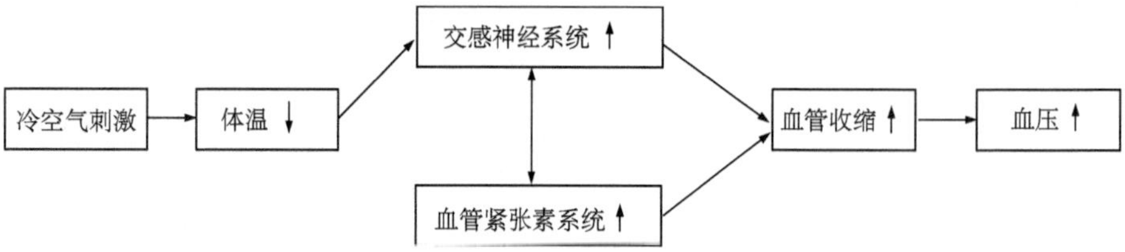

(2)冷空气降温过程可能间接通过增高心血管疾病危险因子水平而增大大鼠心血管疾病危险。

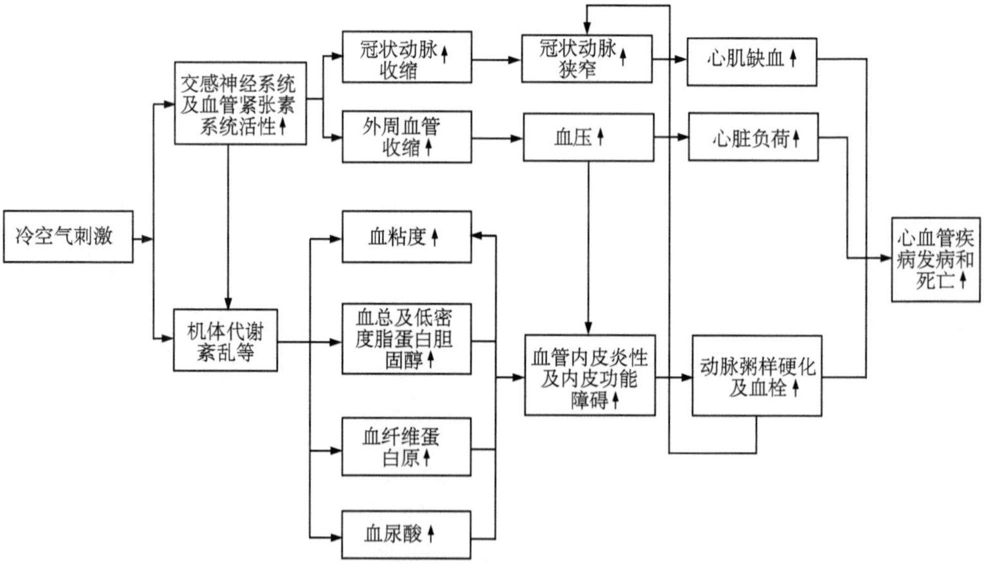

(3)冷空气降温过程造成了高血压大鼠心肌的损害,说明对心血管疾病大鼠影响强于对健康大鼠的影响。

(4)冷空气降温过程对大鼠心血管系统的影响及心血管疾病危险随着冷空气级别的升高而增大,并且冷空气结束后强于降温过程,但降温过程可能主要是血压升高带来的危险占优势,而冷空气结束后可能是动脉粥样硬化危险因子升高带来的危险占优势。

(5)不同级别冷空气的心血管疾病危险可能可以对本研究所选择的心血管疾病危险因子通过如下公式积分来进行评价。

$$R_{\mathrm{CVD}}=\left(\frac{\Delta a}{\bar{a}}+\frac{\Delta b}{\bar{b}}+\frac{\Delta c}{\bar{c}}+\cdots\right)\times 100$$

此公式中 R_{CVD} 为心血管疾病危险积分，a、b、c、…分别代表不同的心血管疾病危险因子。

10.2　预防措施

流行病学研究发现低温刺激更易引起老年人群及心血管疾病人群发生心血管疾病发病和死亡，而且本研究也证明心血管疾病大鼠更易受到冷空气的影响而出现心肌损伤。于此，本预防措施主要针对老年人群及心血管疾病人群。

10.2.1　基本预防

根据冷空气级别提供预警信息；老年人群及心血管疾病人群应根据冷空气级别强度采取足够的保暖措施及减少接触冷空气暴露的机会。

10.2.2　减少损害

(1)冷空气来临前服用降压药

冷空气刺激能够引起血压升高。因此，患有高血压疾病人群应根据冷空气预报服用足量的抗压药如 NEα 受体拮抗剂及血管紧张素受体 AT1 拮抗剂等，从而减少冷刺激引起血压升高而带来的心血管疾病。

(2)补充水分

冷空气过程引起血液中心血管疾病危险因子的增多，其中血液浓缩是原因之一。因此，冷空气来临时补充足够的水分能够降低血液黏度，从而预防血栓等疾病的发生。

10.2.3　医疗服务

各医疗机构应根据冷空气强度级别采取相应的服务措施。如各社区卫生院等应根据各区域内人群年龄及健康状况等因素提示和给予相应的预防建议，并重点关注冷空气易感人群。各级医院应在冷空气来临前尽量补充足够的心血管疾病抢救人员及药品等，尤其增加急救科室的人员和心血管疾病药品配置。

10.3　创新与不足

10.3.1　创新性

经与文献比较，本研究具有以下创新点：

(1)收集多年冷空气变温数据建立冷空气模型,并利用环境气象模拟箱模拟,探讨了不同级别冷空气过程对大鼠心血管系统的影响。

(2)选择了高血压大鼠作为心血管疾病模型大鼠,并与健康大鼠相比较,探讨了冷空气变温过程对健康大鼠和高血压大鼠影响的差异。

(3)利用了心血管疾病危险因子作为评估冷空气变温过程的心血管疾病危险性。

10.3.2 不足

通过仔细分析发现,本研究也存在许多缺陷。虽然已有研究证实低温天气造成心血管疾病等疾病发病和死亡升高的原因主要与气温有关,但是对于冷空气变温过程中的其他气象因素如风速、湿度及气压等仍然值得进一步探讨;本研究在研究冷空气变温过程对心血管系统的影响时仅选择了两个时点收集指标,所以其变温过程心血管系统等指标的变化没有与变温相对应的逐时数据;此外,作为动物实验,其自身的缺陷就是动物本身与人类的差异性。因此,为了更进一步的探讨冷空气变温过程对人体的实际影响,还应加强模拟冷空气对人群的影响。

附录 1

缩略语中英文全称

缩略语	英文全称	中文全称
CVDs	Cardiovascular diseases	心血管疾病
NE	Norepinephrine	去甲肾上腺素
EPI	Epinephrine	肾上腺素
ET-1	Endothefin-1	血管内皮素-1
ANG-Ⅱ	Angiotensin Ⅱ	血管紧张素Ⅱ
Mb	Myohemoglobin	肌红蛋白
cTnT	Cardiac troponin T	肌钙蛋白 T
CK-MB	Creatine kinase-MB	肌酸激酶同工酶
WBV	Whole blood viscosity	全血黏度
UA	Uric acid	尿酸
FG	Fibronigen	纤维蛋白原
TC	Total cholesterol	总胆固醇
TG	Triglyceride	甘油三酯
LDL-c	Low density lipprotein cholesterol	低密度脂蛋白胆固醇
HDL-c	High density lipprotein cholesterol	高密度脂蛋白胆固醇
LDL-c/HDL-c	Low density lipprotein cholesterol/ High density lipprotein cholesterol	低密度脂蛋白胆固醇/高密度脂蛋白胆固醇
Tr	Temperature recover point	复温点
Te	Entire temperature change	气变温化全过程
T_{min}	The minimum temperature point	最低温点
$\downarrow \Delta T_{48}$	Temperature dropping of Tmin in 48 h	48 小时最低温降温幅度
CPT	Cold press test	冷刺激实验

文章编号:1006-7639(2011)-03-0350-05

气象条件对心脑血管疾病的影响研究进展

马守存[1,4] 张书余[2] 王宝鉴[3] 罗斌[1]

(1. 南京信息工程大学,江苏 南京 210044;2. 甘肃省气象局,甘肃 兰州 730020;3. 兰州中心气象台,甘肃 兰州 730020;4. 中国气象局兰州干旱气象研究所,甘肃 兰州 730020)

摘 要:综述了国内外利用流行病学和动物实验研究气象对心脑血管疾病影响的研究进展,并且从不同的天气形势和天气过程着手,总结了气象要素的变化对心脑血管疾病发病率和死亡率影响的机理。心脑血管疾病的发生是复杂的多因素引起的,其中气象因子对其发生有一定不利的影响。冷锋、暖锋、台风以及焚风天气会对心脑血管疾病的发病率和死亡率产生不利的影响,并且在温、压、风、湿骤变时,心脑血管发病率最高。

关键词:气象因素;心脑血管疾病;研究进展

中图分类号:P49 **文献标识码**:A

引言

早在2000 a前人类就已经开始观察天气、气候的变化对人体健康与疾病的影响,如今由于气候变化和频繁的灾害性天气,人们越来越关注生活环境和自身健康之间的关系,大气环境对人类健康产生的影响也受到了更多的关注。

天气的变化,特别是一些特殊天气(或极端天气)往往会降低人体对疾病的抵御能力,使人受到强烈的非特异性刺激,就会引发或者加重心脑血管疾病和呼吸系统疾病。陆晨、张书余等[1~4]的研究结果也证明了这一点。美国的伊利诺斯大学教授Petersen最先用单一气象要素为研究指标,系统地进行了气候对疾病以及疗养方面的研究,后来国内这方面的研究也

基金项目:国家自然科学基金项目"冷空气对心脑血管疾病的影响及其机制研究"(40975069)资助

作者简介:马守存(1985—),女,青海省大通县人,硕士研究生,研究方向为医疗气象.E-mail:msc_ever@163.com

渐渐兴起。刘学恩等[5~7]利用统计方法研究表明气象因子对不同地区心脑血管疾病和呼吸系统疾病有影响，并得出心脑血管疾病发病率冬季最高，其次为秋季、春季，夏季最低[8~9]。心脑血管疾病发病率随着日平均温度、日平均地面气压的降低而增加，它与最低气压呈正相关、与平均气温呈负相关，并且气温与心脑血管疾病发病率或死亡率之间存在"U"、"V"或"J"形关系，即当气温低于或高于某一临界温度时，随着温度的降低或升高，心脑血管疾病的发病率和死亡率逐渐升高[10~12]，这种气象要素的变化对心脑血管疾病的诱发或加重具有一定的滞后性[13]。有人针对高温、冷空气以及其他气象要素对人类健康影响的机理做了研究[14~15]，指出低温对心脑血管疾病的影响主要通过增加血液黏度、红细胞数量以及纤维蛋白原水平，从而引起血压升高，外周血管收缩，血流阻力增加。此外，低温刺激儿茶酚胺分泌增多，进而引起心脑血管痉挛，斑块破裂，血小板聚集形成血栓，导致心脑血管疾病发生[16~17]。气温升高时，通过影响人体温度、血液黏度以及血液流速、心脏和肺部承受压力从而产生影响，最终对心脑血管疾病产生影响。

本文着重从不同的天气形势和天气过程出发，再结合国内外研究结果，初步推断了不同天气形势和天气过程在温、压、风、湿等气象要素变化时，对心脑血管疾病的影响。

1　国内外研究进展

1.1　冷锋和冷高压对心脑血管疾病的影响

冷锋和冷高压都是由冷气团控制的天气形势，冷锋、冷高压经过时气象要素会发生剧变，会导致大幅度降温，湿度骤降，气压升高，常常带来较强的风，也有众多的研究表明冷空气的活动会影响到心脑血管疾病的发病率和死亡率[18~19]。

国内外有关冷空气对心脑血管疾病的影响研究众多，较早的研究是应用流行病学方法[20~22]，在典型的冷空气经过时，统计心脑血管疾病患者的发病率和死亡率，再进一步统计分析，从而说明气象对心脑血管疾病的影响，但是很多较早的研究只是以单一的气象要素(温、压、风、湿)为研究对象，讨论单个气象因子变化时对心脑血管疾病的影响，或者应用流行病学方法统计心脑血管疾病患者的发病率和死亡率与气象要素变化之间的关系。到了21世纪初，国内的研究也逐渐起步，主要是分析不同地区冷空气过境时温、压、风、湿气象要素的变化对心脑血管疾病的发病率和死亡率的影响，得到心脑血管疾病的发病率、死亡率和气象因子有着密切的相关。董墓壶[23]研究得出了冷高压控制的南宁市气温日较差可达10℃以上，期间心脑血管疾病的发病率和死亡率都有所增加。印佩芳统计了浙江省的冷空气对脑卒中的影响时发现，与那次降温天气过程相联系的脑卒中、脑出血、脑梗死发病次数分别占全年总数的70%、67%和73%，这比平均发病次数要高[22]。心脑血管疾病的月发病人数高峰在3月，其次在4、5、9、10月，以春季最高(26.60%)、冬季较低(23.56%)。气象要素的变化对心脑血管疾病的诱发或加重具有一定的滞后性[13,24]。

随着气象学、统计学和实验方法的发展，冷空气对心脑血管疾病的影响研究从单一的气象因子研究发展到了从不同天气过程出发或者在人工气候箱做动物实验，进行机理研究，探讨温、压、风、湿综合变化的作用下对心脑血管疾病的影响。这方面的研究在国内比较少，在国外已经比较成熟，Choisnel 等[25~26]对气象因素影响人类健康的机理做了研究，研究表明当气温骤降、风速增大、气压上升时，人体血管收缩、血压升高、心率加快，心肌耗氧量增加，同时在寒冷的刺激下，儿茶酚胺分泌增加，易使血小板聚集而形成血栓，使血流缓慢造成心肌缺氧，严重时可导致冠状动脉痉挛及其他冠心病症状。也有研究指出[22~23]，气温的下降使人体内的肾上腺激素水平上升，体表血管收缩以减少热量的散发，同时肾上腺素使得心率加快，心输出量增加，导致血压升高，因此，在寒冷空气影响下会导致高血压患者因寒冷刺激而发生脑卒中[8]。

廖小燕[2,27]等从流行病学出发，统计了冷空气影响下，心脑血管疾病患者的发病率和死亡率的变化，再从温度的变化对心脑血管疾病影响的机理入手，说明在寒冷刺激时，可使副交感神经兴奋，可诱发冠状动脉痉挛，使冠状血管收缩，心跳减慢，血压升高，并且寒冷刺激时还可以使儿茶酚胺分泌增多，形成血栓，从而导致心肌梗死。

有研究者从冷空气对心脑血管疾病影响的机理出发，研究得出当冷锋过境或者过境以后，可使交感神经兴奋，引起血管收缩以及血管平滑肌亢进(痉挛)，血管阻力增加，血压升高，儿茶酚胺分泌液增多，使血小板形成血栓，而且此时气压的锋面可使人体血管的收缩难以适应从而引起脑中风。

有资料表明[8]，高血压主要发生在强冷空气来临之前的低气压暖气团控制至强冷空气(冷气团)冷锋通过时气压上升、温度下降为止这段时间内，当冷锋通过后，气压迅速升高，气温骤降，急剧的冷暖变化，使肾上腺髓质释放肾上腺素、去甲腺素到血液中去的数量急剧增加；另外气温激剧下降，可使交感神经兴奋，也使肾上腺髓质分泌的肾上腺素增加。肾上腺素的增加可提高心脏排血量，甲肾上腺素的增加可使细小动脉痉挛，因而使血压上升，因此天气冷暖变化可以诱使高血压病复发或发生。这说明在气温、气压变化幅度比较大的时候，高血压疾病患者的发病率比较高。而且寒冷空气对人体健康危害很大，会使交感神经兴奋，肾上腺髓质释放肾上腺素到血液中去的数量急剧增加，可提高心脏排血量，从而导致血压升高。陆晨研究指出，在冷空气过境时气压急速上升，气温迅速下降，高血压发病人数也较多。因此冷空气的影响会使患者心脑血管疾病的发病次数增加。

在冷空气对心脑血管疾病影响的众多研究当中，多注重于温度和压强的变化对心脑血管疾病产生的影响，一方面应用流行病学的方法，研究在冷锋过境时或冷高压控制下，气象要素变化对心脑血管疾病的影响；另一方面是通过动物实验，从冷空气对心脑血管疾病的影响机理出发做了研究，基本得到了相同的结果。

1.2 暖锋对心脑血管疾病的影响

暖锋过境后，气温会上升，气压下降，天气转晴。暖锋天气形势下降水强度小、范围广、时间长，在这样的天气形势下容易导致心脑血管疾病的发病，此时的心脑血管发病入院人数最多[25]。

20 世纪，暖锋对心脑血管疾病影响的研究在国外逐渐已经比较成熟，很多研究者利用流行病学方法，统计不同城市和地区气温的升高对心脑血管疾病的影响，有研究表明[28]，在伦敦，当温度高于 19℃时，气温每升高 1℃，心脑血管疾病的发病率将会增加 3.01%；在荷兰，当温度高于 16.5℃时，心脑血管疾病就会增加 1.86%；Russia 对莫斯科和俄国气象要素变化对心脑血管疾病的影响做了统计分析，得到了相似的结论。国内最初有关气象对心脑血管疾病影响的研究也是从流行病学出发，统计了不同地区和城市心脑血管疾病的发病率与气象要素之间的关系。李雄[29]等的研究表明，夏季高温（最高气温≥34℃）、同时气压偏低易引起冠心病发病，1998 年 8 月 19 日南宁当月气温最高、气压最低，这天发病人数最多。杨宏青等[30]研究结果表明，当气温骤降、气压剧升时容易造成脑溢血的发病；而当气温剧升、气压下降时，脑梗死的发病率将升高[31,32]。由此可见，高温高湿、低气压天气极易诱发心脑血管疾病。

利用流行病学的研究方法对暖锋与心脑血管疾病之间的关系做了统计研究，并且得到了初步的结果之后，人们开始关注于暖锋过境时，气象因素影响心脑血管疾病的机理。国外有关暖锋对心脑血管疾病的影响机理研究起步较早，Katz[19]建议采用临床试验，对气象与心脑血管疾病之间的关系进行研究，Braga[32]等众多机理研究表明，暖锋对心脑血管疾病的影响主要是由于高温可以引起交感神经兴奋，使肾上腺分泌的肾上腺素先增多，后减少，机体起先因受热而导致血管扩张，继而血管又收缩；气温较高又使人体排汗增加，大量的钠随之排泄，导致细胞的电解质紊乱和酸碱平衡失调而出现心律失常，水分的过多丢失会引起循环障碍，容易使心脑血管疾病患者复发[8]。

暖锋过境时气压下降、气温上升，有的研究从暖锋过境时气象要素变化的特征入手，研究气象要素的变化对心脑血管疾病的影响，表明暖锋过境会导致心脑血管疾病发病率的增加。也有研究者从这些变化对心脑血管影响的机理出发，动物实验和流行病学方法相结合，研究了暖锋过境时产生的变化对心脑血管疾病的影响，得出了相同的结论。因此，暖锋的影响会使心脑血管疾病的发病率和死亡率增加。

1.3　副热带高压对心脑血管疾病的影响

中国东部夏季江淮流域的大雨与副热带高压有密切相关，盛夏时海洋上的暖湿空气流动到大陆上，容易造成酷热无雨的伏旱天气，在副热带高压控制下的高压中心，高温、高湿是最显著的特点。受到高温、高湿天气的影响，心脑血管疾病的发病率逐年上升，形成了继冬季以后的第 2 个高峰期。

众多副热带高压对心脑血管疾病的研究中，最初的研究是利用流行病学方法，统计分析副热带高压导致的气象要素变化对心脑血管疾病的影响研究。研究表明当日平均相对湿度>70%时，心肌梗死发病率增加。南宁市最高气温为 31.4℃，最低气压为 999.6 hPa，相对湿度为 76%，属高温、高湿天气，15、16 日心脑血管疾病发病住院人数剧增[31]；日本的桑原医生对 25 名陈旧性心肌梗死病人在不同温度的环境下做了运动负荷实验，结果表明高温高湿的条件下，最易诱发心肌梗死。也有研究表明[3,31]，高温、高湿的天气容易导致心脑血管疾病的发病。日平均气压升高时，老年高血压患者的血压有上升的趋势，这与王玲研究高血压发病与日平均气温、日平均气压之间的关系基本相符[16]。王佳佳[33]对北京市某区日最高气温与某医院心脑血管疾病急诊人次的关系做了研究，结果表明日最高气温对心脑血管疾病有着不利影响。众多的流行病学研究表明，副热带高压中心的高压、高湿环境会对心脑血管疾病患者的发病率和死亡率产生不良影响。

随着气象学、统计学和实验方法的发展，副热带高压对心脑血管疾病的影响机理研究也证实了流行病学方法得到的研究结果。Marita[34]对不同海拔高度的小鼠做了研究，表明压力的变化会引起小鼠疾病的发生。黄如训[35]等对RHRSP大鼠血压的变化与气象因素关系的研究表明，气象要素的变化会导致心脑血管疾病发病率增加。张书余[2]总结了高温、高压对心脑血管疾病的影响机理，表明当温度达到30℃时，人体便开始发热，人体散热只能通过出汗以及皮肤和肺泡表面蒸发来完成，此时皮肤血管扩张，血液重新分配，同时心排出量增加，心脏负荷加重，最终导致心功能衰减，心排血量降低。另外，高温出汗会使人体内盐分丢失，导致电解质紊乱和酸碱平衡失调，出现心律失常，此时患有心脑血管疾病的患者的病情容易恶化。

1.4 台风对心脑血管疾病的影响

台风风速可达12～13级，台风眼附近为漩涡风雨区，风大雨大，台风中心附近最大风力一般为8级以上。台风经过时常伴随大风和暴雨或特大暴雨等强对流天气。而且台风是最强的暴雨天气系统之一，在经过的地区一般能产生150～300 mm降水，少数台风能导致1000 mm以上的特大暴雨。

有关台风对心脑血管疾病的影响研究比较少，印佩芳[22]在其研究中指出，一次台风过程后，确诊为脑出血与脑梗死分别各占总数的10%与6%，脑出血、脑梗死发病概率比平时高。另外有研究表明[36]，风速的大小与冠心病的发作有关，风速≥4 m/s的天气冠心病的日平均发病数是风速<4 m/s天气的1.44倍。台风是最强的暴雨天气系统之一，但是针对台风对心脑血管疾病的影响的研究比较少，应该做进一步的流行病学和毒理实验的研究，以探明台风对心脑血管疾病的影响。

1.5 焚风对心脑血管疾病的影响

由于焚风现象是湿空气越过山脉，在山脉背风坡一侧下沉时增温，因而气团所经之地湿度明显下降，气温也会迅速升高，白天温度可突然升高20℃以上，温度>30℃，初春的天气会变得像盛夏一样，相对湿度<30%、日照强、风速>3 m/s。

有关焚风对人体心脑血管疾病的影响的研究比较少见，根据以往的数据显示，强的焚风可以在1～2 h内骤然升温，石家庄曾有在几个小时内升温10.9℃的记录。1966年在加拿大产生了4 min升温21℃的记录；在意大利西西里岛的首府巴勒莫曾出现3 min升温17℃的记录。也有研究指出，骤然升温会使人体感到不适，心跳加快，心悸，血压升高，年老体弱和有心血管疾病的人病情会加重[37,38]。

有资料系统总结了焚风对心脑血管疾病的影响机理[8]，表明干热的焚风可以引起交感神经兴奋，使肾上腺分泌的肾上腺素先增多后减少，机体起先因受热而导致血管扩张，继而血管又收缩。而且焚风导致的天气不仅热，而且十分干燥，使人体排汗增加，大量的钠随之排泄，为了补充细胞的电解质不足，血钾浓度增高，高血钾对心肌有毒性作用，同时糖皮质激素分泌增加，促进血钾排泄，但会引起 17－酮分泌减少，这会引起心律减慢，肌肉较弱，精神不集中。由于干热的风引起了正离子增多，正离子作用于人体，使人体 5－羟色胺释放增多，进而出现鼻塞、呼吸困难等症状，同时栓塞、中风、心血管疾病将增加。

2　结论与展望

(1)冷锋和冷高压会导致大幅度降温、气压急速升高，引起交感神经兴奋，从而引发身体一系列的变化，最终导致脑中风、心肌梗死、高血压等心脑血管疾病的发病率和死亡率升高。

(2)在暖锋过境时，当温度高于一定值时，随着温度的上升，心脑血管疾病的发病率随之增加。

(3)高温、高压对心脑血管疾病的影响机理表明，当温度达到 30℃时，人体便开始发热，人体散热只能通过出汗以及皮肤和肺泡表面蒸发来完成，此时皮肤血管扩张，血液重新分配，同时心排出量增加，心脏负荷加重，最终导致心功能衰减，心排血量降低。另外，高温出汗会使人体内盐分丢失，导致电解质紊乱和酸碱平衡失调，出现心律失常，此时患有心脑血管疾病的患者的病情容易恶化。

(4)心脑血管疾病的发作与风速的大小有关，风速≥4 m/s 的天气，心脑血管疾病的日平均发病数比风速＜4 m/s 天气的发病人数高。

(5)焚风可以导致骤然升温，温度的骤然升高会导致人体体感的不适，心跳加快，心悸，血压升高，年老体弱和有心血管疾病的人病情会加重。

有关气象要素对心脑血管疾病影响研究中，冷空气和高温热浪对心脑血管疾病的影响研究比较多，并且在国内外研究结果中，针对某一疾病的研究，不同的研究会得出相似的结果。但是针对某个具体的天气形势或者天气过程，研究它们对心脑血管疾病影响的结论比较少，因此，在今后的研究中应该充分利用不同的天气形势和过程，应用流行病学的方法统计不同的天气过程中心脑血管疾病患者的发病率和死亡率的变化，研究其对心脑血管疾病的影响，得出对人类健康真正有益的预测和预报方法，提醒人们根据医疗气象预报着装、调节人工小气候来预防疾病的发生，提高人们的生活质量。

已有研究表明，台风和焚风对心脑血管疾病会产生不利的影响，但对这方面的研究却不多，因此，应该加强此方面的研究。

参考文献

[1] 陆晨．疾病发病与特殊天气过程的相关特征[J]．气象科技，2004，**32**(6)：429-432.

[2] 张书余，王宝鉴，谢静芳，等．吉林省心脑血管疾病与气象条件关系分析与预报研究[J]．气象，2010，

36(9):115-119.

[3] 杨民,丁瑞强,王式功,等. 兰州市大气气溶胶的特征及其对呼吸道疾病的影响[J]. 干旱气象,2005,**23**(1):54-57.

[4] 刘学恩,李群娜,赵宗群等. 气温及冷空气对武汉市心脑血管疾病死亡率的影响[J]. 中国公共卫生,2002,**18**(8):948-950.

[5] Saez M,Sunyer J,Castellsague J,et al. Relationship between weather temperature and morality: a time series analysis approach in Barcelona[J]. *International Journal of Epidemiology*, 1995, **24** (3): 576-582.

[6] Woodhouse P R,Khaw K T,Plummer M,et al. Seasonal variations of plasma fibrinogen and factor VII activity in the elderly: winter infections and deathfrom cardiovascular disease[J]. *Lancet*,1994,**34**(3): 435-439.

[7] 朱勇,陈晓东. 气象因素对心脑血管疾病日死亡人数影响的时间序列研究[J]. 现代预防医学,2008,**35**(6):1036-1040.

[8] 杨正志,杨利华. 气象因素对老年高血压患者血压的影响[J]. 世界中西医结合杂志,2009,**4**(6): 418-419.

[9] 曾四清,介评. 全球气候变化对传染病流行的影响[J]. 国外医学医学地理分册,2002,**23**(1):36-38.

[10] Keatinge W R,Coleshaw SRK,Cotter F,et al. Increases in platelet and red cell counts,blood viscosity, and arterial pressure during mild surface cooling:factors in mortality from coronary and cerebral thrombosis inwinter[J]. *Br Med J* ,1984,(289):1405-1408.

[11] Hajat S,Haines A. Associations of cold temperatures with GP consultation for resperatory and cardiovascular diseases among the elderly in London[J]. *International Journal of Epidemiology*, 2002, (31):825-830.

[12] Medina-Ramn M,Schwartz J. Temperature,temperature extremes,and mortality:a study of acclimatisation and effect modification in 50 US cities[J]. *Occup Environ Med* ,2007,(64):827-833.

[13] 岳海燕,申双和. 呼吸道和心脑血管疾病与气象条件关系的研究进展[J]. 气象与环境学报,2009,**25**(2):57-61.

[14] Basu R,Ostro B D. A multicounty analysis identifying the populations vulnerable to mortality associated with high ambient temperature in California[J]. *Am J Epidemiol* ,2008,**168**:632-637.

[15] Myles W S. The Excretion of 11-HydroxycorticosteroidsRats During Exposure to A1titude[J]. *Biometeor*,1972,**16**(4):367-374.

[16] 王玲,白原,刘小云,等. 高血压与气象因素的关系[J]. 医学综述,2007,**13**(3):239.

[17] 王玲,白原,刘小云,等. 冠心病与气象因素的关系[J]. 临床荟萃,2007,**22**(3):178-179.

[18] 张书余. 医疗气象预报基础[M]. 北京:气象出版社,1999:56.

[19] Ktz A,Biron A,Ovsyshcher E,et al. Seasonal variation in sudden death in the Negev deseregion of Israel[J]. *IMAJ* ,2000,**2**:17-21.

[20] EI Mukammal G A,McKay,Neumann H H. A Note on Cardiovascular Diseases And Physical Aspects of the Environment[J]. *J Biometeor* ,1984,**28**(1):17-28.

[21] Burnett R T,Dales R. Associations between Ambient Particulate Sulfate and Admissions to Ontario Hospitals for Cardiac and Respiratory Diseases[J]. *American Journal of Epidemiology* ,1995,(142):

17-22.

[22] 印佩芳,马辛宇,袁军,等. 脑卒中与天气过程的关系[J]. 气象,**19**(12):44-53

[23] 董墓壶,黄香杏,林莹,等. 高血压发病与短期天气变化关系分析[J]. 广西气象,2000,**21**(2):43-48.

[24] Basu R,Ostro B D. Amulticounty analysis identifying the populations vulnerable to mortality associated with high ambient temperature in California[J]. *Am J Epidemiol*,2008,(168):632-637.

[25] Choisnel E,Cohen J C,Poisvert M,et al. Weather and acute cardiovascular attacks:statistical analysis and results[J]. *Experientia*,1987,(43),:27-32.

[26] Culic,Eterovic D,Miric D Meta. Analysis of possible external triggers of acute myocardial infarction [J]. *J Cardiol*,2005,(9):1-8.

[27] 廖小燕,赵宗群,赵宗慈. 气温及冷空气对北京市心血管疾病死亡率的影响[J]. 中国全科医学杂志,1999,(增刊):56-57.

[28] Hajat S,Haines A. Associations of cold temperatures with GP consultation for resperatory and cardiovascular diseases among the elderly in London[J]. *International Journalof Epidemiology*,2002,(31):825-830.

[29] 李雄,董蕙青,郭琳芳,等. 南宁医疗气象预报系统[J]. 广西气象,2005,**26**(1):35-40.

[30] 杨宏青,陈正洪,刘建安. 武汉市中暑发病的流行病学分析及统计预报模型的建立[J]. 湖北中医学院学报,2000,(3).

[31] 郭琳芳,董惠青,覃天信. 南宁市居民心脑血管疾病与气象要素关系探讨[J]. 广西预防医学,2000,**6**(6):341-343.

[32] Braga L F,Antonella Zanobetti,Joel Schwartzl. The Effect of Weather on Respiratory and Cardiovascular Deaths in 12 U. S. Cities Alfesio[J]. *Environmental Health Perspectives*,2002,**110**(9):859-863.

[33] 王佳佳,郭玉明,李国星,等. 日最高气温与医院心脑血管疾病急诊人次关系的病例交叉研究[J]. 环境与健康杂志,2009,**26**(12):1073-1076.

[34] MaritaL Nelson,Srebnik H H. Comparison of the Reproductive Performance of Ratsat High Altitude (3800 m) and at Sea Level [J]. *Biometeor*,1970,**14**(2):187-193.

[35] 黄如训,肖小华,李玲,等. 气象因素促发卒中的实验研究[J]. 中华老年医学杂志,2001,**20**(5):366-368.

[36] 赵素萍,范惠洁,王秋芳. 气象因素对北京顺义区居民心脑血管疾病影响的研究[J]. 中国慢性病预防与控制,2000,**8**(1):7-8.

[37] 骆继宾. 谈谈焚风效应[J]. 气象知识,38-39.

[38] 王锡稳,王宝鉴,黄玉霞,等. 兰州市心血管病与气象条件分析[J]. 干旱气象,2001,**19**(1):29-32.

Review About the Impact of Meteorology Condition on Cardiovascular and Cerebrovascular Diseases

MA Shoucun[1,4], ZHANG Shuyu[2], WANG Baojian[3], LUO Bin[1]

(1. *Nanjing University of Information Science & Technology*, *Nanjing* 210044, *China*; 2. *Gansu Provincial Meteorogical Bureau*, *Lanzhou* 730020, *China*; 3. *Lanzhou Central Meteorological Observatory*, *Lanzhou* 730020, *China*; 4. *Institute of Arid Meteorology*, *CMA*, *Lanzhou* 730020, *China*)

Abstract: The researches on medical meteorology, especially the influence of weather or climate on cardiovascular diseases were reviewed by integrating the epidemiology and animal experiments. The causation of the cardiovascular diseases is complex, and meteorological factors can induce the cardiovascular diseases, for example, the cold front, warm front, typhoon and foehn weather would increase morbidity and mortality of cardiovascular diseases, and when the meteorological factors change abruptly, the morbidity of cardiovascular and cerebrovascular diseases would behigher.

Key words: meteorological factors; cardiovascular and cerebrovascular diseases; research advance

医疗气象学研究方法进展

周骥[1] 张书余[2] 王宝鉴[3] 罗斌[1]

(1. 南京信息工程大学应用气象学院,南京 210044;2. 甘肃省气象局,兰州 730020;3. 兰州中心气象台,兰州 730020)

摘 要:综述了近年来国内外有关医疗气象的研究方法,特别是介绍了统计学方法(相关分析和回归分析方法、时间序列方法),流行病学方法(描述性研究方法、队列研究方法、病例对照和实验流行病学研究方法),毒理学方法(动物实验、细胞分子实验),以及用这些方法所得出的研究结果。对今后医疗气象的研究进行了展望,指出应进一步加强气象与医疗两个学科之间的合作,增强机理方面的研究。利用气象条件对疾病影响的机理性研究结果为医疗气象预报做好服务。

关键词:医疗气象;气象条件;疾病;研究方法

前言

医疗气象学是一门为了使人类免受不利气象条件的影响,防止疾病的发生、发作、流行,而展开的研究气象对人体健康影响规律的学科。医疗气象学作为一门边缘科学,有人称它为"医学气象学",作为生物气象学的一个部分,又可称为"人类生物气象学"。

人类的进化及文明的发展过程都与气候的变化有关,不管物质世界发展到何种程度,人类都不能脱离赖以生存的大气、土壤、水等环境。外界环境作用于人体,不是单一地改变它的一般状态,而是在机体内引起各种复杂的反应。而不同的个体有着不同的反应,对身体健康的人来说影响也许比较小,但对年老、病残及儿童来讲,天气的剧烈变化对他们的影响较大。医疗气象学的任务就是探索自然和人工环境下适宜人类生活的气象条件,从而保护人类免受不良气象条件的影响,并利用有利的气象条件增强体质、预防疾病和促进人类的生产生活[1]。

1 医疗气象学的发展

医疗气象有着悠久的历史,在国外,公元前 400 年被称为"医学之父"的 Hippocrates 在

基金项目:国家自然科学基金面上项目"冷空气对心脑血管疾病的影响及其机制研究"(40975069)资助
作者简介:周骥,男,1985 年生,硕士,研究方向医疗气象,Email:zhoujigood@163.com

他的著作中就已有气候影响健康的记载。医疗气象学真正有所发展是在第二次世界大战以后，但那时的研究比较离散，彼此之间没有相互联系。后来在荷兰地理学家 Tromp 教授(从事肿瘤地理分布研究)与德国首家医疗气象研究站的创建者巴伐利亚的 Ungheuer 博士的推动下，于 1956 年 8 月 29—31 日在法国巴黎召开了一次国际生物气象座谈会，在会议期间成立了国际生物气候及生物气象学会(现称国际生物气象学会)，医疗气象为生物气象学的一个分支[2]。

国际生物气象学会的成立，推动了医疗气象学科的发展，许多国家开始进行系统的研究，并有了许多科研成果。1957 年起每 3 年举行一次国际性的学术交流会，1956 年出版了国际生物气象学杂志。不少国家都先后建立了相应的学会，并进行了地区性的学术讨论会，如联邦德国自 1953 年起，每 3 年举行一次；日本 1961 年起每年一次；美国 1969 年开始每隔 3 年一次；瑞典 1980 年、澳大利亚 1982 年起均有规律地召开生物气象学术会议。

在我国，天气与人类健康同样是一个古老的话题，据有关资料介绍，早在两千多年前，人类就开始关注到天气、气候与人们健康的关系，并对气候变化可以致病有了一定的认识。我国在 20 世纪 50 年代对一些疾病的防治报告中，有了些关于气象因素与疾病关系的分析，并将季节和气象要素应用到分析中。60 年代开始才出现了真正意义上的研究，开始使用气团、大气环流来分析天气与流感、心脏病、中风死亡率的关系等；1971 年，全国开展了慢性气管炎的研究，气象条件对感冒、气管炎、心肺疾病影响的研究，推动了我国医疗气象事业的发展。1972 年，通过研究气象条件与感冒、气管炎、心肺疾病的关系，由中国医学科学院流行病研究所负责，成立了全国气象环境与呼吸四病关系研究协作组。1974 年，中央气象局召开的第 2 次应用气候学术会议，将医疗气象列为内容。从此，我国开始了较系统的医疗气象学的研究。1975 年，南京大学气象系举办医疗气象学讲座。1984 年，华东师范大学开设了研究生课程。1995 年 7 月在北京首次组织了国际生物气象学讨论会，来自 20 多个国家的医疗及气象科学家出席了会议。

2008 年中国气象学会成立了医疗气象专业委员会，挂靠兰州大学。2009 年 4 月 9—12 日兰州区域气象中心举办了全国医疗气象预报技术培训班，有来自十几个省的 60 多位专业预报技术人员参加了培训。同年 10 月 14—16 日在杭州召开了第 1 次医疗气象学术研讨会[3~6]。

2 医疗气象学研究方法进展

2.1 统计学方法

2.1.1 相关分析和回归分析

早在 20 世纪初，在德国的一些医师就利用统计学方法研究了天气条件与疾病的关系并发表了较多报告，提出了疾病的发生、发展与天气有关。20 世纪 30 年代，法兰克福大学小儿科主任 Derudder 教授首先用现代统计方法分析了天气与疾病的关系。

相关分析是回归分析的基础和前提，回归分析则是相关分析的深入和继续。单因素的一元相关分析方法研究了某一种气象条件的变化对某种疾病的影响。如：1969 年，德国的 Auliciems 选取 19 个中学的 23 个班级中 624 位 11～16 岁的中学生(378 男生，246 女生)，并运用多元回归分析法分析了环境高温对中学生的舒适度的影响[7]。1979 年，Fujita 利用相关分析研究了 204 名患有肾结石病人与天气条件之间的关系。结果发现，当天气变暖，气压下降的时候更容易加重患者的病情[8]。1984 年，意大利的 Formiconi 利用线性回归分析了佛罗伦萨市 353 位尿结石绞痛患者和天气条件之间的关系。结果表明，高温干燥且气压多变的天气下，患者病情容易加重[9]。2002 年，阿根廷的 Matilde 等利用线性相关方法，分析了阿根廷首都布宜诺斯艾利斯冬季和夏季期间门诊人数和天气条件之间的关系，结果发现在冬季气温骤降时消化系统疾病人数有所升高，并且在夏季高温、潮湿的天气下，骨骼和肌肉疼痛的人数明显增多[10]。2006 年，陆勤、顾品强选取上海市奉贤区中心医院 2000 年 1 月至 2004 年 12 月脑出血病例，并选取气压、温度、湿度、日照时数、降水、风速等 6 项常规气象因子，分别与脑出血疾病进行相关分析。结果表明，低温、低湿、高气压和风速 4 项因子最容易引起脑出血疾病的发病[11]。2007 年，王玲等对呼和浩特市 3 年的高血压住院及门诊病历与气温、气压等气象要素进行统计学相关分析，得到高血压发病与日平均气温呈负相关，与日平均气压呈正相关[12]。2008 年，李永红等对南京的 200 名老年慢性支气管炎患者随访一年，分季节采用逐步回归分析选出影响慢性支气管炎的主要气象因素。结果发现，影响发病的气象因子有气温、气压、风速、24 h 温差，并且当气象条件稳定，慢性支气管炎发病率低，气象条件多变，发病率高。降温和高气压是诱导支气管炎发病的主要气象因素[13]。2009 年，杨备战、赵科林等运用多元线性逐步回归分析对 3 所医院每月收治的急性心肌梗死的患者数与同期月气象因素进行分析。结果发现，冬季急性心肌梗死的发病率最高，并与环境温度、湿度和日光照射时间都有高度的相关性[14]。

相关分析与回归分析相结合，将研究区域和研究对象扩大。如：2002 年，刘达云等选择了南宁市 24252 例消化性溃疡患者，将其与南宁市同期四季气象进行相关分析，再与同期 7 类气象因子进行逐月、逐旬、逐候多元回归分析。结果发现，消化性溃疡发病与同期某些气温、气压、露点温度等气象因子密切相关[15]。2005 年，意大利的 Morabito 等运用相关分析和回归分析，研究了佛罗伦萨气象因子与心肌梗死的关系。结果发现，降温能引起心肌梗死的发作，高温也同样能引起心肌梗死的发作，并且每天持续 9 h 以上的高温造成的严重不适大大增加了入院率[16]。2006 年，李卫等研究了气象因素对青岛市区居民脑出血发病的影响，运用单因素相关分析结果显示：脑出血的月发病人数与温度指标呈负相关，与气压指标呈正相关；多元逐步回归分析显示：脑出血与月平均气压、月平均相对湿度和月平均风速有关。结论：脑出血发病与气温和气压突变有关，易于被降温诱发，多种气象因素相互协同或拮抗共同影响脑出血的发病[17]。2007 年，黎新宇等将北京地区 1996—2005 年猩红热月平均发病数据与可能影响猩红热发病的气温、气压、风速、日照时数、降水量等分别进行单因素相关分析和多元回归分析，结果发现，猩红热的发生与风速和日照时数呈显著相关性[18]。2009 年，徐联等运用相关分析和回归分析相结合的方法将一次性研究疾病的数量提高了，研究了铜仁地区多种疾病和气象因子之间的关系。根据1983—2003年间铜仁地区发病统计前19种疾病和铜仁地区8种逐月相关气象资料统计，将19种疾病的发病率作为因变量，8项气象因子作为自变量，进行相关分析和多元逐步回归分析。结果得到，铜仁地区疟疾、伤寒、乙脑、流感等9种疾病的发生与月平均相对湿度、年降水量、月平均风速、月平均日照时数等5个气象因素密切相关[19]。2010年，西班牙的Maria等，运用主成分分析和线性回归分析了Castle-leon心脑血管疾病死亡、消化系统疾病死亡与气象因素的关系。结果得出，在秋季，心血管系统导致的死亡有显著的上升趋势。呼吸系统导致的死亡与一年四季都有显著的相关性。春季、秋季、冬季都与消化系统导致的死亡有着正相关性[20]。

应用更优的多元回归分析来研究气象条件与疾病的关系，如通径分析和分类回归树分析。2004年，黄声举等在分析气象因子对疟疾流行影响中，将通径分析与相关分析结合使用，得出了不同地区各气象因子对疟疾影响的相对重要性不尽一致，对疟疾现场防治及分析气象因子的作用具有指导意义[21]。2005年，黄德生等利用相关分析和分类回归树分析法分析了沈阳市细菌性痢疾与气象因素之间的关系，结果发现最低气温、降水量和气压对细菌性痢疾有显著的影响[22]。

回归分析应用于预报中，2002年，宋文燕等选取镇江市某医院的1955年1月至2000年4月慢性支气管炎、肺炎、高血压、冠心病、脑血管及对应的同时期的温度、气压、温度等气象资料。对疾病与气象资料进行系统分析，并建立回归模型。从采用逐步回归建立的预报方程来看，呼吸、循环系统疾病的发生与气温有密切关系外，还与气压、湿度等变量有明显关系，预报结果较好[23]。

在研究气象条件与疾病关系的过程中，从原来的单因素一元相关分析，到将相关分析和回归分析结合起来，再到利用更优化的回归分析进行研究。如通径分析，分类回归树等方法，并用回归分析拟合出预报方程达到了研究和分析的目的。不断优化的统计学方法很好地分析了气象条件对疾病的影响。

2.1.2 时间序列分析

时间序列分析是概率统计学科中应用较多的一个分支，在金融经济、信号处理等众多领域有着广泛的应用。近些年不少国内外专家也将时间序列分析方法应用到医疗气象中，很好地分析了问题。

2002年，Braga等运用时间序列法对美国12个城市由于气象因素引起呼吸系统和心血管疾病死亡的病例进行了研究，结果发现高温和低温均与心血管疾病的增加有关，但低温的影响可持续数日，而高温的影响仅是当天或随后一天，对心肌梗死的影响热天是冷天的2倍[24]。2004年，美国的Ebi等运用时间序列方法研究了心脑血管疾病与气温和降水量之间的关系。结果表明，在洛杉矶，温度和降水量的变化会导致住院人数微小变化，而在70岁以上的居民中，温度和降水的变化会导致住院率增加了6%至13%[25]。朱勇，陈晓东采用时间序列的泊松广义相加模型，研究了南京市2004年1月至2004年12月气象因素对心脑血管疾病日死亡人数的影响。结果发现，随着日平均温度、日平均地面气压的降低，心脑血管疾病日死亡人数是逐渐增加的[26]。2008年，美国的Gerber等，采用泊松相关分析的方法，分析了美国的明尼苏达州姆斯特郡的心肌梗死和心脏猝死与气象因素的关系。结果发现，当天气剧烈变化时，降温会引起大规模心肌梗死和心脏猝死[27]。

前人的研究表明，与多元统计分析方法不同，时间序列分析研究具有随机性的动态数据，并能实施分析预测和控制。2008 年，西班牙 Linares 采用 ARIMA 模型研究了马德里地区气象条件与疾病的关系。结果发现，当气温上升到一定程度时循环疾病的死亡率会急剧上升，并利用气象和患病数据建立预报模型，在热浪来临之前做出预报，可以有效减小死亡率[28]。

目前，在医疗气象研究领域统计学方法是应用最多的，利用统计学方法能够得出某一种气象因素或几种气象因素与某一种疾病或几种疾病之间的相关性，在还没有弄清气象因素影响健康的机理机制之前，统计学是重要的研究方法之一。但在未来的医疗气象研究中要通过更优越的方法来探究气象因素影响人类健康的机理和机制。

2.2　流行病学方法

流行病学是研究人群中疾病与健康状况的分布及其影响因素，并研究防治疾病及促进健康的策略和措施的科学。

2.2.1　描述性研究

描述性研究(descriptive study)又称为描述流行病学，是利用已有的资料或专门调查的资料，按不同地区、不同时间及不同人群特征分组，把疾病或健康状态的分布情况真实地描绘、叙述出来。

20 世纪 30 年代，美国的伊利诺斯大学病理科主任 Petersen 教授开始进行了天气与健康关系的观察。1971 年，美国的 Driscoll 采用描述性研究方法分析了美国 10 个城市的 1962—1965 年动脉硬化患者与天气因素之间的关系，Driscoll 将患者分为 70 岁以上和 70 岁以下两组，分别分析这两组在不同天气条件下病情的状况。结果得出，高温、高湿的天气条件会使 70 岁以上和 70 岁以下患者的死亡率均上升，且没有明显的差异[29]。2004 年，德国的 Mackensen 等，在 2001 年 1 月调查了德国 1064 位公民(年龄大于 16 岁)，以及在 1994 年 1 月调查了加拿大 1506 人(年龄大于 18 岁)，19.2%的德国人认为天气会影响他们的健康，而其余 45.5%表示天气对他们的健康状况的无影响。在加拿大 61%的受访者认为自己对天气的影响敏感。60 岁以上年龄组 68%的人认为天气的影响使他们的患病率升高，这与加拿大全国总人数的比例是一致的。这些结果清楚地表明天气影响着公众的健康[30]。2007 年，西班牙 Suárez 等，利用描述性研究方法对西班牙 3 个不同地区气候条件对特应性湿疹的影响研究。人群选择的是 28394 名来自 10 个不同气候区域城市的 6～7 岁的学龄儿童。气象数据来自国家气象局的年平均温度、降水量、相对湿度和日照数。研究发现，特应性湿疹与降水量和相对湿度有关，而与日照数和气温无关[31]。2009 年，捷克的 Kysely 等，选取全年龄组心血管患者并按年龄分为 25～ 59，60～69，70～79，80 岁以上 4 组，分别探讨心脑血管疾病与天气条件的关系。结果发现，类似于热浪，寒潮的来临使欧洲中部的心血管患者死亡率升高，寒潮使年龄在 25～59 岁人群死亡的风险大大增加。根据天气预报制定对敏感地区人口有目标的早期预警和预防措施，有助于减轻其寒流、热浪的影响[32]。2010 年，张书余，王宝鉴等分析了某年吉林省部分医院的心脑血管疾病患者以及同期天气条件之间的关系。研究结果表明，在长春随机调查了144名患者，其中有76%的患者认为心脑血管疾病的复发、加重与季节和天气变化有关，其中有63%的患者认为天气与该病的关系显著，有13%的患者认为天气与该病的关系一般，还有24%的患者认为主要与劳累、情绪等有关，而与天气条件无关。从季节变化看，认为冬季最易导致疾病复发并加重的有49%，有38%的患者认为春季容易发病，23%的患者认为秋季容易发病，只有21%的患者认为夏季容易发病。从天气变化来看，患者认为低气压、闷热对疾病的影响最大，其次是阴天和降温天气，认为降雨和高温天气容易复发和加重的占到40%左右，温暖、爽朗的天气最不易发病。辽源市心脑血管疾病以冬半年的春季多发，其次为冬季，秋季第3，夏季最少[33]。

描述性研究是流行病学研究的基础，且无须设立对照。描述性研究提供了疾病或健康状态分布的情况，可为卫生局做决策时提供依据。但残缺不全的或有偏差性的资料，有可能导致错误的结论。

2.2.2 队列研究

队列研究(cohort study)，又称为前瞻性研究 (prospective study)、发生率研究(incidence study)、随访研究(follow-up study)及纵向研究 (1gngitudinal study)等，队列研究是分析流行病学研究中的重要方法，它可以直接观察对危险因素的不同暴露状况人群的结局，从而探讨相关因素与所观察结局的关系。

1993年，伦敦的Marchant等，连续4年跟踪了633位心梗病人及同时期伦敦的天气条件，通过队列分析得知，心梗发病有着季节的变化，在冬季有发病高峰，在低温天气也有发病的高峰，环境温度在心梗发病过程中有着重要的作用[34]。1998年，法国的Argiles等利用4年的时间观察了53位肾功能障碍疾病后期需要透析的患者，分别在冬季和夏季测量了透析前后的血压和蛋白代谢情况，结果显示患者的血压有着季节性变化，并且夏季透析的效果要比冬季的要好[35]。2006年，美国的Knowlton等汇总了加利福尼亚州6个区域的10家医院和急诊中心在热浪过境时的门诊人数，通过队列分析得出，在热浪来袭过程中，儿童(0～4岁)和老人(≥65岁)发病的危险最大，其中发病率最高的有急性肾功能衰竭、心脑血管疾病、糖尿病和肾炎[36]。自从1954年英国的Do11和Hill利用队列研究初步研究了吸烟与肺癌之间的关系后，该方法在西方引起了很大的重视，我国在20世纪80年代后期才逐渐应用起来。

队列研究的优点：①研究资料由研究者亲自观察，且是在结果发生之前收集的资料，资料比较可靠。②由于对病因有所了解，疾病发生在后，因果关系较明确，故其检验病因假说的能力比较强。缺点：①不适合研究发病率很低的疾病。②观察时间较长，对象不易保持依从性。

2.2.3 病例对照

病例对照研究(case-control study)是分析流行病学最基本、最重要的研究方法之一，正确使用和进一步深入理解病例对照研究，并在经典的病例对照研究基础上衍生出若干种新的方法，克服了经典方法本身的一些固有缺陷，大大丰富和发展了病例对照研究的内涵，是现代流行病方法学的重要进展。病例交叉是病例对照研究方法中最常用的一种方法。

1984 年，意大利的 Massimo 选取意大利的博洛尼亚、米兰、罗马和都灵 4 座城市共 205019 位年龄在 35 岁以上的居民，通过病例交叉法可以发现，在夏季气温较高时，护理室中的老年人、女性、单亲病人更易死于高温[37]。2005 年，加拿大的 Villeneuve 等运用病例交叉方法研究了渥太华 1992—2000 年 18970 名 2～15 岁儿童哮喘患者。门诊数和气象资料按每 6 h 一组进行分组，结果发现降水和雾与儿童哮喘有关，而在下雪天气条件下门诊人数反而减少[38]。2008 年，美国加利福尼亚州的 Basu 选用从国家卫生服务系统中筛选出的 231676 例非事故死亡病例，利用病例交叉法分析了同期与气象因素变化相关的死亡病例。结果发现，气温每提高 4.7℃对应着心脑血管患者死亡率增加 2.6%，缺血性心脏疾病的风险也大大加大，1 岁左右的婴儿和 65 岁以上的老年人的死亡率也有所增加，与性别和受教育程度无关[39]。2010 年，法国的 Yackerson 等，选取法国某个精神病院中 2001—2003 年间 4325 位精神病患者，通过病例交叉发现，风向的改变影响着自杀率和精神病发病率，风速是精神障碍发生的重要因素[40]。早在 20 世纪初，就有西方学者应用病例对照方法研究肿瘤的发病，直到 50 年代，特别是近 30 年来，本方法才得到广泛的应用和发展。

病例对照研究方法的优点：不需要众多的研究对象、省时、省钱、比较容易组织实施。缺点：混杂的影响因素较难控制，暴露与疾病的时间先后，有时难以判断。

2.2.4 实验流行病学研究

实验流行病学(experimental epidemiology)研究，是指将来自同一总体的研究人群随机分为实验组和对照组，研究者对实验组人群施加某种干预措施后，随访并比较两组人群的发病(死亡)情况或健康状况有无差别及差别大小，从而判断干预措施效果的一种前瞻性、实验性研究方法。实验流行病学研究又称干预研究(intervention study)、流行病学实验(epidemiological experiment)研究等。

1979 年，Backman 等，选取了 26 例(平均 50 岁)的冠状动脉功能障碍患者，通过将实验人群暴露于寒冷的实验室内。结果表明，冷空气能使冠状动脉功能障碍患者失去工作能力，使得血管阻力和血压上升，因此加大心脏的工作量，使病情加重[41]。2009 年，日本的 Inoue 等，利用一组 7 位 9～11 岁青春期前的男孩和另一组 9 位 20～24 岁的年轻人，并让两组人群只穿游泳裤坐在实验室内，并使实验室内的温度从 28℃呈线性增至 40℃以上并保持 50 min，然后在 40℃保持 10 min。通过测量两组人群的皮肤血管舒张压和出汗量。得出，青春期前的男孩对高温有着比年轻人更强的应变能力和耐受力[42]。2010 年，日本的 Taniguchi 等选取 5 名男性和 7 名女性同时坐于人工气候箱内，模拟夏季和冬季的气候特征，并分别观测两组的出汗率、皮肤温度和体温，结果发现人体的出汗在夏季要好于冬季，并且男性的出汗功能要好于女性[43]。

实验流行病学在应用过程中，随着选取研究对象的人数增多，研究结果的可靠性和说服力得到了增强，从而加强了流行病学的研究能力。

2.3 毒理学方法

现代毒理学的定义是以毒物为工具，在实验医学和治疗学的基础上，发展为研究化学、物理和生物因素对机体的损害作用、生物学机制(biologic mechanisms)、危险度评价(risk assessment)和危险度管理(risk management)的科学,在医疗气象的研究中将气象条件看成是"毒物",利用毒理学理念对其进行研究,主要的研究方法主要有动物实验和细胞、分子实验。但这个方法也只是在试验中得到的数据,最终的结果还需要人群试验来佐证。

2.3.1 动物实验

动物实验(animal experiment)是指在实验室内,为了获得有关生物学、医学等方面的新知识或解决具体问题而使用动物进行的科学研究。在 20 世纪 30 年代,英、美、法、德、澳大利亚、加拿大、苏联等国在人工气候室内就开始进行了有关的研究。

1969 年,美国的 A1tland 利用动物实验研究了气压对小鼠体内血液中血浆酶、血糖、皮质脂酮等的影响,选取 300～350 g 的大鼠放人减压箱内,不断调节箱内气压并给大鼠抽血化验。结果得出,当大鼠在适应了低气压后再回到正常气压时,会对其体内血液中的血浆酶、血糖、皮质脂酮等产生负面影响[44]。2000 年,Sato 等,把患有神经痛的大鼠放人人工气候箱内,并让温度从 22℃降到 7℃。结果发现切除腰交感神经并没有抑制大鼠疼痛反应行为的发生。说明环境温度与神经性疼痛有着密切的关系,而交感神经对疼痛没有起作用[45]。2004 年,Sun 等运用乙酸制备的大鼠胃溃疡模型,研究环境高温对大鼠胃窦黏膜的胃泌素、生长抑素和胃动素的影响,结果高温组(平均温度和湿度分别为 32.5℃和 66.7%)3 种激素的水平均高于低温组(平均温度和湿度分别为 21.1℃和 49.3%),说明气象因子确实能影响胃肠激素水平[46]。2010 年,Yildirim 等,将成年大鼠分为"对照组"、"肾上腺髓质素治疗组","冷应激组"和"冷应激 +肾上腺髓质素处理组",肾上腺髓质素治疗组的大鼠连续一周每天在腹膜内注射肾上腺髓质素,冷刺激组放到 10℃的气候箱内 1 周,通过测试 IL6 的水平可知冷刺激能够引起致炎细胞因子(炎症前)增多,结果表明,肾上腺髓质素对于冷刺激能起到调节和保护的作用[47]。

2.3.2 细胞和分子实验

应用现代分析生物学技术,从更微观的层面开展气象因素对人体健康影响的研究。1978 年, Bhartendu 等,将年龄 4～6 月体重在 20～26 g 老鼠的肝脏取出,并把肝脏暴露于含有一定量负氧离子的空气,测量肝脏细胞在不同负氧离子含量的空气中的耗氧量。结果发现,当负氧离子含量是正常值的 1～9 倍时,耗氧量增加 14%;当负氧离子含量是正常值的 10～99 倍时,耗氧量增加 9%;当负氧离子含量是正常值的 100～999 倍时,耗氧量增加 38%。2009 年,伦敦的 Balloux 等,通过测定全球不同气候特征下不同区域人群的 DNA 序列,发现受气候影响的自然选择对目前人类的线粒体 DNA 的分布有着重要的影响[48,49]。

3 总结及展望

由于国内医疗气象学的研究起步较晚,经过前辈们多年的努力,我国的医疗气象取得了长足的进步,但与国际水平相差还比较大,目前我国主要的研究方法集中于统计学方法,而医疗气象学更需要运用气象学与流行病学、毒理学相结合的方法，探索和解释天气气候与疾病、健康之间的因果关系。因此，提出几点展望：

(1)由于医疗气象是一门跨学科的边缘学科，因此，需要进一步加强气象工作人员与从医人员之间的合作。

(2)尽管天气条件与疾病之间的关系有了很多研究，但多以描述和统计相关性的研究，缺少机理的研究，气象条件是如何来改变人体生理、内分泌、免疫等系统的，需要进一步研究。

(3)利用气象条件对疾病影响的机理性研究结果为医疗气象预报做好服务，做好疾病的预防。总之，进一步加强医疗和气象两学科的深入研究和合作，医疗气象学将为人类的健康做出更大的贡献。

参考文献

[1] 张书余. 医疗气象预报[M]. 北京:气象出版社,2010:195-214.

[2] 宋玉芝. 医疗气象研究动态概述正[J]. 气象教育与科技,1999,**51**(3):21-24.

[3] 张书余. 医疗气象预报[M]. 北京:气象出版社,2010:2-4.

[4] 闫生亮. 生物气象学的分支之一医疗气象预报[J]. 科技园地,2004,3.

[5] 郑有飞. 气象与人类健康及其研究[J]. 气象科学,1999,**19**(4):424-428.

[6] 谈建国,郑有飞. 近10年我国医疗气象学研究现状及其展望[J]. 气象科技,2005,**33**(6):550-558.

[7] Auliciems A. Effects of weather on indoor thermal Comfort[J]. *International Journal of Biometeorology*,1969,**13**(2):147-162.

[8] Fujita K. Weather and the incidffnce of urinary stone colic[J]. *J Urol*,1979,**131**:318-319.

[9] Formiconi G,Tagliaferri G. Weather and the Incidence of Urinary Stone Colics in the Province of Florence[J]. *Int J Biometeor*,1984,**28**(2):147-156.

[10] Matilde R M,Bettolli L,Harris M A. Association between weather conditions and the number of patients at the emergency room in an Argentine hospital[J]. *Int J Biometeorol*,2002,**46**:42-51.

[11] 陆勤,顾品强. 奉贤地区脑出血疾病与气象因素的关系[J]. 中国医学研究与临床,2006,**4**(8):18-19.

[12] 王玲,白原,刘小云,等. 高血压与气象因素的关系正[J]. 医学综述,2007,**13**(3):239-240.

[13] 李永红,程义斌,陈晓东,等. 慢性支气管炎与气象条件的关系[J]. 医学研究杂志,2008,**37**(6):25-28.

[14] 杨备战,赵科林,刘立刚,等. 气象因素对石家庄地区居民急性心肌梗死发病的影响[J]. 河北医药,2009,**31**(7):867-868.

[15] 刘达云,高安宁,唐国都,等. 南宁市消化性溃疡发病与气象因子的关系[J]. 世界华人消化杂志,2002,**10**(1):48-52.

[16] Morabito M,Modesti P A,Cecchi L,et al. Relationships between weather and mycoardial infarction:A biometeorological approch[J]. *International Journal of Cardiology*,2005,**105**:288-293.

[17] 李卫,邢成名,周晓彬. 气象因素对青岛市区居民脑出血发病的影响[J]. 国际脑血管病杂志,2006,**14**(7):500-505.

[18] 黎新宇,王全意,高婷,等. 北京气象因素与猩红热发病相关性研究[J]. 实用预防医学,2007,**14**(5):

1435-1436.

[19] 徐联,杨正志,冉丽,等．疾病发生与气象关系的多元逐步回归分析[J]. 工光明中医,2009,**24**(6):993-995.

[20] María F R,Tomás C,Fraile R. Human mortality seasonality in Castile-León,Spain,between 1980 and 1998:the influence of temperature,pressure and humidity[J]. *Int J Bilmeteorol*,2010, **154**: 379-392.

[21] 黄声举,王付才,黄娟,等．通径分析在气象因子影响疟疾流行分析中的应用[J]. 黔南民族医专学报,2004,**17**(4):232-233.

[22] 黄德生,关鹏,郭军巧,等．沈阳市细菌性痢疾疫情分类回归树分析[J]. 中医医科大学学报,2008,**37**(3):352-354.

[23] 叶殿秀,杨贤为．北京地区冠心病发病率的气象评估模型[J]. 气象科技,2005,**33**(6):565-569.

[24] Braga A L F,Zanobetti A,Schwartz L. The effect of weather on respiratory and cardiovascular deaths in 12 U. S. cities[J]. *Environmental Health Perspectives*,2002,**110**(9):859-863.

[25] Ebi K L,Exuzides K A,Lau E,et al. Weather changes associated with hospitalizations for cardiovascular diseases and strokein California,1983—1998[J]. *International Journal of Biometeorology*,2004,**49**:48-58.

[26] 朱勇,陈晓东．气象因素对心脑血管疾病日死亡人数影响的时间序列研究[J]. 现代预防医学,2008,**35**(6):1036-1038.

[27] GerberY,Steven J,Killian H,et al. Seasonality and Daily Weather Conditions in Relation to Myocardial Infarction and Sudden CardiaC Deah in Olmsted County,Minnesota,1979 to 2002[J]. *Joumal of the American College of Cardiology*,2006,**48**(2): 288-292.

[28] Linares C,Díaz J. Impact of high temperatures on hospital admissions:comparative analysis with previous studies about mortality(Madrid)[J]. *The European Joumal of Public Health*,2008,**18**(3):317-322.

[29] Driscoll D M. The relationship between weather and mortality in ten major metropolitan areas in the united states,1962—1965[J]. *International Journal of Biometeorology*,1971,**15**(1):23-39.

[30] Mackensen S, Hoeppe P, Maarouf A, et al. Prevalence of weather sensitivity in Germany and Canada [J]. *International Journal of Biometeorology*,2004,**49**:156-166.

[31] Sudrez M M,Alvarez L G M,Kogan M D,et al. Climate and prevalence of atopic eczema in 6-to 7-year-old school children in Spain. ISAAC PHASE Ⅲ[J]. *International Journal of Biometeorology*,2007,52,**8**:833-840.

[32] Kysely J,Pokorna L,Kync J. Excess cardiovascular mortality associated with cold spells in the Czech Republic[J]. *BMC Public Health*,2009,**9**:1-11.

[33] 张书余,王宝鉴,谢静芳,等．吉林省心脑血管疾病与气象条件关系分析及预报研究[J]. 气象,2010,**36**(9):115-119.

[34] Marchant B,Ranjadayalan K,Stevensonr,et al. Circadian and seasonal factors in the pathogenesis of acute myocardial infarction: the influence of environmental temperature[J]. *Br Heart J*,1993,**69**:385-387.

[35] Argiles A,Georges M,Charles M. Seasonal changes in blood pressure in patients with end-stage renal disease treated with hemodialysis[J]. *The New England Journal of Medicine*,1998,**5**: 1364-1370.

[36] Knowlton K, Ellman M R, King G, et al. The 2006 California heat wave: impacts on hospitalizations and emergency department Visits[J]. *Environ Health Perspect*, 2009, **117** (1): 61-67.

[37] Massimo S, Francesco F, DanieleA, et al. Vulnerability to heat-related mortality: A multicity, population-based, casecrossover analysis[J]. *Br Med J*, 1984, **289**: 1405-1408.

[38] Villeneuve P J, Leech J, Bourque D. Frequency of emergency room visits for childhood asthma in Ottawa, Canada: the role of weather[J]. *International Journal of Biometeorology*, 2005, 50, **1**: 48-56.

[39] Basu R, Ostro B D. A multicounty analysis identifying the populations vulnerable to mortality associated with high ambient temperature in california[J]. *American Journal of Epidemiology*, 2008, **168**: 632-637.

[40] Yackerson N S, Zilberman A. The influence of several changes in atmospheric states over semi-arid areas on the incidence of mental health[J]. *International Journal of Biometeorology*, 2010, **1**: 102-113.

[41] Backman C, Holm S, Linderholm H. Reaction to cold of patients with coronary insufficiency [J]. *Upsala J Med Sci*, 1979, **84**: 181-187.

[42] Inoue Y, Kuwahara T T, Syunichi Nakamura, et al. Cutaneous vasodilation response to a linear increase in air temperature from 28℃ to 40℃ in prepubertal boys and young men [J]. *Journal of Physiological Anthropology*, 2009, **28**: 137-144.

[43] Taniguchi Y, Sugenoya J, Nishimura N, et al. Contribution of central versus sweat gland mechanisms to the seasonal change of sweating function in young sedentary males and females [J]. *Int J Biometeorol*, 2010, **10**: 10-17.

[44] Altland P D, Dieter H. Reduced exercise performance of rats at sea level after altitude acclimatization: Changes in serum enzymes, glucose, corticosterone and tissue structure[J]. *Int J Biometeor*, 1969, **13** (2): 173-181.

[45] Sato J, Morimae H, Takanari K, et al. Effects of lowering ambient temperature on pain-related behaviors in a rat model of neuropathic pain [J]. *Exp Brain Res*, 2000, **133**: 442-449.

[46] Sun F P, Song Y G. Effect of environmental hyperthermia on gastrin, somatostatin and motilin in rat ulcerated antral mucosa[J]. *World J. Gastroenterol*, 2004, **10**: 3528-3530.

[47] Yildirim N C, Yurekli M. The effect of adrenomedullin and cold stress on interleukin-6 levels in some rat tissues [J]. *Clin Exp Immunol*, 2010, 1, **161**(1): 171-175.

[48] Bhartendu T, Menon A. Effects of atmospheric small negative ions on the oxygen consumption of mouse liver cells [J]. *Int J Biometeor*, 1978, **22**(1): 43-52.

[49] Balloux F, Handley L L, Jombart T, et al. Climate shaped the worldwide distribution of human mitochondrial DNA sequence variation [J]. *Proc R Soc B*, 2009, **276**: 3447-3455.

Progress in Research Methods of Medical Meteorology

Zhou Ji[1] Zhang Shuyu[2] Wang Baojian[3] Luo Bin[1]

(1 *College of Applied Meteorology*, *NUIST*, *Nanjing* 210044;

2 *Gansu Provincial Meteorological Service*, *Lanzhou* 730020;

3 *Lanzhou Central Meteorological Observatory*, *Lanzhou* 730020)

Abstract: The methods used in the studies of medical meteorology within its developing history are reviewed and classified into three categories: statistic methods, such as the co-relational analysis, regression analysis, time-series analysis; epidemiological methods, such as descriptive studies, cohort studies, case-control studies, and experimental epidemiology; toxicological methods, such as animal experiments and cellular-molecular experiments. Besides, the perspectives of these methods are also explored, and some issues that should be paid attention in the future study of Medical Meteorology are discussed. The research results in this field can be useful in the medical meteorological forecasting services.

Key words: medical meteorology, weather condition, diseases, research method

探讨模拟冷空气降温过程对健康大鼠和高血压大鼠凝血功能的影响

罗斌[1,2]　张书余[2]　周骥[1]　马守存[1]　王宝鉴[3]

(1. 南京信息工程大学,江苏　南京　210044;2. 兰州干旱气象研究所干旱气候与减灾重点实验室;3. 兰州中心气象台,甘肃　兰州　730020)

摘　要　目的:通过模拟冷空气温度变化过程给予健康大鼠和高血压大鼠冷刺激,以此探讨冷空气过程对机体凝血功能的影响。**方法**:收集张掖市 2011 年 3 月一次典型冷空气过程数据,利用气象环境模拟箱模拟其温度变化过程。将 24 只雄性健康大鼠和 24 只雄性高血压大鼠分别随机分成最低温组(Tmin 组)、Tmin 对照组、复温组(Tr 组)和 Tr 对照组。将 Tmin 组和 Tr 组大鼠放入气候箱中暴露冷空气温度变化过程。在 Tmin 和 Tr 时点分别停止 Tmin 组大鼠和 Tr 组大鼠冷空气暴露,并采血以测定其凝血功能指标—凝血四项。**结果**:与对照组相比,健康大鼠和高血压大鼠活化部分凝血酶原时间(APTT)、凝血酶原时间(PT)、凝血酶时间(TT)在降温后与对照组相比没有显著差异($P>0.05$),但血浆纤维蛋白原(Fbg)含量在高血压大鼠和健康大鼠 Tmin 组明显高于其对照组($P<0.01$)。温度恢复后,其在健康组合量仍然高于其对照组($P<0.05$),而在高血压大鼠中没有差异($P>0.05$)。同 Fbg,反应 Fbg 的纤维蛋白原时间(Fbg-time)在健康大鼠 Tmin 和 Tr 组中短于对照组($P<0.01$),而在高血压大鼠中仅在 T_{min} 组短于对照组($P<0.01$)。高血压大鼠血中的 Fbg 含量和 Fbgt 明显高于和短于健康大鼠($P<0.01$)。**结论**:①冷空气降温过程能增加机体血中 Fbg 含量,使凝血功能增强,可能增加心血管疾病危险性;②冷空气刺激对健康大鼠凝血功能影响强于高血压大鼠。

关键词:健康大鼠;高血压大鼠;冷空气;凝血四项

中图分类号:R994.6　　**文献标识码**:A　　**文章编号**:1000-6834(2012)05-390-04

许多研究业已证明寒冷天气能引起心脑血管疾病死亡和发病的增加[1,2]。目前比较明确的机制是冷刺激可以导致机体血压升高[3]。作为心脑血管疾病危险因子,血压的增加尤其在心脑血管疾病人群中会引发心脑血管疾病(cardiovascular disease,CVD)的发生和加重[4,5]。然而,在所发生的 CVD 事件中,血栓形成加强可能起着很重要的作用。在血栓形成的机理中,凝血功能增强会使体内血液处于高凝状态,从而促进血栓的形成。由此,我们假设冷空气刺激可能会增强机体血液凝血功能,使其处于高凝状态,从而促进血栓的形成。凝

基金项目:国家自然科学基金面上项目(40975069);国家公益行业专项(气象,GYHY201106034)

通讯作者:张书余:13919177126;E-mail:zhangsy@cma.gov.cn

血四项作为很重要的凝血功能评价指标，可能会在冷空气的刺激下发生改变，例如活化部分凝血酶原时间(activated partial thrombin time, APTT)和凝血酶原时间(pro-thrombin time, PT)缩短，纤维蛋白原(fibfinogen, Fbg)含量增加，从而促进血栓的形成。此外，针对CVD人群在冷空气过程中更易受影响的现象，本次研究选择了健康大鼠和高血压大鼠作为研究对象，以探讨冷空气刺激对健康机体和高血压机体凝血功能影响的区别。因此，本次研究利用模拟冷空气温度变化过程刺激健康大鼠和高血压大鼠并检测体内凝血四项的变化来探讨冷空气过程对机体凝血功能的影响。

1 材料与方法

1.1 冷空气降温数据的获取

冷空气降温数据收集于张掖市2011年3月的一次典型的冷空气过程。按照中国国家气象局对冷空气的划分标准(GB/T 20484-2006)，它属于中等强度冷空气范畴，即日最低气温48 h内降温幅度在6～8℃之间。考虑到实验室环境温度及动物生存温度的影响，将实验室维持温度(20±2)℃设定为其开始日最低气温(图1，表1)。

Tab. 1 Details of temperature change in the cold spell

	Tmin-s	Tmin-g	Tmin	Tr	↓ ΔT_{48}	↓ ΔT_{max}
Temperature(℃)	20	12.7	11.1	20	7.3	8.9

Tmin-s: Start minimum temperature of the cold spell; Tmin-g: Minimum temperature for cold spell grading; Tmin: Minimum temperature; Tr: Rewarming temperature

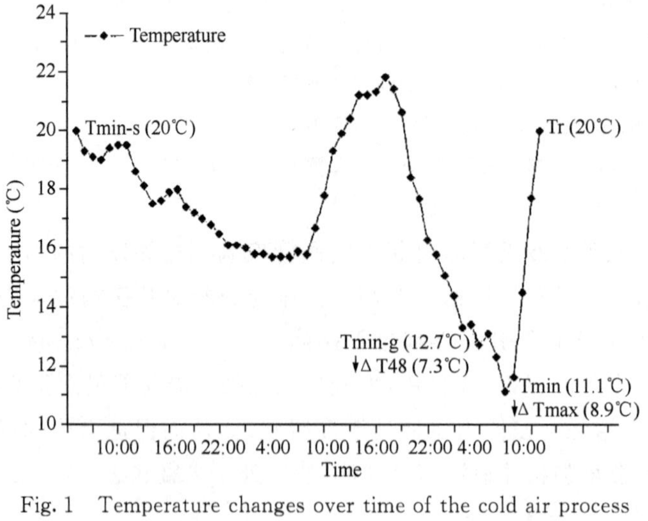

Fig. 1 Temperature changes over time of the cold air process

Tmin-s: Start minimum temperature of the cold air; Tmin-g: Minimum temperature for cold air grading; Tmin: Minimum temperature; Tr: Rewarming temperature

1.2　冷空气降温过程模拟

利用气象环境模拟箱(GDJS-500L,Pulingte. co, China)模拟此次冷空气温度变化过程。该模拟箱能模拟气温、空气湿度、气压的逐时变化和控制光照,可控温度变化范围为－20～120℃,误差为±0.5℃,数据记录间隔为 10 s。在模拟冷空气前,将冷空气逐时气温数据手动输入控制软件中。因本次实验主要模拟冷空气的气温变化过程,箱体内的其他气象条件控制同动物适应期饲养条件,即相对湿度 45%,气压同箱外实验室气压,降温速度为两时点温度差与 60 min 的比值,并随着两时点间温度差的变化而变化(如 12 时温度为 19.9℃,13 时为 20.4℃,则该两时点的降温速度为 0.5℃/60 min≈0.0083℃/min)。经过反复的模拟实验,它完全能满足模拟此次冷空气温度变化过程的需要。

1.3　动物和分组

将 24 只 10 周龄雄性健康 Wistar 大鼠和 24 只 10 周龄雄性高血压大鼠(spontaneous hypertension rat,SHR)进行 20℃室温适应性饲养一周(昼夜节律 12 h∶12 h,每日光照开始于 08 时结束于 20 时;湿度 45%),按照冷空气降温过程中的最低温点(Tmin＝11.1℃)和复温点(Tr＝20℃)随机分成最低温组(Tmin 组)、Tmin 对照组(Tmin-c 组)、复温组(Tr 组)和 Tr 对照组(Tr-c 组),每组 6 只。Tmin 组暴露于冷空气降温过程(从 Tmin-c 到 Tmin),并终止于 Tmin 时点,而 Tr 组则暴露于整个冷空气温度变化过程(包括从 Tmin-c 到 Tr 整个过程),两对照组饲养条件同适应期。健康大鼠体重(317.1±12)g,血压(117.9±1.4)mmHg;高血压大鼠体重(234.5±3.6)g,血压(168.9±1.2)mmHg。所有大鼠均购自北京维通利华实验动物技术有限公司,合格证编号:SCXK(京)2006-0009)。

1.4　实验方案

分组后,将所有大鼠进行空白对照饲养一周,饲养条件同适应期。然后分别将健康大鼠和高血压大鼠的 Tmin 组和 Tr 组放入气候箱经历冷空气过程。当温度降到 Tmin 时,取出 Tmin 组,对其和 Tmin-c 组大鼠实施麻醉(戊巴比妥钠,120 mg/kg,ip.)并进行腹主动脉采血。采血 3 mL 于含枸橼酸钠管中,离心 3000 r/min,×15 min,分离血浆并储存于低温冰箱(－80℃)中待检。当气温恢复到 Tr 时,终止 Tr 组和 Tr-c 组,进行与 Tmin 组相同的步骤。

1.5　APTT、PT、TT、Fbgt、Fbg 测定

利用 Sysmex CA7000(Japan)对 APTT、PT、TT、Fbgt、Fbg 进行测定(检测试剂盒产于 Siemens Healthcare Diagnositics Products Gmbh,Germany)。

1.6　统计分析

采用 SPSS 13.0 软件进行统计学分析。数据以均数±标准差($\bar{x}\pm s$)表示,两组间比较采用独立样本 t 检验。

2 结果

2.1 APTT、PT、TT、Fbgt 结果

与对照组相比，健康大鼠和高血压大鼠 APTT、PT、TT 结果组间不具有统计学差异（$P>0.05$），说明冷空气降温过程对健康和高血压大鼠 APTT、PT 并不造成影响。在健康组中，与对照组相比，Fbgt 在 Tmin 组和 Tr 组中存在明显缩短（$P<0.01$），并且在 Tmin 组中明显短于 Tr 组（$P<0.05$），两对照组间并无统计学差异（$P>0.05$）。在高血压大鼠中，与对照组相比，Tmin 组中 Fbgt 有明显的缩短并且明显短于 Tr 组（$P<0.01$），而 Tr 中无明显变化，两对照组间不具有显著差异（$P>0.05$）。在健康组和高血压组间指标结果的比较中，仅 Fbgt 在高血压大鼠对照组中短于健康大鼠对照组（$P<0.01$，表 2）。

Tab. 2 Results of APTT, PT, Fbgt and TT between Healthy and SHR rats in different groups($\bar{x}\pm s$, $n=6$)

Indexs		Tmin-c	Tmin	Tr-c	Tr
APTT(s)	Health	19.62±0.63	21.05±0.78	19.95±0.72	21.03±0.42
	SHR	19.97±0.91	21.30±0.40	19.40±0.68	20.58±0.20
PT(s)	Health	9.15±0.11	8.78±0.10	8.85±0.08	9.08±0.12
	SHR	9.22±0.07	9.17±0.08	9.12±0.05	8.88±0.16
Fbgt(s)	Health	11.95±0.17	9.45±0.18**	11.65±0.24	10.48±0.37**△
	SHR	10.75±0.21##	9.40±0.24**	10.45±0.22##	10.43±0.05△△
TT(s)	Health	52.10±3.19	51.50±2.19	52.62±2.92	51.55±2.06
	SHR	50.23±1.55	50.60±0.37	51.57±1.37	50.58±2.50

APTT: Activated partial thromboplastin time; PT: Prothrombin time; Fbgt: Fibrinogen time; TT: Thrombin time

** $P<0.01$ *vs* control group; ## $P<0.01$ *vs* healthy groups; △ $P<0.05$, △△ $P<0.01$ *vs* Tmin

2.2 Fbg 结果

在健康大鼠中，血浆 Fbg 含量在 Tmin 组和 Tr 组中分别为（2.29±0.05）g/L 和（2.07±0.07）g/L，明显高于 Tmin-c 组（1.79±0.03）g/L 和 Tr-c 组（1.84±0.04）g/L（$P<0.01$），并且 Tmin 组明显高于 Tr 组（$P<0.05$），两对照组间并无统计学差异（$P>0.05$）。在高血压大鼠中，Fbg 血浆含量在 Tmin 组为（2.30±0.06）g/L 明显高于 Tmin-c 组（2.00±0.04）g/L（$P<0.01$），并且明显高于 Tr 组（2.06±0.01）g/L（$P<0.05$），Tr 组与 Tr-c 组（2.06±0.04）g/L 间及 Tmin-c 组与 Tr-c 组间没有统计学差异（$P>0.05$）。健康组对照组血浆 Fbg 明显高于高血压对照组（$P<0.01$），说明高血压组有较高的基础 Fbg 水平（图 2）。

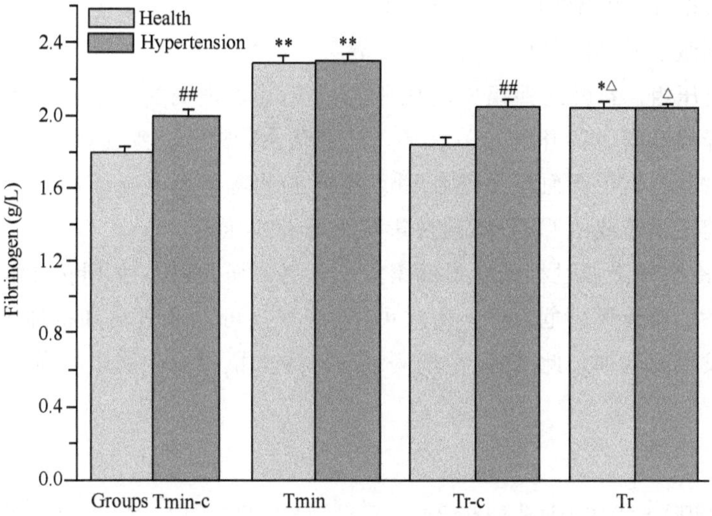

Fig. 2 Plasma Fbg in Healthy rats and SHR rats in different groups($\bar{x}\pm s, n=6$)

$^{*}P<0.05$, $^{**}P<0.01$ *vs* control group; $^{\#\#}P<0.01$ *vs* healthy groups; $^{\triangle}P<0.05$ *vs* Tmin

3 讨论

根据中国气象局对冷空气的定义,冷空气是指能引起气温急剧下降的空气,主要发生于冬春季节。许多流行病学研究发现 CVD 死亡率和发病率在寒冷天气中明显增加。这可能与冷刺激下引起体内 CVD 危险因子的增加有关,如冷刺激可能促进血栓形成,从而促进 CVD 事件增加。凝血四项作为反映机体血液凝血功能的指标,它们在冷刺激中的变化可以反映机体在寒冷条件下是否会促进血栓的形成。凝血四项中,PT 是测定外源凝血的途径,也就是从 TF 释放到 TF-FVIIa-Ca^{2+} 复合物的形成过程,APTT 是测定内源凝血途径,也就是 FX9 被激活到 FIXa-VIIa-Ca^{2+} PF3 复合物的形成过程,TT 主要反映纤维蛋白原转为纤维蛋白的时间,Fbgt 和 Fbg 均反映血液中纤维蛋白原的含量。PT、APTT 和 Fbgt 缩短及 Fbg 升高常表示血液处于高凝状态。本次实验中,冷空气暴露健康大鼠和高血压大鼠血液 APTT、PT、TT 均没有明显增加,说明冷刺激并不对这三项的指标产生影响,而 Fbgt 和 Fbg 均有显著的缩短和升高,说明冷刺激能够引起血液 Fbg 含量增加。有研究表明冷刺激可以引起利尿反应,从而使得血容量减少导致血液浓宿,这可能是导致大鼠在冷刺激后血中 Fbg 含量增加的原因[6]。Fbg 是凝血系统中的一个“中心”蛋白质,主要反映内、外凝血系统共同途径[7]。作为血浆中含量最高的凝血因子,它除了作为凝血因子 I 直接参与凝血过程外,其水平还影响血液黏度等。其血液含量升高可使血液黏滞性增加和血流减慢,是血液呈现高凝状态的独立危险因素之一[8]。此外,它还可以通过结合纤维蛋白及其降解物 FDP 产生促炎反应来直接参与动脉粥样硬化形成[9,10]。冷空气刺激后,健康大鼠和高血压大鼠血液 Fbg 含量在 Tmin 组明显增加而且明显高于 Tr 组,说明冷空气降温过程能造成大鼠血 Fbg 含量增加,从而使得凝血功能增强和血黏度增加,可能造成其心血管疾病危险性增加。考虑到温度恢复后健康大鼠 Tr 组仍然具有较 Tr-c 组高的 Fbg 含量而高血压大鼠没有，我们推测高血压大鼠在冷刺激下升高的凝血功能恢复较健康大鼠快，即冷空气刺激对健康组 Fb 的持续性影响大于高血压组。虽然对照组中高血压大鼠 Fbg 含量明显高于健康大鼠，但两者 Fbg 含量在冷空气降温暴露后都升到同一水平。由此可见，冷空气刺激对健康大鼠凝血功能影响强于高血压大鼠。由于高血压大鼠血 Fbg 基础水平高于高血压组，所以这个结果尚不能说明冷刺激对健康组造成的 CVD 危险性影响大于高血压组。

综上所述，冷空气降温过程诱导了健康大鼠和高血压大鼠血中 Fbg 含量的增加，从而增加了其心血管系统血栓形成危险性。由此可见，冷空气可能通过增加机体 Fbg 含量促进心血管疾病事件发生的增加。此外，冷空气刺激对健康大鼠凝血功能影响强于高血压大鼠。

参考文献

[1] Kysely J, Pokorna L, Kyncl J, et al. Excess cardiovascular mortality associated with cold spells in the Czech Republic [J]. *BMC Public Health*, 2009, **9**: 19.

[2] Huynen M M, Martens P, Schram D, et al. The impact of heat waves and cold spells on mortality rates in the Dutch population[J]. *Environ Health Perspect*, 2001, **109**(5): 463-470.

[3] Sun Z, Cade J R, Fregly M J, et al. Effect of chronic treat-ment with propranolol on the cardiovascular responses to chronic cold exposure[J]. *Physiol Behav*, 1997, **62**(2): 379-384.

[4] Lipsitz L A, Mukai S, Hamner J, et al. Dynamic regulation of midd1e cerebral artery blood flow velocity in aging and hypertension[J]. *Stroke*, 2000, **31**(8): 1897-1903.

[5] Heijer T, Skoog L, Oudkerk M, et al. Association between blood pressure levels over time and brain atrophy in the elderly[J]. *Neurobiol Aging*, 2003, **24**(2): 307-313.

[6] Sun Z, Cade R, Katovich M J, et al. Body fluid distribution in rats with cold-induced hypertension[J]. *Physiol Behav*, 1999, **65**(4-5): 879-884.

[7] 谭齐贤. 临床血液学和血液检验[M]. 第 3 版. 北京：人民卫生出版社，2003：292-293.

[8] 廖奔兵，叶妙琴. 糖尿病患者血脂及凝血指标的检测[J]. 实用医技杂志，2007，**14**(25)：3440-3441.

[9] Green D, Foiles N, Chan C, et al. Elevated fibrinogen levels and subsequent subclinical atherosclerosis: the CARDIA Study[J]. *Atherosclerosis*, 2009, **202**(2): 623-631.

[10] Guo F, Liu J, Wang C, et al. Fibrinogen, fibrin, and FDP induce C-reactive protein generation in rat vascular smooth muscle cells: pro-inflammatory effect on atherosclerosis[J]. *Biochem Biophys Res Commune*, 2009, **390**(3): 942-946.

Study on the effect of cold air over the coagulation function by exposing healthy rats and hypertensive rats to a simulated cold air

LUO Bin[1,2] ZHANG Shuyu[2] ZHOU Ji[1] MA Shoucun[1] WANG Baojian[3]

(1. *School of Applied Meteorology, Nanjing University of Information Science and Technology, Nanjing* 210044; 2. *Key Laboratories of Arid Climatic Change and Reducing Disaster of Gansu Province, Lanzhou Institute of Arid Meteorology, CMA*, 3. *Lanzhou Central Meteorological Observatory, Lanzhou* 730020, *China*)

Abstract: **Objective**: To explore the effect of temperature dropping process in cold air on the coagulation function both in healthy and hypertensive rats. **Methods**: Twenty-four male healthy Wistar rats and 24 male spontaneous hypertensive rats(SHR) were randomly divided into the minimum temperature group(Tim), Tmin control group(Tmin-c), recovery temperature group(Tr) and Tr control group(Tr-c), With the simulated temperature dropping process of a cold air, collected from Zhangye city in March of 2011, the groups of Tmin and Tr were exposed to this process. Both at the Tmin and Tr, blood were collected from the rats for coagulation function measurements. **Results**: Compared with the control group, no significant difference was found in the results of activated partial thrombin time(APTT), pro-thrombintime(PT) and thrombin time(TT) between any groups in any strains ($P>0.05$). The fibrinogen(Fbg) and fibrinogen-time were found to be obvious higher and shorter in Tmin and Tr of healthy rats and in Tmin of hypertensive rats in contrast to the control group. Hypertensive rats had higher level of fibrinogen and shorter level of fibrinogen-time. **Conclusion**: The temperature dropping process induced the increase of plasma Fbg both in the healthy and hypertensive subjects, which might be the reason to explain the higher occurrence of cardiovascular diseases event especially these activated through the formation of thrombin during cold air stress. Besides, the coagulation function of healthy subjects was more likely to be effected by cold air than the hypertensive subjects.

Key words: healthy rats; hypertensive rats; cold air; coagulation function

【论著】

冷空气活动对人群血脂水平的影响

赵娜娟　牛静萍　阮烨　张莉　张秉玲
董芳燕　孟军亮　张晶晶　张慧慧

(兰州大学公共卫生学院劳动卫生与环境卫生研究所，甘肃　兰州　73000)

摘　要：目的：探讨冷空气活动对人群血脂水平的影响，为冷空气对心脑血管疾病影响的防治提供依据。**方法：**收集甘肃省某市 2010 年 10 月 22—25 日、2010 年 12 月 4—6 日两次冷空气过境前后资料。分别于冷空气过境前、过境期间对 68 名研究对象进行总胆固醇（TC）、甘油三酯（TG）、高密度脂蛋白胆固醇（HDL-C）、低密度脂蛋白胆固醇（LDL-C）、极低密度脂蛋白胆固醇（VLDL-C）、载脂蛋白 AI(ApoA1)、载脂蛋白 B(ApoB)检查，分析血脂相关指标水平在冷空气过境前及期间的变化。**结果：**气候资料显示两次冷空气过程类型分别为中等强度冷空气、弱冷空气；第一次冷空气过境期间 HDL-C 和 ApoA1 均较过境前有显著性降低，差异有统计学意义（$P<0.05$，$P<0.01$）；第二次冷空气过境期间 TG、VLDL-C 均较过境前有显著性升高，差异有统计学意义（$P<0.05$）；其余血脂相关指标水平无显著性差异（$P>0.05$）。**结论：**冷空气对血脂部分相关指标水平有一定的影响．可能是造成冷空气致心脑血管疾病发作的主要危险因素之一。

关键词：气象；冷空气；血脂

中图分类号：R181.3　　**文献标识码：**A　　**文章编号：**1001-5914(2011)11-0953-03

近年来，随着我国人民生活水平的提高，生活方式以及膳食结构的改变，因血脂代谢紊乱引起的心脑血管疾病的发病率和死亡率呈逐年上升趋势，并已成为当前影响人类健康的主要疾病之一[1]。有研究表明，心脑血管疾病发生、死亡有明显的季节性，决定其周期性变化的主要因素可能是气候[2]。冷空气的活动以及高温炎热天气的持续都会导致患病率和死亡率的明显上升，其中冷空气活动对患者的影响显得更为突出[3,4]。甘肃省地处我国北方，气候类型复杂，天气多变，温差较大[5]。它是我国西北方冷空气东移南下的必经咽喉要道，每年影响我国约 95％的强冷空气会从甘肃省经过。恶劣的天气条件会对当地居民生活和身体健康造成很大的影响，尤其是对心脑血管疾病患者带来更大的威胁。本研究结合气候资料观察甘肃省某市居民血脂相关指标水平在冷空气过境前及过境期间的变化，以探讨血脂

基金项目：国家自然科学基金面上项目（40975069）；中央高校基本科研业务费专项资金（lzujbky—2010—139）；公益性行业（气象）科研专项经费（GYHY201106034）资助

作者简介：赵娜娟（1987—），女，硕士研究生，从事环境流行病学和环境毒理学研究。

通信作者：牛静萍，E-mail：niujingp@lzu.edu.cn

变化在冷空气活动对心脑血管疾病影响中的作用。

1　材料与方法

1.1　气候资料

2010 年 10 月 22—25 日、2010 年 12 月 4—6 日两次冷空气过境前、过境期间逐时温度资料均由兰州中心气象台提供。根据中央气象台 2006 年制定的 GB/T 20484—2006《冷空气等级》，将冷空气分为 5 种典型的过程(表 1)。

表 1　我国冷空气等级分类

分类	降温幅度(℃)	日最低气温(℃)
弱冷空气	$\delta T_{48\ h}<6$	
中等强度冷空气	$6\leqslant\delta T_{48\ h}<8$	
较强冷空气	$\delta T_{48\ h}\geqslant8$	>8
强冷空气	$\delta T_{48\ h}\geqslant8$	$\leqslant8$
寒潮	$\delta T_{24\ h}\geqslant8$ 或 $\delta T_{48\ h}\geqslant10$ 或 $\delta T_{72\ h}\geqslant12$	$\leqslant4$

注：$\delta T_{24\ h}$、$\delta T_{48\ h}$、$\delta T_{72\ h}$分别代表：日最低气温 24、48、72 h 内降温幅度。

1.2　调查对象

分别在两次冷空气过境前，对甘肃省某市社区居住五年以上的居民选取自愿参加调查的居民各 38 名、30 名作为研究对象，其中男性 30 例，女性 38 例，年龄 33～76 岁，平均年龄 56 岁，两次的男女比例分别为 17∶21、13∶17，平均年龄分别为 55、58 岁。两次研究对象的年龄($t=-1.342$，$P>0.05$)、性别($\chi^2=0.013$，$P>0.05$)差异均无统计学意义。排除近期服用降血脂类包括贝特类、他汀类、胆汁酸隔离剂、烟酸类等药物者。

1.3　研究方法

分别于冷空气过境前、过境期间采集所有研究对象的空腹静脉血 5 mL，检测血脂七项。血脂七项包括血清总胆固醇(TC)、甘油三酯(TG)、高密度脂蛋白胆固醇(HDL-C)、低密度脂蛋白胆固醇(LDL-C)、极低密度脂蛋白胆固醇(VLDL-C)、载脂蛋白 A1(ApoA1)、载脂蛋白 B(ApoB)。检测过程由医院检验科固定专业人员操作，各项检测均进行标化和质量控制，检测结果可信。

1.4　统计学分析

以 SPSS 10.0 软件建立数据库，计量资料用 $\bar{x}\pm s$ 表示，对冷空气过境前、过境期间所有资料进行配对 t 检验 $\alpha=0.05$。

2 结果

2.1 气候资料

2.1.1 第一次冷空气过境前后温度变化

由表 2、图 1 可见，2010 年 10 月 22—25 日期间，22—23 日气温下降幅度最大，48 h 内降温幅度最高达 7.2℃。

表 2 2010 年 10 月 22—25 日气温下降幅度比较 (℃)

日期	日最低气温	$\delta T_{24\ h}$	$\delta T_{48\ h}$	$\delta T_{72\ h}$
2010-10-22	7.2	2.4	7.2	9.1
2010-10-23	4.8	4.8	6.7	6.7
2010-10-24	0.0	1.9	1.9	3.1
2010-10-25	−1.9	0.7	1.2	1.5

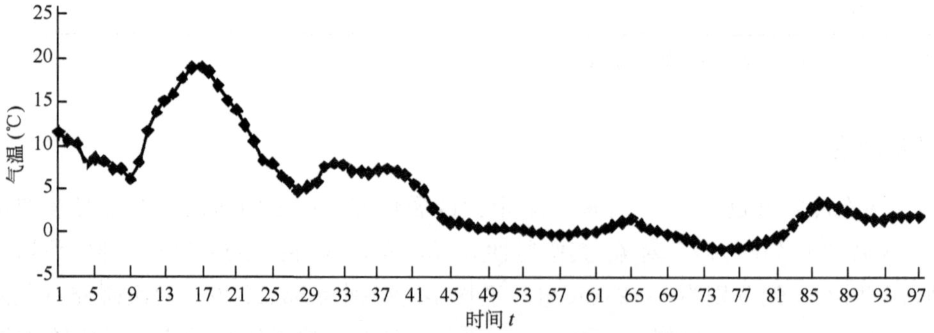

1~24—2010 年 10 月 22 日；25~48—2010 年 10 月 23 日；49~72—2010 年 10 月 24 日；73~96—2010 年 10 月 25 日

图 1 某市 2010 年 10 月 22—25 日气温变化

2.1.2 第二次冷空气过境前后温度变化

由表 3、图 2 可见，2010 年 12 月 4—6 日期间，4—5 日气温下降幅度最大，48 h 内降温幅度最高达 3.4℃。

表 3 2010 年 12 月 4—6 日气温下降幅度比较 (℃)

日期	日最低气温	$\delta T_{24\ h}$	$\delta T_{48\ h}$	$\delta T_{72\ h}$
2010-12-4	−7.9	2.1	0.3	1.3
2010-12-5	−5.8	1.8	3.4	4.6
2010-12-6	−7.6	1.6	2.8	4.4

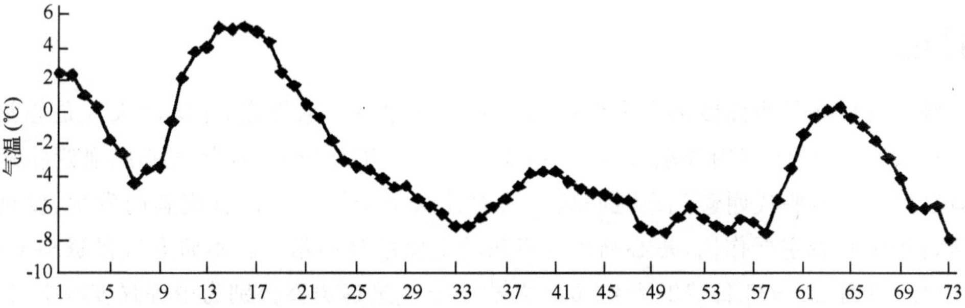

图 2　某市 2010 年 12 月 4—6 日气温变化

2.2　第一次冷空气过境期间血脂指标变化

表 4 可见，第一次冷空气过境前、过境期间血脂相关指标相比，高密度脂蛋白胆固醇（HDL-c）和载能蛋白 A1（ApoA1）均有下降，差异有统计学意义（$P<0.05$，$P<0.01$）；其余血脂指标水平变化无统计学意义。

表 4　第一次冷空气过境前、期间血脂相关指标的比较（$n=38$，$\bar{x}\pm s$）

时间	TC (mmol/L)	TG (mmol/L)	HDL-C (mmol/L)	LDL-C (mmol/L)	VLDL-C (mmol/L)	ApoA1 (g/L)	ApoB (g/L)
过境前	4.93±0.88	2.16±1.02	1.28±0.26	2.67±0.77	0.99±0.46	1.36±0.16	1.06±0.17
过境后	4.87±0.76	2.72±3.47	1.20±0.25[a]	2.67±0.76	1.00±0.55	1.28±0.18[b]	1.11±0.16

注：与冷空气过境前比较，[a]$P<0.05$，[b]$P<0.01$。

2.3　第二次冷空气过境期间血脂指标变化

表 5 可见，第二次冷空气过境前、过境期间血脂相关指标相比，甘油三酯（TG）、极低密度脂蛋白胆固醇（VLDL-C）均有升高，差异有统计学意义（$P<0.05$）；其余血脂指标水平变化无统计学意义。

表 5　第二次冷空气过境前、期间血脂相关指标的比较（$n=38$，$\bar{x}\pm s$）

时间	TC (mmol/L)	TG (mmol/L)	HDL-C (mmol/L)	LDL-C (mmol/L)	VLDL-C (mmol/L)	ApoA1 (g/L)	ApoB (g/L)
过境前	5.02±1.01	2.11±1.33	1.36±0.37	2.70±0.91	0.96±0.60	1.43±0.21	0.94±0.16
过境后	5.13±0.88	2.34±1.57[a]	1.35±0.39	2.72±0.84	1.07±0.71[a]	1.50±0.27	0.97±0.19

注：[a] 与冷空气过境前比较，$P<0.05$。

3 讨论

心脑血管疾病是当前威胁人类健康的主要疾病之一。据报道，寒冷的天气是心脑血管疾病的最大诱因，由于室内外温差大，人体血管骤然收缩或舒张，易导致心脑血管疾病的发作或者复发[7]。血脂代谢紊乱在冠心病和缺血性脑卒中等心脑血管疾病的发生、发展和恶化的全过程中起着主要作用，是心脑血管疾病的主要危险因素[1]。本研究气候资料显示，该市 2010 年 10 月 22—25 日、12 月 4—6 日两次冷空气过程类型分别为中等强度冷空气、弱冷空气。

高密度脂蛋白胆固醇(HDL-C)为血清蛋白之一，它的主要功能是将沉积在血管壁的胆固醇、血小板颗粒剥离下来带回肝脏，最后变成胆汁，经胆道-肠道排出体外，具有抗动脉粥样硬化作用，其水平的升高可降低发生心脑血管疾病的风险。目前已有研究资料显示，HDL-C 每升高 0.026 mmol/L (1 mg/dI)，可以使冠心病危险性下降 2%(男性)或 3%(女性)[8]。而甘油三酯(TG)与 HDL-C 作用不同，它是人体的脂肪成分，由三种脂肪酸与甘油结合而成，它升高可造成“血稠”，即血液中脂质含量过高导致的血液黏稠，在血管壁上沉积，渐渐形成小斑块，即动脉粥样硬化斑块，其水平的升高可增加发生心脑血管疾病的风险。极低密度脂蛋白(VLDL)主要由肝细胞合成，是内源性甘油三酯，一般代谢后经中间密度脂蛋白(IDL)转变为低密度脂蛋白(LDL)而低密度脂蛋白(LDL)在动脉粥样硬化形成期可通过氧化损伤内皮细胞及平滑肌细胞发动和维持血管壁的炎症反应，使动脉粥样硬化得以发展，同时，使过多的炎性细胞聚集，还可通过促进炎性介质分泌来加重炎性反应，从而加重动脉粥样硬化。另外，有研究报道，ApoA1 降低和 ApoB 升高可作为当前心脑血管疾病最有价值的危险性预测指标[9]。本研究结果显示，第一次冷空气过境前、过境期间相比，HDL-C、ApoA1 均有显著性下降；第二次冷空气过境期间 TG、VLDL-C 较过境前均有显著性升高，表明冷空气对 HDL-C、ApoA1、TG 及 VLDL-C 均有一定的影响。因此可推断，冷空气对 HDL-C、ApoA1、TG 及 VLDL-c 的影响，可能是造成心脑血管疾病的主要危险因素之一。

人体在受较强冷空气影响时，气温由峰值急速下降，易导致血管痉挛、脂质斑块破裂、血小板聚集而形成血栓，因而导致心脑血管疾病发病率的升高[10]。特别是对于一些已有潜在病变的老年患者，其血管弹性下降以及各脏器功能减退，对气候骤变的耐受性降低，极易发生心脑血管疾病的恶化与死亡。在本研究中，两次冷空气过境对血脂中不同指标的影响不同，且 TC、ApoB 等指标在冷空气过境前、过境期间均未见明显变化，可能由于样本量太少、两次冷空气降温幅度以及最低气温不同所致；另外，冷空气对不同年龄段以及患心脑血管疾病患者和健康居民血脂水平及相关指标的影响等问题，还有待进一步研究。

参考文献

[1] 吕天越，周新华，曾永红. 珠海市 9488 例健康体检成人血脂水平调查分析[J]. 医学理论与实践，2010，**23**(10)：1297-1298.

[2] 刘方，张金良，陆晨. 我国气象因素与心脑血管疾病研究现状[J]. 气象科技，2004，**32**(6)：425-428.

[3] Eng H，Mercer J B. Seasonal variations in mortality caused by cardiovascular diseases in Norway and Ireland [J]. *J Cardiovasc Risk*，1998，**5**：89-95.

[4] Keatinge W R，Donaldson G C，Cordioli E，et al. Heat related mortality in warm and cold regions of Europe：observational study[J]. *BMJ*，2000，**321**：670-673.

[5] 李栋梁，刘德祥. 甘肃气候[M]. 北京：气象出版社，2000：336-352.

[6] 朱乾根，林锦瑞，寿绍文. 天气学原理和方法[M]. 北京：气象出版社，2007：5-20.

[7] 陈曦. 警惕凌晨"高危"时刻[J]. 糖尿病天地文摘刊，2010，**1**：49-49.

[8] 李艳，张玉东. 高密度脂蛋白胆固醇与冠心病[J]. 中国心血管病研究杂志，2007，**5**(11)：864-866.

[9] 吴永志. 冠心病患者载脂蛋白检测的临床价值[J]. 中国社区医师医学专业，2008，**10**(2)：98.

[10] 李立丰. 重视开展气象因素对心血管疾病影响的研究[J]. 中国心血管杂志，2008，**13**(5)：391-393.

Effect of Cold Air Activity on Blood Lipids Level of Population

ZHAO Najuan　NIU Jingping　RUAN Ye，et al

(*Department of Occupational and Environmental Health*，*School of Public Health*，*Lanzhou University*，*Lanzhou*，*Gansu* 730000，*China*)

Abstract：Objective：To explore the effects of cold air activity on blood lipids level of population，and provide the basis for preventing the cardiovascular and cerebrovascular diseases. **Methods**：The climate data were collected before and after cold air passing in Gansu province. The blood lipids levels were measured in 68 subjects before and during the cold air transit. The lipid indexes detected were total cholesterol (TC)，triglycerides (TG)，high-density lipoprotein cholesterol(HDL-C)，low density lipoprotein cholesterol(VLDL-C)，very low density lipoprotein cholesterol(VLDL-C)，apolipoproteinA1(ApoA1)，apolipoprotein B (ApoB). **Results**：The climate data showed that the two cold air processes were moderate strength and weak cold air. HDL-C and ApoA1 after the first cold air process were significantly decreased compared with those before the cold air process($P<0.05$，$P<0.01$)；When the second cold air passing，TG and VLDL-C increased significantly than those before that ($P<0.05$). **Conclusion**：Cold air can impact some lipids level of population，which may be one of a possible risk factors for cardiovascular and cerebrovascular disease attack.

Key words：Weather；Cold air；Blood lipids level

【论著】

冷空气活动对心脑血管疾病发生相关敏感指标影响的研究

阮烨[1,2] 牛静萍[2] 张莉[2] 张秉玲[2] 孟军亮[2] 王式功[3]

（1. 兰州大学资源环境学院，甘肃兰州 730000；2. 兰州大学公共卫生学院劳动卫生与环境卫生研究所；3. 兰州大学大气科学学院）

摘 要：目的：研究冷空气活动过程对影响心脑血管疾病发病的 3 项敏感指标的影响。**方法：**选择气温变化较大、空气清洁的甘肃省张掖市作为研究地点，选择监测点附近的 40～70 岁心脑血管患者（病例组 30 人）和健康人（对照组 40 人）作为研究对象，分别于冷空气过境前、过境时和过境后测定血清肌红蛋白、心肌肌钙蛋白 I 和血管内皮素-1。**结果：**冷空气过境时，病例组肌红蛋白、血管内皮素-1 及对照组 3 项生化指标均出现了不同程度的升高；过境后对照组和病例组肌红蛋白和心肌肌钙蛋白 I 继续升高，但血管内皮素-1 则出现回落并低于过境前水平。经 Logistic 多元回归分析，在冷空气活动影响心脑血管疾病的过程中，血管内皮素-1 协变量有统计学意义（$P<0.05$）。**结论：**冷空气活动对正常人和心脑血管患者的上述 3 项相关敏感指标均有不同程度的影响，血管内皮素-1 在冷空气活动影响心脑血管疾病发生中可能起到一定作用。

关键词：冷空气；心脑血管疾病；肌红蛋白；心肌肌钙蛋白；血管内皮素

中图分类号：R122.2 **文献标识码：**A **文章编号：**1001-5914(2012)06-0496-03

心脑血管疾病已成为当前危害人类健康和寿命的常见病。WHO 及我国卫生部相关报告显示，全球每年每 3 个死亡病例中就有 1 人死于心脑血管疾病，中国每年死于该病的总人数约 300 万[1]。已有研究表明，气象因素的变化是心脑血管疾病发病的主要因素之一[2,3]，而气候的骤然变化与心脑血管疾病的发病有显著相关性，其中冷空气活动会导致心脑血管发病及死亡率的上升[4]；也有研究表明，心脑血管疾病发生和死亡有明显的季节性，决定其周期性变化的主要因素是气候[5,6]。冷空气的活动以及高温炎热天气的持续都会导致心脑血管疾病患病率和死亡率的上升，其中冷空气活动对患者的影响显得更为突出[7]。甘肃省地处我国北方，气候类型复杂，天气多变，温差较大，每年影响我国的强冷空气约 95％会从甘肃省经过，使得甘肃省成为我国西北方冷空气东移南下的必经之处[8]。恶劣的天气条件会

基金项目：国家自然科学基金面上项目（40975069）；公益性行业（气象）科研专项经费（GYHY201 106034）；中央高校基本科研业务费专项资金（lzujbky-2010-139）

作者简介：阮烨（1976—），男，讲师，博士研究生，从事环境流行病学及环境医学研究

通讯作者：王式功，E-mail：wangsg@lzu.edu.cn

对当地居民的生活和健康造成很大的影响，尤其是给心脑血管疾病患者带来更大的威胁。然而关于此方面的研究只限于人群流行病学分析，其致病机制尚缺乏充分的实验证明和深入研究。本研究中笔者选取了能反映心脑血管系统功能的敏感指标（肌红蛋白、心肌肌钙蛋白I和血管内皮素-1）[9]作为检测指标，结合气候资料观察甘肃省张掖市居民心脑血管敏感指标在冷空气过境前、过境期间和过境后的变化，探讨冷空气活动可能对心脑血管疾病产生的影响和作用，为进一步探讨冷空气对心脑血管疾病发病的影响机制奠定基础。

1 材料与方法

1.1 研究对象

选择没有化工业污染、空气质量符合环境空气质量二级标准、空气洁净度良好、天气多变、温差较大的西部和西北部冷空气南下必经之处的甘肃省张掖市作为研究地点。通过查阅居民健康档案、健康筛查、血液学检查和调查问卷等方式，选择居住和生活在距监测点半径1 km范围内、年龄在40～70岁、每天坚持户外活动2 h以上、坚持晨练和晚间散步、无烟酒嗜好、近3 d未服用心脑血管疾病药物和无器质性疾病的心脑血管疾病患者（包括脑血栓、脑出血、冠心病和高血压等）作为病例组。同时按相同入选条件选择40～70岁的健康人作为对照组。研究期间采集各受试者的饮食、睡眠、活动范围等信息。最终数据来自全程严格执行实验条件的研究对象。

1.2 气象资料

张掖市2011年3月12—15日一次冷空气过境资料（兰州中心气象台提供），冷空气类型按GB/T 20484—2006《中国冷空气等级国家标准》确定。

1.3 样品采集和检测

于冷空气过境前24 h、过境时（考虑可操作性，选取当天清晨07:00—08:00）和过境后24 h内，分别用无抗凝剂真空采血管采集研究对象的空腹肘静脉血5 mL，现场离心后将血清于－80℃冻存，于次日现场采样全部结束后进行实验室检测（ELISA试剂盒由美国R&D公司生产），指标包括肌红蛋白、心肌肌钙蛋白I和血管内皮素-1。

1.4 统计学方法

采用SPSS 11.0对数据进行统计分析，病例组与对照组各检测指标的比较采用两独立样本t检验，冷空气过境前、中、后各检测指标的比较采用单因素方差分析，多个样本两两比较采用SNK法。并采用Logistic多元回归分析，探讨各检测指标在冷空气活动影响心脑血管疾病的过程中的作用。检验水准为0.05。

2 结果

2.1 冷空气基本情况

张掖市 2011 年 3 月 12 日最高气温为 15.1℃，13 日为 14.0℃，14 日为−3.6℃，12 日最低气温为−4.1℃，13 日为−3.8℃，14 日为−7.4℃，（表 1，图 1），符合 GB/T 20484—2006 中的中等强度冷空气标准。3 月 13 日 00:00 前为冷空气过境前；3 月 13 日 00:00—3 月 14 日 24:00 为冷空气过境期间，3 月 15 日 00:00 后为冷空气过境后。

表 1 2011 年 3 月张掖市冷空气活动的基本气象数据 （℃）

日期	日最高气温	日最低气温	$\delta T_{24\ h}$	$\delta T_{48\ h}$	$\delta T_{72\ h}$
12 日	15.1	−4.1	0.3	3.3	6.7
13 日	14.0	−3.8	3.6	7.0	8.2
14 日	−3.6	−7.4	3.4	4.6	4.6
15 日	−1.3	−10.8	1.2	4.9	2.3

注：$\delta T_{24\ h}$、$\delta T_{48\ h}$、$\delta T_{72\ h}$分别代表日最低气温在 24 h、48 h、72 h 内的降温幅度。

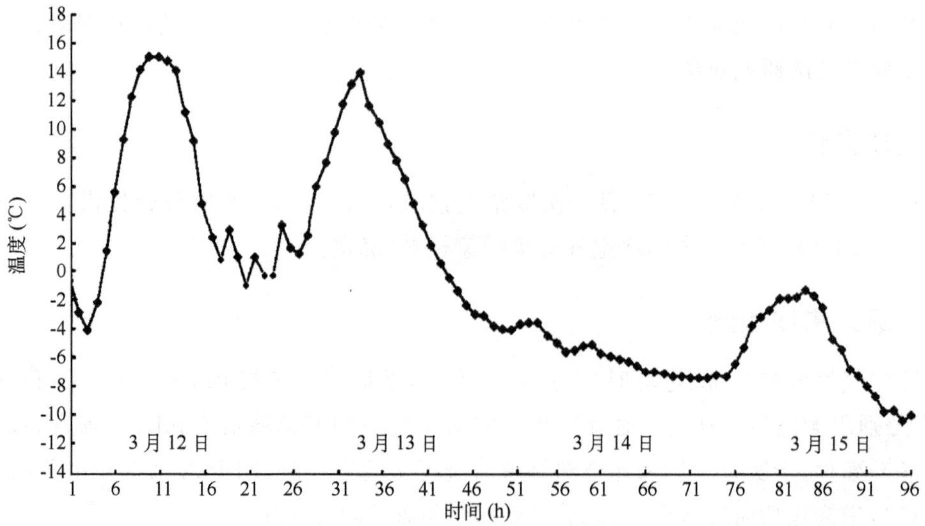

图 1 2011 年 3 月张掖市冷空气活动过程

2.2 观察对象的基本情况

冷空气过境的整个过程中，按照研究对象的纳入标准，最终病例组 30 人，其中男性 16 人，女性 14 人，平均年龄 55.0 岁；健康对照组 40 人，其中男性 24 人，女性 16 人，平均年龄 59.3 岁。两组性别构成及年龄的差别均无统计学意义（$P>0.05$）。

2.3 血清生化指标检测结果

2.3.1 冷空气活动过程中病例组与对照组生化指标比较

由表2可见，冷空气过境时，病例组肌红蛋白、血管内皮素-1及对照组3项生化指标均出现了不同程度的升高，其中病例组肌红蛋白及血管内皮素-1与过境前相比差异有统计学意义（$P<0.05$）；过境后病例组和对照组肌红蛋白和心肌肌钙蛋白Ⅰ继续升高，但血管内皮素-1则出现回落并低于过境前水平，其中病例组3项指标及对照组肌红蛋白、血管内皮素-1与过境前、过境时相比差异均有统计学意义（$P<0.05$）。

2.3.2 Logistic 回归分析结果

将对照组赋值为0，病例组赋值为1，作为应变量；将过境时肌红蛋白、心肌肌钙蛋白Ⅰ、血管内皮素-1作为协变量，进行Logistic多元回归分析，若所得协变量的OR值经检验有统计学意义，则提示为环境因素所引起的相应指标水平的改变。由表3可见，在3个变量中，血管内皮素-1协变量有统计学意义（$P<0.05$），说明在冷空气活动影响心脑血管疾病的过程中，血管内皮素-1协变量可能起一定作用。

表2 冷空气活动过程中病例组与对照组的血清生化指标水平 （$\bar{x}\pm s$，ng/L）

时间	病例组（n=30）			对照组（n=40）		
	肌红蛋白	心肌肌钙蛋白	血管内皮素－1	肌红蛋白	心肌肌钙蛋白Ⅰ	血管内皮素－1
过境前	1577.4±770.1	306.7±123.9	144.7±63.8	1449.4±673.7	417.7±262.4	164.8±55.7
过境前	1699.9±752.8[a]	301.9±106.2	202.7±91.9[a]	1608.6±752.1	421.7±286.3	217.5±70.6
过境后	2219.5±931.5[ab]	613.2±359.4[ab]	76.9±74.1[ab]	2213.1±968.6[ab]	614.8±356.7	95.4±51.7[ab]
F值	4.64	21.94	21.28	6.16	2.33	6.40
P值	<0.05	<0.05	<0.05	<0.05	<0.05	<0.05

注：[a] 与过境前比较；$P<0.05$，[b] 与过境时比较，$P<0.05$。

表3 Logistic 多元回归分析结果

协变量	β值	Walb 值	P值	OR 值	95% CI
肌红蛋白	0.001	1.025	0.311	1.000	0.999～1.000
心肌肌钙蛋白Ⅰ	0.001	0.046	0.830	1.000	0.999～1.001
血管内皮素-1	0.426	5.676	0.017	1.204	1.001～1.308

3 讨论

本次冷空气过程中，冷空气过境时 24 h 最低气温下降 5.1℃，48 h 最低气温下降 6.4℃，过境时最低降至－12℃，属于中等强度冷空气。此类典型的冷空气过程在张掖市乃至西北地区比较多见，对居民特别是患病人群的健康会产生一定影响，具有代表性。已有研究显示，心血管系统疾病的发生和发展受到诸多因素的影响，但大多是关于冷空气活动所形成的气象条件对心脑血管疾病发病率和死亡率的人群流行病学研究[3]。本研究检测分析病例和对照者血清中肌红蛋白、心肌肌钙蛋白 I 和血管内皮素-1 指标，是对已有研究结果进行的分子水平延伸和补充。

血清肌红蛋白、心肌肌钙蛋白 I 和血管内皮素-1 都是反映心肌损伤的血清标志物。肌红蛋白是唯一存在于心肌的收缩蛋白，对心肌坏死或损伤有高度敏感性和特异性，由于它在血中含量低，只要有少量的心肌坏死，血中浓度就会快速升高[5]；心肌肌钙蛋白 I 具有高度特异性，无论是对心肌损伤的特异性还是敏感性，均是目前最好的标志物，正逐步成为急性心肌梗死的诊断金标准[10]；血管内皮素-1 是迄今发现作用最强、持续最久的内源性缩血管物质，诱发细胞内钙超载及促进兴奋性氨基酸神经递质释放，加重血肿周围脑组织水肿和局部缺血性损伤[11]。本研究结果显示冷空气过境时和过境后心血管患者和对照组人群的肌红蛋白、心肌肌钙蛋白 I 和血管内皮素-1 三项指标均出现不同程度改变，提示冷空气活动不但对心脑血管疾病患者有影响，而且对正常人的上述指标也有影响，且往往会同时影响几项指标水平，对健康的影响可能表现为多个因素的综合作用。Logistic 回归分析结果显示，冷空气活动对心脑血管疾病的发生、发展及结局中，影响最大、最敏感指标是血管内皮素-1。

本研究结果显示，在冷空气过境时和过境后肌红蛋白表现为持续升高，而且在病例和对照人群中呈一致性趋势，可能的机制是冷空气活动所形成的特殊气象条件，特别是温度和气压的短时间急剧变化，引起人体相应的应激反应，使心脏及脑部供血及循环负荷加重，损害心肌细胞，从而导致肌红蛋白和心肌肌钙蛋白 I 浓度的升高，而且这种损害在冷空气过后的短时间内不能及时恢复。病例组和对照组人群的血管内皮素-1 浓度在冷空气过境时明显升高，在过境后出现回落并低于过境前。冷空气过境前、过境时和过境后两两比较，病例组血管内皮素 1 水平差异有统计学意义，但健康对照组在冷空气过境前和过境时差异无统计学意义，提示冷空气活动会影响到血管内皮素-1 的变化而对心脑血管系统造成影响，且不同人群(病例和对照)对冷空气形成的气候环境产生应激的时间、程度及结果不尽相同，从而使相应的检测指标有所差别。冷空气活动对病例组血清 3 项指标的影响较为明显，说明冷空气过程对心脑血管患者的影响强于健康人，可能因为患者对冷空气活动产生的特殊天气较为敏感，患者在接触冷空气后各生化指标在短时间内会出现变化，容易加重心脑血管疾病病情和发生意外，而在健康人变化不明显、变化比较滞后或个别指标不变化，可能因为机体对抗外界环境变化的能力较强。这些敏感指标的变化规律为进一步研究冷空气活动影响人体健康的机制打下基础，但本研究中冷空气过境后病例组和对照组血管内皮素-1水平降低的原因还有待进一步研究。

参考文献

[1] WHO编著，王汝宽等译．2000年世界卫生报告[R]．北京：人民卫生出版社．2000.

[2] Ha J K, Yoon J H, Kim H. Relationship between winter temperature and mortality in Seoul, South Korea, from 1994 to 2006[J]. *Science of the Total Environment*, 2009, **407**: 2158-2164.

[3] Mercedes M R, Antonella Z, David P C, et al. Extreme temperatures and mortality: assessing effect modification by personal characteristics and specific cause of death in a multi-city case-only analysis[J]. *Environ Health Perspect*, 2006, **114**: 1331-1336.

[4] 赵娜娟，牛静萍，阮烨，等．冷空气活动对人群血脂水平的影响[J]．环境与健康杂志，2011，**28**(11)：953-955.

[5] 杨正志，杨利华．气象因素对老年高血压患者血压的影响[J]．世界中西医结合杂志，2009，**4**(6)：418-419.

[6] 朱勇，陈晓东．气象因素对心脑血管疾病日死亡人数影响的时间序列研究[J]．现代预防医学，2008，**35**(6)：1036-1040.

[7] 刘俊含，李戈莹，莫运政，等．北京市某区居民死亡与大气表观温度的相关性研究[J]．环境与健康杂志，2011，**28**(12)：1044-1047.

[8] 李栋梁，刘德祥．甘肃气候[M]．北京：气象出版社，2000：95-105.

[9] 项贵明，刘琳琳，杜春兰，等．快速检测心肌标志物诊断急性心肌梗死的价值[J]．国际检验医学杂志，2011，**32**(17)：1932-1933.

[10] Giannitsis E, Steen H, Knrz K, et al. Cardiac magnetic resonance imaging study for quantification of infarct size comparing directly serial versus single time point m easurements of cardiac troponin T [J]. *J Am Coil Cardiol*, 2008, **51**: 307-314.

[11] 许爱梅，庄向华，董砚虎，等．内皮素-1的研究进展[J]．国外医学内科学分册，2004，**31**(5)：198-230.

Impact of Cold Air Activities on Sensitive Indexes for Cardiovascular and Cerebrovascular Diseases

RUAN Ye, NIU Jingping, ZHANG Li, et al

College of Earth and Environment Sciences, Lanzhou University, Lanzhou, 730000, *China*

Abstract: Objective: To study the influence on sensitive index of cardiovascular and cerebrovascular diseases in process of air activities. **Methods**: The residents of Zhangye. Gansu province of China were selected by means of random cluster sampling, myoglobin(Mb), cardiac troponin I(cTnI), endothelin-1(ET-1) were measured before, in the transit and after the cold air transit. **Results**: The levels of Mb, cTnI and ET-1 in cases group had significant change before, in and after the cold air transit ($P<0.05$), multiple comparison showed a significant difference ($P<0.05$); The levels of Mb and ET-1 changed obviously ($P<0.05$) in control group, multiple comparison showed that before and in the transit of cold air had no significant difference. **Conclusion**: Th e cold air activity has an obvious infl uence on sensitive indexes of cardiovascular and cerebrovascular diseases in health people and patients and ET-1 may play an important role in the occurrence of cardiovascular and cerebrovascular diseases.

Key words: Cold air; Cardiovascular and cerebrovascular diseases; Myoglobin(Mb); Cardiac troponin I(cTnI); Endothelin-1(ET-1)

冷空气活动对心脑血管疾病患者动态心电图的影响

孟军亮 牛静萍 阮烨 张莉 张晶晶 张慧慧 闫兵 李乃荣

(兰州大学公共卫生学院劳动卫生与环境卫生学研究所，甘肃兰州 73000)

摘 要：目的：探讨冷空气活动对心脑血管疾病患者动态心电图相关指标的影响，为心脑血管疾病的防治提供依据。**方法：**收集甘肃省张掖市 2011 年 3 月 12—15 日冷空气过境的气象资料。于冷空气过境前选择该市 10 例患有心脑血管疾病患者作为病例组、6 例健康居民作为对照组，进行 24 h 动态心电图监测，分析两组动态心电图相关指标在冷空气过境前和过境期间的变化。**结果：**病例组冷空气过境期间心脏早搏单发、成对和连续次数高于过境前，差异有统计学意义($P<0.05$)；病例组室性早搏次数高于过境前，差异有统计学意义($P<0.05$)。冷空气过境后病例组相邻间期差值 50 ms 占总 RR 间期数的百分比(PNN50)、RR 间期平均值的标准差(SDANN)和相邻 RR 间期差值的均方根(RMSSD)低于对照组，差异有统计学意义($P<0.05$)。**结论：**冷空气活动对心脑血管疾病患者动态心电图相关指标有一定的影响，可能是引起患者心脑血管疾病发作和加重的主要危险因素之一。

关键词：气象因素；冷空气；心脑血管疾病；动态心电图

中图分类号：R181.3 **文献标识码：**A **文章编号：**1001-5914(2012)09-0777-03

心脑血管疾病位于慢性非传染性疾病的首位，也是人群死亡的主要原因[1]。动态心电图(Hoher)是临床检测心脑血管疾病的重要方法之一，对心脑血管疾病的诊断和监测有重要意义。有研究表明，心脑血管疾病的突发以及心脑血管疾病患者的死亡与环境温度的剧烈变化密切相关，其中冷空气活动对患者的影响显得尤为重要[2]。甘肃省地处我国北方，气候类型复杂，我国每年约 95%的强冷空气都会从甘肃省经过[3]。本研究结合气象资料，观察甘肃省张掖市心脑血管疾病患者及健康人群动态心电图相关指标在冷空气过境前和过境时的变化，以探讨冷空气活动对心脑血管疾病患者动态心电图相关指标的影响，进而研究冷空气活动在心脑血管疾病发生、发展中的作用及其机制。

1 材料与方法

1.1 气象资料

从兰州中心气象台收集 2011 年 3 月 12—15 日张掖市冷空气过境前后的逐时温度资

基金项目：国家自然科学基金面上项目(40975069)；中央高校基本科研业务费专项(lzujbky—2010—139)；国家环境保护公益性行业(气象)科研专项(GYHY201106034)

作者简介：孟军亮(1985—)，男，硕士研究生，从事环境流行病学和环境毒理学研究。

通讯作者：牛静萍，E-mail：niujingp@lzu.edu.cn

料。根据中央气象台 GB/T 20484—2006《中国冷空气等级国家标准》，将冷空气分为 5 种典型的过程即：弱冷空气、中等强度冷空气、较强冷空气、强冷空气以及寒潮。

1.2 调查对象

选取空气质量符合国家二级标准的张掖市作为研究地点。经填写知情同意书、问卷调查后，从在该市居住 5 年以上的社区居民中选择每天能坚持户外活动 2 h 以上、无烟酒嗜好、近 3 d 未服用降血脂类药物并排除 3 个月内有心脏手术史、肾脏疾患、血液系统疾病、肿瘤、甲状腺功能亢进、近期感染等情况的 10 名心脑血管疾病患者作为病例组；以相同条件选取 6 名健康居民作为对照组。共调查男性 9 例，女性 7 例，年龄 43～74 岁，平均年龄58 岁；其中病例组男性 7 例，女性 3 例，平均年龄为(58.10±3.401)岁；对照组男性 2 例，女性 4 例，平均年龄为(59.50±3.585)岁。两组研究对象的年龄、性别差异均无统计学意义。

1.3 检测方法

所有研究对象于冷空气过境前行 24 h 动态心电图监测，动态心电图记录时间为 2011 年 3 月 12 日 11:00 至 13 日 11:00，其中 3 月 12 日 14:00 至 13 日 00:00 为冷空气过境前的心电记录数据，3 月 13 日 00:00—10:00 为冷空气过境期间的心电记录数据。

1.4 统计学处理

以 SPSS 17.0 软件建立数据库，计量资料用 $\bar{x}\pm s$ 表示，冷空气过境前和过境时的指标比较采用配对 t 检验，两组间的指标比较采用两独立样本 t 检验。检验水准为 0.05。

2 结果

2.1 冷空气过境前和过境期间逐时温度变化

2011 年 3 月 12—15 日期间，12—13 日气温下降幅度最大，48 h 内降温幅度最高达 7.0℃。根据 GB/T 20484—2006，此次冷空气过程为中等强度冷空气。见表 1、图 1。

表 1 2011 年 3 月 12—15 日张掖市气温下降幅度(℃)

日期	日最低气温	$\delta T_{24\,h}$	$\delta T_{48\,h}$	$\delta T_{72\,h}$
12 日	−4.1	0.3	3.3	6.7
13 日	−3.8	3.6	7.0	8.2
14 日	−7.4	3.4	4.6	4.6
15 日	−10.8	1.2	4.9	2.3

注：$\delta T_{24\,h}$、$\delta T_{48\,h}$、$\delta T_{72\,h}$分别代表日最低气温在 24、48、72 h 内的降温幅度。

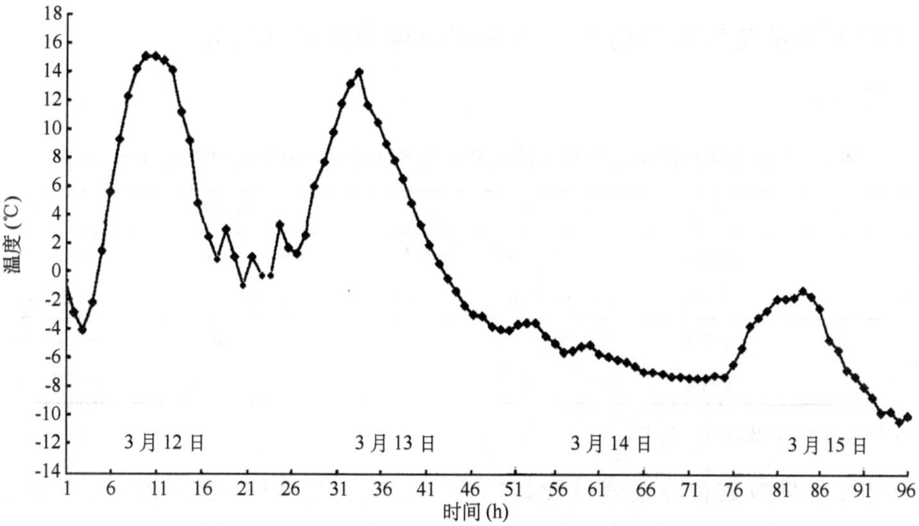

图1　2011年3月12—15日张掖市气温变化

2.2　两组人群冷空气过境前和过境期间24 h心率指标比较

冷空气过境前和过境期间两组心率数据差异均无统计学意义，见表2。

表2　心脑血管疾病患者冷空气过境前及过境时的24 h心率指标比较($\bar{x}\pm s$)

组别	例数	时间	总心搏数(次)	最高心率(次/min)	最低心率(次/min)	平均心率(次/min)
病例组	10	过境前	52233±4401	123.3±15.3	51.2±4.9	73.5±6.3
		过境时	49346±2958	118.6±14.7	50.4±3.3	70.6±4.9
对照组	6	过境前	50476±3165	115.3±13.8	49.7±3.2	68.3±5.8
		过境时	48236±2425	125.2±15.6	50.3±4.6	73.4±9.5

2.3　两组人群冷空气过境前和过境期间心脏早搏次数比较

冷空气过境期间病例组心脏早搏单发、成对和连续次数均高于冷空气过境前，差异均有统计学意义($P<0.05$)；对照组心脏早搏连续次数高于冷空气过境前，差异有统计学意义($P<0.05$)；冷空气过境期间病例组心脏早搏单发次数高于对照组，差异有统计学意义($P<0.05$)；其余各项指标差异均无统计学意义。见表3。

表3　心脑血管疾病患者冷空气过境前及过境时的心脏早搏次数比较($\bar{x}\pm s$,次)

组别	例数	时间	单发	成对	连续
病例组	10	过境前	12.40±7.18	3.44±1.40	1.57±0.70
		过境时	230.44±38.10[ab]	39.29±21.40[a]	18.30±16.56
对照组	6	过境前	5.92±5.33	8.04±3.67	4.92±2.83
		过境时	5.92±5.33	18.28±14.00	25.11±2.13*

注：[a] 与同组冷空气过境前比较，$P<0.05$；[b] 与对照组过境时比较，$P<0.05$。

2.4 两组人群冷空气过境前和过境期间心律失常指标比较

结果见表4。

表4 心脑血管疾病患者冷空气过境前及过境时的心律失常次数比较($\bar{x}\pm s$,次)

组别	例数	时间	心动过速	心动过缓	房性早博	室性早搏
病例组	10	过境前	541.9±122.7	269.3±73.6	101.2±16.5	66.8±29.5
		过境时	257.4±108.4	335.4±113.8	123.3±36.4	490.1±97.2[a]
对照组	6	过境前	121.8±21.6	139.3±26.4	166.3±38.9	67.7±10.6
		过境时	232.2±122.8	189.7±126.3	67.5±18.6	169.5±40.5

注:[a] 与同组冷空气过境前比较,$P<0.05$。

病例组室性早搏数在冷空气过境期间高于冷空气过境前,差异有统计学意义($P<0.05$);对照组各项指标差异均无统计学意义;两组间各项指标差异均无统计学意义。

2.5 冷空气过境后两组人群动态心电图心率变异性指标比较

冷空气过境后两组间心率变异性指标相比,病例组相邻间期差值50 ms占总RR间期数的百分比(PNN50)、RR间期平均值的标准差(SDANN)和相邻RR间期差值的均方根(RMSSD)低于对照组,差异均有统计学意义($P<0.05$);RR间期总体标准差(SDNN)差异无统计学意义。见表5。

表5 冷空气过境后心脑血管疾病患者与对照组动态心电图心率变异性指标比较($\bar{x}\pm s$,ms)

组别	例数	SDNN	PNN50	SDANN	RMSSD
病例组	10	161.13±78.38	1.22±0.48[a]	23.40±13.88[a]	18.68±10.53[a]
对照组	6	134.72±33.15	17.96±8.51	152.98±43.31	91.85±17.94

注:[a] 与对照组比较,$P<0.05$。

3 讨论

心脑血管疾病是致残率、致死率较高的疾病,它可引起心、脑、肾及周围血管等重要脏器的损害。有研究[4]报道,气象因素对心脑血管疾病的发生、发展有较大的影响[4]。有研究报道冷空气对部分血脂相关指标有一定的影响,可能是造成冷空气致心脑血管疾病发作的主要危险因素之一[5]。本研究结合气象资料,分析冷空气活动对心脑血管疾病患者和健康居民24 h动态心电图相关指标的影响,进而探讨冷空气活动在心脑血管疾病的发病和死亡中的作用。

心脏早搏单发的病因目前尚不明确,有研究报道心脏早搏单发多是器质性的,多见于冠心病、高心病、心肌炎、风心病等多种心血管疾病等[6],遗传因素可能是该病的危险因子。本研究显示,病例组的心脏早搏单发次数在冷空气过境期间高于冷空气过境前且明显高于对照组,提示心脑血管疾病患者的心肌活动异常频率在冷空气过境期间明显高于冷空气过境前,且明显高于对照组,有可能是冷空气致心脑血管疾病发病及死亡的危险因素之一。

室性早搏可发生于各年龄段的人群中,在功能性方面,室性早搏可能是无害的,而在病理性方面,则能导致血流动力学的改变,严重时甚至会造成心力衰竭和猝死[7]。偶发的室性早搏大多无须进行处理,而频发的室性早搏则会导致心脏搏出量降低,尤其恶性室性心律失常是发生心脏性猝死的独立预测指标。本研究结果显示,心脑血管疾病患者的室性早搏次数在冷空气过境期间明显高于冷空气过境前,提示心脑血管疾病患者的心脏搏出量在冷空气过境期间明显低于冷空气过境前。

心率变异分析作为定量评估自主神经系统功能、无创检测心脏功能的新工具,在临床上不断得到推广和应用。心率变异不仅能检测糖尿病自主神经病变,且能反映病变的程度[8],该指标降低反映心脏迷走神经活动减弱或交感神经活动增强,可降低心室肌电稳定性而易致心律失常。心率变异性指标中 PNN50、RMSSD 与迷走神经活动有关,SDANN 主要与交感神经有关[9]。本研究结果显示,冷空气过境后,病例组除 SDNN 外其他心率变异性指标均低于对照组。提示心脑血管疾病患者心脏自主神经明显受损,即支配心脏的迷走神经活性下降,伴交感神经占优势的病理状态以及心电活动的不稳定性。

本研究中,冷空气活动对心脑血管疾病患者的动态心电图相关指标有一定的影响,而对健康对照组居民除早搏连续次数外的各相关指标影响均不明显,可能是由于此次冷空气过程的降温幅度不大,对照组人群对降温过程已经耐受,心脑血管疾病患者对冷空气的敏感程度较对照组高、易导致各指标的变化;而本课题组前期研究显示冷空气活动对心脑血管疾病患者和健康人群的心脑血管疾病发生相关敏感指标均有影响[10],可能与本研究的样本量较小(仅 16 人)有关。此外,冷空气活动对不同年龄段的心脑血管疾病患者以及正常人群相关指标的影响还有待进一步研究。

参考文献

[1] 陈一文,秦明照,张雪松,等. 心血管疾病防治与工作场所健康促进的相关研究[J]. 中华临床医师杂志,2012,**6**(3):101-103.

[2] Eng H, Mercer J B. Seasonal variations in mortality caused by cardiovascular diseases in Norway and Ireland[J]. *J Cardiovasc Risk*, 1998, **5**: 89-95.

[3] 朱乾根,林锦瑞,寿绍文. 天气学原理和方法[M]. 北京:气象出版社,2007:5-20.

[4] 刘世玲,刘济跃,李志莉,等. 脑血管病发病和气象条件的关系[J]. 临床神经病学杂志,1999,**12**(2):76-78.

[5] 赵娜娟,牛静萍,阮烨,等. 冷空气活动对人群血脂水平的影响[J]. 环境与健康杂志,2011,**28**(11):953-955.

[6] 蔺忠梅,周湘梅,王莉,等. 稳心复脉汤治疗心脏早搏 52 例疗效观察[J]. 山东医药,2008,**48**(13):103.

[7] 郭继鸿,许原,张海澄,等. 心电学技术[M]. 济南:山东大学出版社,2005:252.

[8] 葛健，胡曙萍，盛利，等．糖尿病患者心率变异性 Q-T 离散度与室性心律失常的关系[J]．心血管康复医学杂志，2006，**15**(2)：177-178.
[9] 王智多，于金秋，莫洪敏，等．心率变异性指标在心血管疾病中的应用[J]．人民军医，2006，**49**(2)：119.
[10] 阮烨，牛静萍，张莉，等．冷空气活动对心脑血管疾病发生相关敏感指标影响的研究[J]．环境与健康杂志，2012，**29**(6)：496-498.

Influence of cold air activity on dynam ic electrocardiogram of patients with cardiovascular and cerebrovascular diseases

MENG Junliang NIU Jingping RUAN Ye ZHANG Li
ZHANG Jingjing ZHANG Huihui YAN Bing LI Nairong

(Department of Occupiond and Environmental Health, School of Public Health, Ltwzhou University, Lanzhou, Gansu 730000, *China)*

Abstract: **Objective**: To explore the effects of cold air activity on dynamic electrocardiogram of the patients with cardiovascular and cerebrovascular diseases, and provide the basis for preventing the cardiovascular and cerebrovascular diseases happening. **Methods**: The climate data were collected before and after the cold air passing through Zhangye in Gansu. The indexes of dynamic electrocardiogram were measured in 16 Subjects before and after the cold air activity. **Results**: The climate data showed that the cool air activity were moderate intensity. The number of ventricular premature of the cardiovascular and cerebrovascular diseases after the cold air activity were significantly increased than that before cold air activity($P<0.05$); the related indexes of normal person were not significantly changed ($P>0.05$). The HRV level of cardiovascular disease patients after the cold air activity was significantly decreased than that before the cold air activity and was significantly decreased than that of normal person ($P<0.05$). **Conclusion**: Cold air activity can impact some dynamic electrocardiogram indexes of patients with cardiovascular and cerebrovascular diseases, which may be one of the possible risk factors of cardiovascular disease attack.

Key words: Meteorological factors; Cold air; Cardiovascular and cerebrovascular diseases; Dynamic electrocardiogram

OPEN ACCESS
International Journal of Environmental Research and Public Health
ISSN 1660-4601
www.mdpi.com/journal/ijerph

Article

Artificial Cold Air Increases the Cardiovascular Risks in Spontaneously Hypertensive Rats

Bin Luo[1,2] Shuyu Zhang[2,*] Shoucun Ma[1] Ji Zhou[1] and Baojian Wang[3]

1. School of Applied Meteorology, Nanjing University of Information Science and Technology, 219 Ningliu Road, Nanjing 210044, China; E-mails: luobin07@lzu.cn (B. L.); msc_ever@163.com (S. M.); zhoujigood@163.com (J. Z.)
2. Key Laboratories of Arid Climatic Change and Reducing Disaster of Gansu Province, Lanzhou Institute of Arid Meteorology, CMA, 2070 Donggang East Road, Chengguan District, Lanzhou 730020, China
3. Lanzhou Central Meteorological Observatory, 2070 Donggang East Road, Chengguan District, Lanzhou 730020, China; E-mail: baojianwang@126.com

Abstract: The purpose was to investigate the effects of artificial cold air on cardiovascular risk in hypertensive subjects. An artificial cold air was simulated with hourly ambient temperature data of a real moderate cold air in China. Twenty-four male SHR rats were randomly divided into the minimum temperature (Tmin) group, the rewarming temperature (Tr) group and two concurrent control groups with six rats in each (Tmin and Tr represent two cold air time points, respectively). Tmin and Tr groups were exposed to the cold air that was stopped at Tmin and Tr, respectively. After cold air exposure, blood pressure, heart rate and body weight were monitored, blood was collected for the detection of some indexes like fibrinogen, total cholesterol and uric acid. Results demonstrated that blood pressure, whole blood viscosity, blood fibrinogen, total cholesterol and uric acid increased significantly both in the Tmin and Tr groups; low density lipoprotein/high density lipoprotein increased significantly only in Tr group; there was higher level of blood fibrinogen in the Tr group than the Tmin group; higher levels of creatine kinase-MB was found in both the Tmin and Tr groups. These results suggest that cold air may increase the cardiovascular risks in

Author to whom correspondence should be addressed; E-mail: zhangsy@cma.gov.cn; Tel.: +86-931-467-7529 (ext. 2095); Fax: +86-931-467-7529.

hypertensive subjects indirectly through its effects on the sympathetic nervous system and renin angiotensin system, blood pressure and atherosclerosis risk factors like blood viscosity and fibrinogen, lipids and uric acid in the blood.

Keywords: artificial cold air; SHR; atherosclerosis risk factors

1 Introduction

Epidemiological studies and clinical observations have demonstrated that cardiovascular diseases (CVDs) like myocardial infarction (MI) and coronary heart disease (CHD) events increase significantly in winter and cold weather. There was an 11% (95% confidence interval: 1.00−1.23, $p=0.04$) increased risk of incident myocardial infarction (MI) during winter (November-January) compared with non-winter seasons in a sub-Arctic population[1]. The Lille World Health Organization Monitoring Trends and Determinants in Cardiovascular Disease (MONICA) Project suggested that a 10℃ decrease of ambient temperature (Ta) was associated with a 13% increase in MI and coronary deaths event rates ($P<0.0001$)[2]. However, the mechanism involved is still not clear. Etiologically, the formation of atherosclerosis in the coronary artery is the cause of both MI and CHD[3]. Studies have reported the increase of blood viscosity, fibrinogen and cholesterol in subjects after cold stress and in winter[4-7]. As they are the promoters of atherosclerosis, the increased MI and CHD events in cold weather may be connected with them. Besides, cold stimulation as a stress, can increase sympathetic activity in the body[8]. The increased sympathetic activity may cause vasospasms[9] and aggravate CHD and induce MI. Therefore, the possible mechanism for the cold to increase MI and CHD events may be the combined effect of an activated sympathetic nervous system (SNS) and increased atherosclerosis risk factors, particularly in the subjects with CHD or MI. In addition, some other risk factors like uric acid may also play a role in that. Therefore, this study aimed to explore the effect of cold weather on cardiovascular system risk factors in spontaneously hypertensive rats (SHR). In order to simulate cold weather, we simulated an artificial cold air and used it as a cold stress for the animals.

2 Materials and Methods

2.1 Cold Air Data and Cold Air Simulation

Zhangye city is located in northwest China and on the sole route for the northwest cold air of China. The cold air was monitored by the Lanzhou Central Meteorological Observatory and hourly Ta data was collected from the Zhangye Meteorological Observatory, from the 13th to the 15th of March of 2011[10]. According to the Chinese cold air scaling criteria (GBT 20484—2006), this cold air belonged to the moderate cold air range. Among the analyzed 7 year cold air data of Zhangye City (2004—2010), this range occurred for about 103 times, thus accounting for almost 80% of all cold airs in the area; hence, it could be regarded as a frequently occurring cold air range in Zhangye City. The Tmin of the previous day was chosen as the starting Ta so as to scale the cold air more clearly. Details of this cold air are shown in Table 1.

Table 1 Details of ther cold air.

Cold air rank	Tmin-s (℃)	Tr (℃)	Tmin-g (℃)	↓ ΔT_{48} (℃)	$T_{\min}$ (℃)	↓ $\Delta T_{\max}$ (℃)	Rewarming duration(h)	Total duration(h)
Moderate	20	20	12.7	7.3	11.1	8.9	51	55

Tmin-s the starting minimum temperature of the cold air, Tr the rewarming temperature, Tmin-g the minimum temperature for cold air grading, Tmin the minimum temperature, ↓ ΔT_{48} = Tmin-s − Tmin-g, ↓ ΔTmax = Tmin-s − Tmin.

The cold air was introduced using an intelligent climate simulator box (GDJS—500 L, Pulingte Co., Tianjin, China). It has a controllable temperature range of −20 − 120℃. Both shifted and constant temperature, atmospheric pressure and humidity can be obtained and controlled through the microcomputer control system in it as needed. Data on temperature, relative humidity, and atmospheric pressure variation can be automatically recorded every 10 s by an external computer. The animal chamber of this climate simulator box is an enclosed space of 80 cm×80 cm×80 cm, large enough to sustain experimental living conditions for the rats. The light in the chamber is controllable and provided a luminous flux similar to that of laboratory conditions. The oxygen concentration of the chamber can be sustained at levels similar to those in the laboratory through a fixed air vent. After repeated tests, the climate simulator was considered well suited to simulate temperature changes for this study.

2.2 Animals and Grouping

Male spontaneously hypertensive rats (SHR) weighing 210.9 − 246.5 g, aged 10 weeks and with SBP 162—180 mmHg were obtained commercially from Vital River Laboratories, Beijing, China. Rats were randomly divided into Tmin, Tmin-c, Tr and Tr-c groups with six rats in each. Tmin group received the Ta dropping process exposure of cold air (from Tmin-s 20℃ to Tmin 11.1℃), while Tr received the entire cold air process exposure. Tmin-s and Tr-c served as concurrent control groups of Tmin and Tr, respectively.

2.3 Animal Housing for Control Period

Rats were kept in metal and plastic cages, receiving a circadian rhythm of 12 h/12 h light/dark (light lasted from 08:00 to 20:00), stable room temperature 20±(2)℃ and relative humidity of 45±(5)% for 2 weeks as control housing. During that, sufficient standard normal rat chow and water were supplied for rats to intake ad libitum. Bedding was refreshed daily for every cage. This research was conducted in accordance with the Declaration of Helsinki and with the Guide for Care and Use of Laboratory Animals as adopted and promulgated by the United National Institutes of Health. All experimental protocols were approved by the Review Committee for the Use of Human or Animal Subjects of Nanjing University of Information Science and Technology.

2.4 Cold Air Exposure

After the control period, the Tmin and Tr groups were moved to the chamber of the climate simulator box, while the two control groups were still kept in the same environment as during the control period. Cold air was introduced via the climate simulator box with the pre-input cold air data. Rats received food and water *ad libitum*, daily refreshed beddings and a circadian rhythm of 12 h/12 h light/dark (light lasted from 08:00 to 20:00) during the exposure. The relative humidity was controlled at 45±(5)% throughout the cold air exposure. Cold exposure started at 05:00 in the early morning so as to simulate a normal Ta dropping process. In all, the temperature dropping process persisted for 51 h and the entire cold air lasted for 55 h until the initial temperature was regained (20℃). Conditions of rats were observed for every six hours.

2.5 Monitoring of Blood Pressure, Heart Rate and Body Weight

Blood pressure (systolic blood pressure), heart rate and body weight of rats were monitored once a week during control period and before and after cold air exposure. Systolic blood pressure (SBP) and heart rate were monitored by the non-invasive tail-cuff method using an animal sphygmomanometer (BP-2006A, Softron, Beijing, China), which is widely used in many cold exposure experiments[11,12].

2.6 Plasma Collection

After abdominal anesthesia in rats with pentobarbital sodium (120 mg/kg ip), blood was collected in vacuum tubes with anticoagulant (liquaemin) through the abdominal aorta. Three milliliters of blood were used for whole blood viscosity (WBV) determination immediately; the rest blood was centrifuged at 3000 rpm for 10 min to collect plasma and saved at −80℃ until assay.

2.7 Assessment of Vasoconstrictors, Atherogenesis Risk Factors and Myocardium Injury Indicator

Before assay, the plasma kept at −80℃ was melted at 37℃. Plasma level of norepinephrine (NE), epinephrine (EPI), endothinl (ET1) and angiotensin II (ANG II), were determined with an ELISA kit (Uscnlife, Wuhan ElAab Science Co. Ltd., Wuhan, China) in a blinded manner following the manufacturer's instructions; WBV was determined using a blood rheology system (LGR80, Steellex, Beijing, China) at shear rates of 10/s and 150/s. The Clauss method was used to measure the plasma concentration of fibrinogen (FG) (reagents produced by Siemens Healthcare Diagnostic Products Gmbh, Marburg, Germany)[13]. Methods of GPO-PAP, CAT, and CHOD-PAP determination were applied to obtain the triglyceride (TG), low density lipoprotein (LDL), and high density lipoprotein (HDL) levels and total cholesterol (TC) [14-17] (reagents produced by Sichuan Maker Biotechnology Co. Ltd., Chengdu, China). Plasma uric acid was determined with the uricase-peroxidase method[18]. Creatine kinase MB (CK-MB) mass concentration was assayed by selective inhibition method with the help of Beckman Coulter Synchron LX20 (reagent produced by Beckman Coulter Inc., Brea, CA, USA).

2.8 Statistical Analysis

Results were analyzed with SPSS 13.0 for Windows and shown as mean (SE, standard error). Means between different treatment groups were compared by Independent-sample T test. A 95% confidence limit was employed to explore significance.

3 Results

3.1 SBP, Heart Rate and Body Weight

Figure 1 shows the variations of body weight, SBP and heart rate of rats throughout the control period and cold air exposure. There was significant elevation in SBP before and after cold air exposure both for Tmin group and Tr group. Compared to their control groups, their SBP were also significantly higher ($P<0.01$, $P<0.05$). However, there was no significant difference with regard to body weight and heart rate between control group and experimental group as well as before and after cold exposure in all groups ($P>0.05$). No significant difference was found between Tmin and Tr group in either SBP, heart rate or body weight ($P>0.05$).

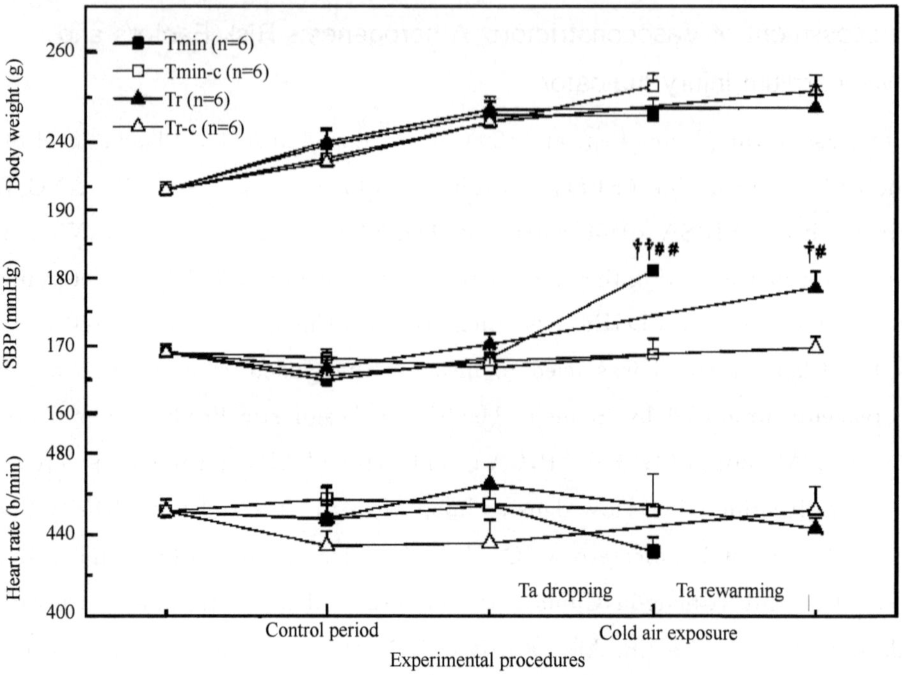

Figure 1 Variation of body weight, SBP and heart rate during control period and cold air treatment in different groups. SBP systolic blood pressure; Ta ambient temperature. Compared with control group † $P<0.05$, †† $P<0.01$; Compared with precious value # $P<0.05$, ## $P<0.01$.

3.2 Vasoconstrictors—EPI, NE, ANGII and ET-1

The concentration of plasma EPI, NE, ANGII and ET-1 for all groups are represented in Figure 2. There was no significant difference in plasma NE and ET-1 between any two groups of the four groups ($P>0.05$). Significantly higher level of plasma NE occurred in both the Tmin and Tr groups when compared with their control groups ($P<0.01$, $P<0.05$). No significant differences were found between the Tmin and Tr groups ($P>0.05$). With regard to plasma ANGII, a markedly higher level was measured in the Tmin group, higher than the Tr group and its group ($P<0.01$, $P<0.05$). No obvious difference was found between the Tr and Trc group as well as between the Tmin－c group and Trc group ($P>0.05$).

3.3 CK-MB and Atherogenesis Risk Factors—WBV, Blood Lipids, FG and Uric Acid (Table 2)

Both in the group of Tmin and Tr, concentration of WBV ($P<0.01$, $P<0.05$) and plasma FG ($P<0.01$, $P<0.01$), TC ($P<0.01$, $P<0.05$), LDL ($P<0.05$, $P<0.05$) and

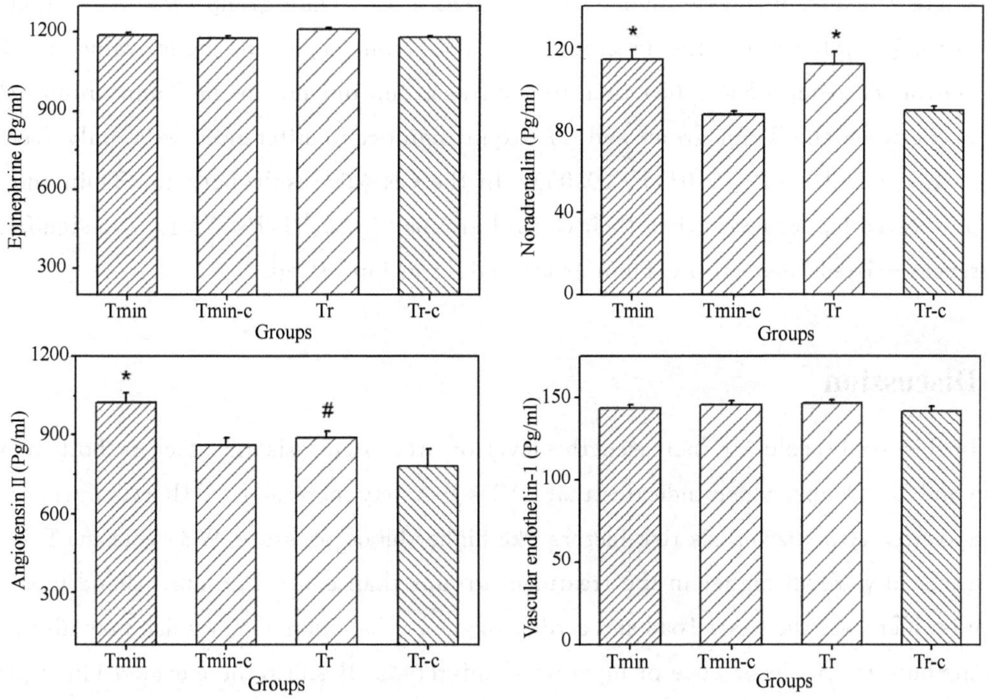

Figure 2　Norepinephrine, epinephrine, endothin 1 and angiotensin II in different groups ($n=6$). Compared with control group † $P<0.05$, †† $P<0.01$; compared with Tmin group ‡ $P<0.05$.

uric acid ($P<0.01$, $P<0.01$) were significantly higher than their control groups, while the plasma TG was significantly lower ($P<0.05$, $P<0.05$).

Table 2　CK-MB and atherosclerosis risk factors—WBV, FG, blood lipids and uric acid in different groups

Atherosclerosis risk factors		Tmin-c ($n=6$)	Tmin($n=6$)	Tr-c ($n=6$)	Tr ($n=6$)
Whole blood	10/s	11.10(0.58)	17.31(0.49)††	12.36(0.76)	15.97(2.21)†
Viscosity(mPa・s)	150/s	4.29(0.10)	5.73(0.14)††	4.53(0.13)	5.25(0.39)†
Fibrinogen(g/L)		1.92 (0.04)	2.06 (0.01)††	2.00 (0.04)	2.30 (0.06) ††,‡‡
	TC	0.89(0.01)	1.14(0.04)††	0.93(0.02)	1.08(0.04)†
Blood lipids	TG	0.38(0.04)	0.27(0.02)†	0.39(0.04)	0.28(0.01)†
(mmol/L)	HDL	0.5(0.01)	0.62(0.01)††	0.56(0.02)	0.55(0.02)‡
	LDL	0.48(0.03)	0.65(0.04)†	0.41(0.02)	0.73(0.10)†
LDL/HDL		0.97(0.07)	1.06(0.06)	0.74(0.01)	1.33(0.22)††
Uric acid(umol/L)		71.5(5.67)	173.67(17.78)††	71.17(7.01)	170.67(18.62)††
CK-MB(U/L)		236.17(20.98)	362.67(29.37)††	214.5(9.25)	378.67(25.88)††

TC total cholesterol, TG triglyceride, HDL high density lipoprotein, LDL low density lipoprotein. Compared with control group † $P<0.05$, †† $P<0.01$; compared with Tmin group ‡ $P<0.05$, ‡‡ $P<0.01$.

There was also obviously higher level of HDL in the Tmin group ($P<0.05$) than in its control group but not in the Tr group ($P>0.05$), contrary to the higher value of LDL/HDL in the Tr group ($P<0.05$) than its control group but not in the Tmin group ($P>0.05$). Between the Tmin group and Tr group, significant differences were only seen in plasma FG and LDL ($P<0.01$, $P<0.05$). In the CK-Mb result, both the Tmin and Tr groups showed higher levels than their control groups ($P<0.01$, $P<0.01$). No significant differences existed between the Tmin group and Tr group ($P>0.05$).

4 Discussion

In this study, cold air increased the level of atherosclerosis risk factors both in the Tmin and Tr groups, which indicates that CVDs risk may increase in SHR rats during cold air exposure. Atherosclerosis risk factors like higher blood pressure, WBV, plasma FG, TC and uric acid were all higher in the treatment groups than control groups. Blood pressure elevation increases the heart load and cardiac oxygen exhaustion [19,20], which may ultimately contribute to the occurrence of myocardial infarction. Besides, the elevated blood pressure interferes with the integrity of endothelial cells and cause endothelial activation or dysfunction to form atherosclerosis in the vasculature [21,22]. The increase in WBV usually indicates the increase in some coagulation factors, such as red cells, FG, blood lipids, platelet, and haemoglobin [7,23], which are essential factors for the formation of atherosclerosis. FG, as an indispensable coagulation factor, can directly participate in the process of atherosclerosis by binding fibrin and its degradation products—FDP—to induce pro-inflammatory responses [24]. TC and LDL are closely related to the induction of atherosclerosis by inducing adhesion molecules and vascular endothelium dysfunction manifestations [25,26]. Increased uric acid in blood is thought to play a role in the proliferation of vascular smoothness and stimulation of inflammatory pathways to induce endothelial dysfunction [27-29], which may in turn promote atherogenesis. These factors increased in rats after cold air exposure and may facilitate the atherosclerosis formation and aggravate any preexisting atherosclerosis, especially in coronary arteries. The literature reports that cold exposure reduced the cardiac antioxidant capacity and contributed to cardiac fibrosis and other abnormalities [30]. Therefore, an increase of an oxidant like LDL as well as uric acid by cold air exposure may promote cardiac abnormalities. In addition, SHR rats are characterized not only by higher blood pressure but also exaggerated cardiovascular and sympathetic responses to the stimuli like cold [31,32]. Their innate higher blood pressure may have already induced atherosclerosis in the coronary artery by endothelial activation or dysfunction [33]. Combined with the vasospasms caused by increased vasoconstrictors like NE and ANGII during cold air exposure, SHR may be more likely to be affected by cold air, especially in the cardiovascular system. Therefore, the long-term affected coronary artery by higher blood pressure and the increased SNS and RAS activities as well as above atherogenesis promoters after cold air exposure may comprehensively contribute to the rise of cardiovascular risk in cold air-treated SHR rats.

Epidemiological studies report that there is a lag effect of cold in CVD events, including MI and CHD [34]. The higher level of FG and LDL/HDL in the Tr group may further indicate the higher MI and CHD risk after the Ta dropping process. The LDL/HDL ratio is an excellent predictor of CHD risk, being more accurate than LDL or HDL alone[35]. The proper explanation may be that the atherogenesis is a slow process and the increased atherogenesis risk factors need time to recover, therefore, MI and CHD event peaks may occur after cold exposure.

Epidemiological studies have reported that there were higher CVDs risks during cold exposure. In the Dutch population from 1979—1997, the estimated average excess mortality during cold spells was 12.8% or 46.6 deaths/day, largely attributable to the increase in cardiovascular mortality [36]. In this study, the increased SNS and rennin-angiotensin system (RAS) activity, SBP, WBV, plasma FG, TC and uric acid during cold air exposure might contribute to the higher cardiovascular risk in the treatment groups. Therefore, this study provide a directly explanation for the increased CVDs risk during cold weather in the cardiac disease aspect. The elevated blood pressure is probably induced by the increased NE and ANGII during cold air exposure, as both the blockers of beta-adrenergic receptors and ANGII have been reported to reduce the elevated blood pressure during cold exposure[37,38]. Therefore, the blood pressure elevation can be prevented by the administration of these antihypertensives. Besides, as other atherogenesis risk factors increase may be caused by the blood concentration during cold exposure [4], more water drinking should be suggested. In this way, this study provides signs that the reduction of these risk factors may reduce the MI and CHD risk in cold weather. However, further studies are needed to identify whether this could work. In addition, concerning the increased atherogenesis risk factors in the hypertensive subjects, the hypertensive population should pay more attention to the cold weather effect, as epidemiological studies have already found the higher CVDs risk in the CVDs population [39,40].

This study applied an artificial cold air process as cold stress, which better represents the cold environment in Nature. Naturally, cold air involves a slow process of Ta fluctuation (including Ta dropping and Ta rewarming), which is substantially different from the cold in many other studies. Many cold studies exposed subjects to a constant lower Ta from a warm environment within minutes, such as from 22℃ to 4℃ in 8 min [12]. The sharply dropped Ta induced an apparent blood pressure elevation through the activation of SNS and RAS [8]. Similarly, cold air with a slow T_a fluctuation also induced blood pressure elevation through the activation of SNS and RAS, which further adds to the knowledge of cold-induced blood pressure elevation. Other studies have demonstrated the increase of atherogenesis risk factors like blood pressure, blood viscosity, blood FG and cholesterol, but they have not evaluated the CVDs risk by some indicators like blood CK-MB [4-7]. The results of our study may be used to explain the phenomenon of increased CVDs risk in cold weather.

Notwithstanding the many strengths of this study, its many limits should also be discussed. During the entire experiment, the core temperature (Tc) of SHR was not monitored. Therefore, the variation of T_c in SHR rats under T_a fluctuation was not understood, even if rats are able to maintain their core temperatures constant during cold exposure to 5±(2)℃ [41,42]. In the experimental design, the time points for the atherogenesis risk factors and hormone monitoring were limited to Tmin and T_r, which limited our horizon to their levels at only Tmin and T_r without a panoramic understanding of their variation during the whole T_a change of cold air. Besides, the T_a rewarming process was few hours without sustainment, which may not be convincing enough to explain the lagged CVDs events peak in several days in cold weather [34]. Hence, our next experiment will focus on the atherogenesis risk factors and hormone variation along with the Ta variation of cold air and design longer intervals after cold air exposure to try to explain the lagged CVDs events peak. What is more, this study may only explain the increased CVDs risk among subjects who cannot take effective warm preservation measures and have to experience the cold air. Studies over the connection between atherogenesis risk factors and CVDs risk in a sudden cold exposure are still necessary to explain the increased CVDs risk in cold weather. Even though this study checked some risk factors of CVDs in cold air exposure, the mechanism by which they cause cardiac abnormalities is still unclear. Therefore, more in-depth studies are needed to explore the specific role of these CVDs risk factor and the specific mechanism in causing CVDs during cold exposure.

In conclusion, cold air may increase the cardiovascular risks in hypertensive subjects indirectly through its effects over sympathetic nervous system and rennin-angiotensin system, blood pressure and atherosclerosis risk factors like blood viscosity and fibrinogen, lipids and uric acid in the blood.

Acknowledgement

This study was supported by the National Natural Science Foundation of China (No. 40975069) and Special Scientific Research Program for Public Welfare (Meteorology) of China (No. GYHY201106034). We are grateful for the help from Jingping Niu and Bingling Zhang of the School of Public Health, Lanhou University. We also thank all the anonymous reviewers of this manuscript.

Conflict of Interest

This study is investigator initiated. The authors state no conflict of interest.

References

[1] Hopstock L A, Wilsgaard T, Njolstad I, et al. Seasonal variation in incidence of acute myocardial infarction in a sub-arctic population: The tromso study 1974—2004. *Eur. J. Cardiovasc. Prev. Rehabil*, 2011, 18, 320-325.

[2] Danet S, Richard F, Montaye M, et al. Unhealthy effects of atmospheric temperature and pressure on the occurrence of myocardial infarction and coronary deaths. A 10-year survey: The lille world health organization monica project (monitoring trends and determinants in cardiovascular disease). Circulation 1999, 100, E1-E7.

[3] Kriszbacher I, Koppan M, Bodis J. Inflammation, atherosclerosis, and coronary artery disease. *N. Engl. J. Med.*, 2005, 353, 429-430.

[4] Neild P J, Syndercombe-Court D, Keatinge W R, et al. Cold-induced increases in erythrocyte count, plasma cholesterol and plasma fibrinogen of elderly people without a comparable rise in protein Cor factor X. *Clin. Sci.* (Lond.), 1994, 86, 43-48.

[5] Woodhouse P R, Khaw K T, Plummer M, et al. Seasonal variations of plasma fibrinogen and factor vii activity in the elderly: Winter infections and death from cardiovascular disease. *Lancet*, 1994, 343, 435-439.

[6] Stout R W, Crawford V. Seasonal variations in fibrinogen concentrations among elderly people. *Lancet*, 1991, 338, 9-13.

[7] Keatinge W R, Coleshaw S R K, Cotter F, et al. Increases in platelet and red cell counts, blood viscosity, and arterial pressure during mild surface cooling: Factors in mortality from coronary and cerebral thrombosis in winter. *Br. Med. J.* (Clin. Res. Ed.), 1984, 289, 1405-1408.

[8] Sun Z. Cardiovascular responses to cold exposure. *Front. Biosci.* (Elite Ed.), 2010, 2, 495-503.

[9] Watanabe K, Takahashi T, Miyajima S, et al. Myocardial sympathetic denervation, fatty acid metabolism, and left ventricular wall motion in vasospastic angina. *J. Nucl. Med.*, 2002, 43, 1476-1481.

[10] Luo B, Zhang S Y, Ma S C, et al. Effects of cold air on cardiovascular disease risk factors in rat. *Int. J. Environl. Res. Public Health*, 2012, 9, 2312-2325.

[11] Qian Z M, Koon H W. Area postrema is essential for the maintenance of normal blood pressure under cold stress in rats. *Exp. Brain Res.*, 1998, 121, 186-190.

[12] Tang Z Y, Zhu Q Y, Xu L J, et al. Artificial cold wave-induced cerebral infarction in rats with carotid atherosclerosis. *J. Mol. Neurosci.*, 2012, 47, 278-285.

[13] Clauss A. Rapid physiological coagulation method in determination of fibrinogen. *Acta Haematol.*, 1957, 17, 237-246.

[14] Sullivan D R, Kruijswijk Z, West C E, et al. Determination of serum triglycerides by an accurate enzymatic method not affected by free glycerol. *Clin. Chem.*, 1985,31,1227-1228.

[15] Nauck M, Warnick G R, Rifai N. Methods for measurement of LDL-cholesterol: A critical assessment of direct measurement by homogeneous assays versus calculation. *Clin. Chem.*, 2002,48,236-254.

[16] Warnick G R, Nauck M, Rifai N. Evolution of methods for measurement of HDL-cholesterol: From ultracentrifugation to homogeneous assays. *Clin. Chem.*, 2001,47,1579-1596.

[17] Siedel J, Hagele E O, Ziegenhorn J, et al. Reagent for the enzymatic determination of serum total cholesterol with improved lipolytic efficiency. *Clin. Chem.*, 1983,29,1075-1080.

[18] Gochman N, Schmitz J M. Automated determination of uric acid, with use of a uricaseperoxidase system. *Clin. Chem.*, 1971,17,1154-1159.

[19] Lipsitz L A, Hamner J M S, Gagnon M, et al. Dynamic regulation of middle cerebral artery blood flow velocity in aging and hypertension. *Stroke*, 2000,31,1897-1903.

[20] Heijer T, Skoog I, Oudkerk M, et al. Associationbetween blood pressure levels over time and brain atrophy in the elderly. *Neurobiol. Aging*, 2003,24,307-313.

[21] Chobanian A V, Alexander R W. Exacerbation of atherosclerosis by hypertension. Potential mechanisms and clinical implications. *Arch. Intern. Med.*, 1996,156,1952-1956.

[22] Cohn J N, Quyyumi A A, Hollenberg N K, et al. Surrogate markers for cardiovascular disease: Functional markers. *Circulation*, 2004,109,IV31-IV46.

[23] Green D, Foiles N, Chan C, et al. Elevated fibrinogen levels and subsequent subclinical atherosclerosis: The cardia study. *Atherosclerosis*, 2009,202,623-631

[24] Guo F, Liu J, Wang C, et al. Fibrinogen, fibrin, and FDP induce C-reactive protein generation in rat vascular smooth muscle cells: Pro-inflammatory effect on atherosclerosis. *Biochem. Biophys. Res. Commun.*, 2009,390,942-946.

[25] Hansson G K. Inflammation, atherosclerosis, and coronary artery disease. *N. Engl. J. Med.*, 2005, 352,1685-1695.

[26] Lusis A J. Atherosclerosis. *Nature*, 2000,407,233-241.

[27] Mustard J F, Murphy E A, Ogryzlo M A, et al. Blood coagulation and platelet economy in subjects with primary gout. *Can. Med. Assoc. J.*, 1963,89,1207-1211.

[28] Kang D H, Nakagawa T, Feng L, et al. A role for uric acid in the progression of renal disease. *J. Am. Soc. Nephrol.*, 2002,13,2888-2897.

[29] Watanabe S, Kang D H, Feng L, et al. Uric acid, hominoid evolution, and the pathogenesis of salt-sensitivity. *Hypertension*, 2002,40,355-360.

[30] Zhang Y, Hu N, Hua Y, et al. Cardiac overexpression of metallothionein rescues cold exposure-induced myocardial contractile dysfunction through attenuation of cardiac fibrosis despite cardiomyocyte mechanical anomalies. *Free Radic. Biol. Med.*, 2012,53,194-207.

[31] Morley R M, Conn C A, Kluger M J, et al. Temperature regulation in biotelemetered spontaneously hypertensive rats. *Am. J. Physiol.*, 1990,258,R1064-R1069.

[32] Kirby R F, Sokoloff G, Perdomo E, et al. Thermoregulatory and cardiac responses of infant spontaneously hypertensive and Wistar-Kyoto rats to cold exposure. *Hypertension*, 1999,33,1465-1469.

[33] Hadjiisky P, Peyri N. Hypertensive arterial disease and atherogenesis. Part. 1. Intimal changes in the old, spontaneously hypertensive rat (SHR). *Atherosclerosis*, 1982, 44, 181-199.

[34] Yu W, Hu W, Mengersen K, et al. Time course of temperature effects on cardiovascular mortality in Brisbane, Australia. *Heart*, 2011, 97, 1089-1093.

[35] Fernandez M L, Webb D. The LDL to HDL cholesterol ratio as a valuable tool to evaluate coronary heart disease risk. *J. Am. Coll. Nutr.*, 2008, 27, 1-5.

[36] Huynen M M, Martens P, Schram D, et al. The impact of heat waves and cold spells on mortality rates in the Dutch population. *Environ. Health Perspect*, 2001, 109, 463-470.

[37] Sun Z, Cade J R, Fregly M J, et al. Effect of chronic treatment with propranolol on the cardiovascular responses to chronic cold exposure. *Physiol. Behav.*, 1997, 62, 379-384.

[38] Sun Z, Cade R, Morales C. Role of central angiotensin II receptors in cold-induced hypertension. *Am. J. Hypertens*, 2002, 15, 85-92.

[39] Fujiwara T, Kawamura M, Nakajima J, et al. Seasonal differences in diurnal blood pressure of hypertensive patients living in a stable environmental temperature. *J. Hypertens*, 1995, 13, 1747-1752.

[40] Manfredini R, Gallerani M, Portaluppi F, et al. Chronobiological patterns of onset of acute cerebrovascular diseases. *Thromb. Res.*, 1997, 88, 451-463.

[41] Sun Z, Cade R, Katovich M J, et al. Body fluid distribution in rats with cold-induced hypertension. *Physiol. Behav.*, 1999, 65, 879-884.

[42] Barney C C, Katovich M J, Fregly M J, et al. Changes in beta-adrenergic responsiveness of rats during chronic cold exposure. *J. Appl. Physiol.*, 1980, 49, 923-929.

Int. J. Environ. Res. Public Health 2012, 9, 2312-2325; doi:10.3390/ijerph9072312

OPEN ACCESS
International Journal of
Environmental Research and
Public Health
ISSN 1660-4601
www. mdpi. com/journal/ijerph

Article

Effects of Cold Air on Cardiovascular Disease Risk Factors in Rat

Bin Luo[1,2] Shuyu Zhang[2,*] Shoucun Ma[1] Ji Zhou[1] and Baojian Wang[3]

1. School of Applied Meteorology, Nanjing University of Information Science and Technology, 219 Ningliu Road, Nanjing 210044, China; E-mails: luob04@yahoo. com. cn (B. L.); msc_ever@163. com (S. M.); zhoujigood@163. com (J. Z.)

2. Key Laboratories of Arid Climatic Change and Reducing Disaster of Gansu Province, Lanzhou Institute of Arid Meteorology, China Meteorological Administration, 2070 Donggang East Road, Chengguan District, Lanzhou 730020, China

3. Lanzhou Central Meteorological Observatory, 2070 Donggang East Road, Chengguan District, Lanzhou 730020, China; E-mail: baojianwang@126. com

Abstract: The purpose of this study is to explore possible potential implications of cold air in cardiovascular disease (CVD) risk in rats. Healthy Wistar rats were exposed to artificial cold air under laboratory conditions, and their systolic blood pressure, heart rate, vasoconstriction, CVD risk factors, and myocardial damage indicators after cold air exposure were determined and evaluated. Systolic blood pressure, whole blood viscosity, and plasma level of norepinephrine, angiotensin Ⅱ, low density lipoprotein, total cholesterol, and fibrinogen in treatment groups increased significantly compared with control groups. No significant variations were found in plasma Mb and cTnT and myocardial tissue between the treatment and control groups. Results indicate that: (1) higher levels of SBP, WBV and LDL/HDL, total cholesterol (TC), and FG in blood may indicate higher CVD risks during cold air exposure; (2) cold air may exert continuous impacts on SBP and other CVD risk factors.

Keywords: cold air exposure; CVD risk factors; myocardial injury indicators

Author to whom correspondence should be addressed: E-mail: zhangsy@cma. gov. cn; Tel.: +86-931-467-7529 ext. 2095; Fax: +86-931-467-7529.

1 Introduction

Cold stress contributes to elevations in blood pressure. Studies report that a sudden exposure to the cold can increase the blood pressure of humans by 20 mmHg, especially when there exists cold induced pain at the same time[1,2]. A short period of persistent low temperature stress could also lead to blood pressure elevation in both human and animal subjects[3-7]. Several epidemiological studies have indicated that blood pressure is permanently elevated during the cold season[8]. Chronic cold stress, usually lasting for more than three weeks, could also cause cold-induced hypertension in rats[9,10]. These cold-induced blood pressure elevations have been proven to be related to the increase in norepinephrine (NE), epinephrine (EPI), and angiotensin II (ANGII) concentrations in the blood after cold stress[11-13]. As critical vasoconstrictors, NE, EPI, and ANG II are essential components of the sympathetic nervous system (SNS) and the rennin-angiotensin system (RAS), the activation of which could lead to elevations in blood pressure. Acute cold stress accelerates the heart rate (HR), whereas a long period of cold stress could slow it down or make no change at all[2,14-17]. To date, known studies mainly focus on the impact of constant low temperatures; the impacts brought about by the process of decreasing temperature in a natural cold air on HR remain unclear, particularly when the temperature changes from time to time. Thus, exploration of the effects of cold air on the cardiovascular system and its related mechanisms are essential to better understand and prevent adverse impacts brought about by cold air.

Abundant epidemiological evidence has indicated that cold air may bring about increases in cardiovascular disease (CVD) events and even induce CVD deaths[18,19]. Such events may be connected to the impact of the cold on CVD risk factors, such as blood pressure, whole blood viscosity (WBV), blood fibrinogen (FG) and lipids, among others. The literature shows increases in blood pressure, plasma cholesterol, plasma fibrinogen, as well as red and white blood cells, during the winter or upon exposure to the cold[20-24]. This observation could be used to explain the increase in CVD events in cold weather. Based on this knowledge, we hypothesized that the temperature drop process during exposure to cold air could also increase CVD risk factors. Epidemiological studies suggest a delayed peak in CVD events after a cold air[25-27]. Thus, we aimed to explore variations in these risk factors at different time points during cold air exposure. We simulated the temperature change process of a typical cold air period and exposed rats to cold conditions to determine their cardiovascular response and its possible effects on CVD risk. The cold air data used in this study were collected from a period when human studies were carried out. However, since most people stayed home during the cold air the results obtained only represent the effects produced by abrupt cold exposure. This study aims to further explore the health effects of natural cold to provide dependable knowledge for future studies on populations who may experience cold air.

2 Materials and Methods

2.1 Definition of Cold Air and Data Collection

A cold air commonly occurs in the winter and early spring. It is a period of time in which the ambient temperature drops significantly. In China, cold airs are graded through the range of drop in the daily minimum temperature over 24 h, 48 h, or 72 h. The one-day daily minimum temperature is the minimum temperature over 24 h from 06:00 of the previous day to 06:00 of the current day. Similarly, the range of drop in the daily minimum temperature at 24 h, 48 h, or 72 h is the range of drop in temperature from the previous day's minimum temperature to another minimum temperature 24 h, 48 h, or 72 h later.

The hourly temperature data of a cold air used in this study were collected from Zhangye City, a northwest city of China, in March 2011. This cold air was graded as a moderate cold air, with a drop in daily minimum temperature ranging from 6℃ to 8℃ according to the cold air grade standard of China. Details are shown in Figure 1. Over 7 year of collection of cold air observational data in Zhangye City (2004—2010), the range of cold air temperatures used in this study occurred about 103 times, or almost 80% of all cold air in the area; hence, it could be regarded as a frequently occurring cold air in Zhangye City.

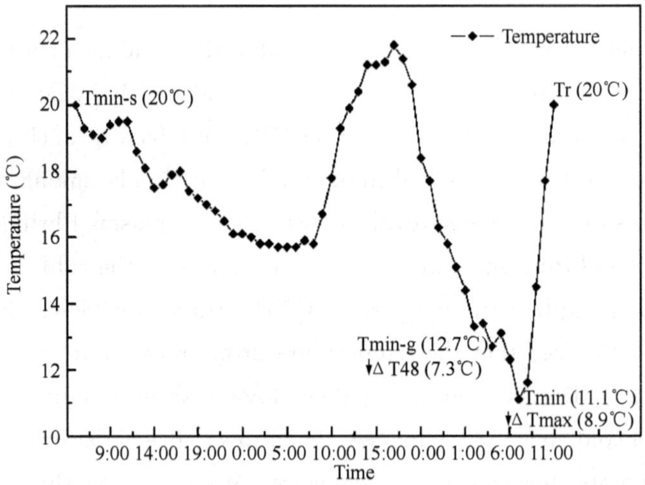

Figure 1 Temperature changes over time during the cold air process. Tmin-s: the starting minimum temperature of the cold air; Tmin-g: the minimum temperature for cold air grading; Tmin: the minimum temperature; *Tr*: the rewarming temperature; ↓ ΔT_{48} = Tmin-s − Tmin-g; ↓ ΔTmax = Tmin-s − Tmin.

2.2 Climate Simulator

In this study, a climate simulator (GDJS-500 L, Pulingte Co., Tianjin, China) with a controllable temperature range of −20℃ to 120℃ was used to simulate the process of temperature change. The simulator can simulate not only the changeable temperature but also the constant temperature according to set values. The atmospheric pressure and humidity can also be controlled as needed. Data on temperature, relative humidity, and atmospheric pressure were automatically recorded every 10 s by an external computer. The rate of temperature drop was automatically modified along with the temperature interval between two temperature points. The animal keeping chamber of this climate simulator was an enclosed space of 80 cm×80 cm×80 cm, large enough to sustain experimental living conditions for the rats. The light in the chamber was controllable and provided a luminous flux similar to that under laboratory conditions. The oxygen concentration of the chamber was sustained at levels similar to those in the laboratory through a fixed air vent. After repeated testing, the climate simulator was considered well qualified to simulate temperature changes in this study.

2.3 Experimental Animals

Twenty-four healthy male Wistar rats, aged 10 weeks, weighing 305.1 g to 329.1 g, and with a systolic blood pressure of 116.5 mmHg to 119.3 mmHg, were obtained commercially from Vital River Laboratories (Beijing, China). All animals were kept in plastic and metal cages. Room temperature was sustained stably at 20±2℃, and a circadian rhythm of 12 h/12 h was maintained. All animals were given standard animal chow and water *ad libitum* and handled daily to minimize handling stress. Bedding was refreshed daily in every cage.

2.4 Experimental Protocol

All animals were kept in laboratory conditions for one week and then randomly divided into four groups with six animals in each:

Temperature drop group (TD): Exposed to the cold air temperature drop process in the climate chamber and until Tmin at 11.1℃.

Temperature drop control group (TDC): Received no cold exposure and kept at room temperature (20℃), served as control group for TD.

Entire temperature change group (TE): Exposed to the entire cold air process in the climate chamber until Tr at 20℃.

Entire temperature change control group (TEC): Received no cold exposure and kept at room temperature (20℃), served as control group for TE.

Before cold exposure, all groups of animals were kept at a room temperature of 20℃ for one week as the control period. Then, TD and TE were moved into the chamber of the climate simulator for exposure to the simulated temperature change process of a cold air; TDC and TEC were kept in a room at a stable temperature of 20℃ and served as control groups. Relative humidity was controlled automatically at 45±5% in both thermal environments. All animals were given standard animal chow and water ad libitum throughout the entire experimental period. Padding was refreshed daily. Systolic blood pressure (SBP), HR, and body weight (BW) were determined. Determination of SBP and HR was carried out by the non-invasive tail-cuff method using an animal sphygmomanometer (BP-2006A, Softron, Beijing, China), which is widely used in many cold exposure experiments[6,10]. At Tmin=11.1℃, TD cold exposure was terminated, and the BW, SBP, HR and TDC were measured. After introduction of abdominal anesthesia with pentobarbital sodium (120 mg/kg i. p.), blood was collected through the abdominal aorta, and the heart was removed and fixed in 4% paraformaldehyde solution at pH 7.0. Three millilitres of blood was used for WBV determination; the rest was centrifuged at 3000 rpm for 20 min to collect plasma, which was then kept at .80℃ until assay. When the temperature had returned to 20℃, TE and TEC were subjected to the same procedure as TD. In all, the temperature dropping process persisted for 51 h and the cold air lasted for 55 h until the initial temperature was regained (20℃). Actual times of the above procedures were conducted a ccording to the time schedule in Figure 1. This research was conducted in accordance with the Declaration of Helsinki and with the Guide for Care and Use of Laboratory Animals as adopted and promulgated by the United National Institutes of Health. All experimental protocols were approved by the Review Committee for the Use of Human or Animal Subjects of Nanjing University of Information Science and Technology.

2.5 Assessment of Vasoconstrictors, CVD Risk Factors and Histological Changes

Plasma NE, EPI, endothin1 (ET1), ANG II, myoglobin (Mb), and cardiac troponin T (cTnT) were determined with an ELISA kit (Uscnlife, Wuhan, China); WBV was determined using a blood rheology system (LGR80, Steellex, Beijing, China) at shear rates of 10/s and 150/s. The Clauss method was used to measure the plasma concentration of FG (agents produced by Siemens Healthcare Diagnostic Products Gmbh, Marburg, Germany)[28]. Methods of GPO-PAP, CAT, and CHOD-PAP determination were applied to obtain the triglyceride (TG), low density lipoprotein (LDL), and high density lipoprotein (HDL) levels and total cholesterol (TC)[29−33] (agents produced by Sichuan Maker Biotechnology Co., Ltd., Chengdu, China). Histopathological changes in the heart were determined under an optical microscope (Olympus cx31) after paraffin embedding and hematoxylineosin staining.

2.6 Statistical Analysis

All results were analyzed with SPSS 13.0. All of the results are shown as mean (SE, standard error). Means between different treatment groups were compared by Independent-sample T test. A 95% confidence limit was employed to explore significance.

3 Results

3.1 HR, BW, and SBP

Throughout the entire period of controlled housing and cold exposure, all groups of rats showed a stable growth rate and no significant difference was found among them; no significant difference was observed either among the different groups in their HR. This suggests that the temperature dropping process of the cold air used in this study has no impact on the growth and heart rates. However, compared with the control groups, a marked increase in SBP was found in TD and TE after cold air exposure ($P<0.005$); no significant difference was observed between TDC and TEC (Figure 2).

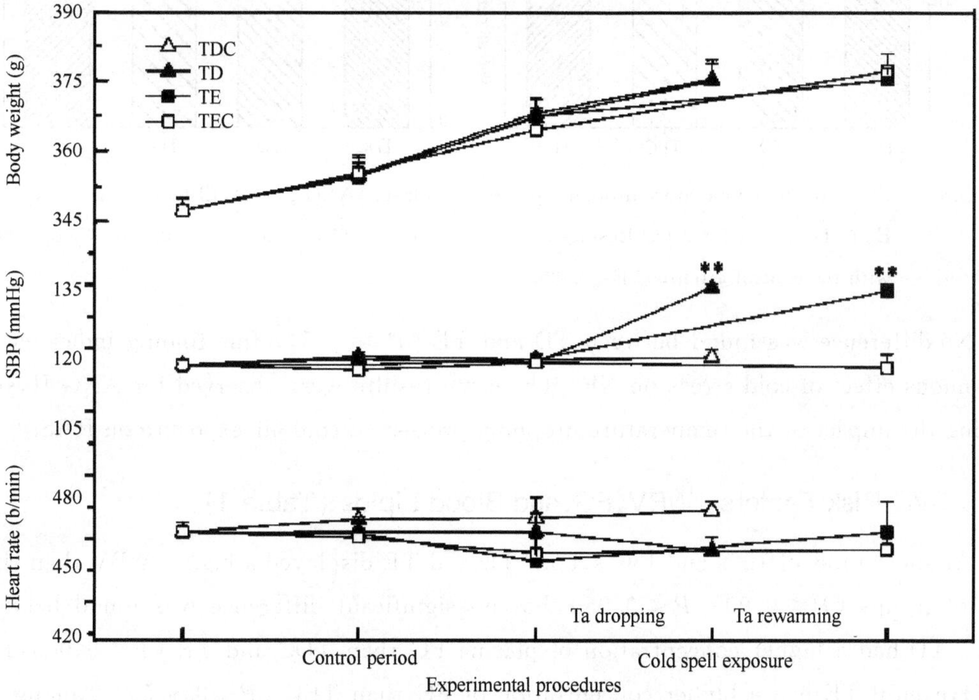

Figure 2　Variation in body weight, SBP, and HR of rats under controlled and cold air exposure periods. Data shown as mean +SE; $n=6$ in each group. Compared with the control group, ** $P<0.005$.

3.2 Vasoconstrictors: NE, EPI, ET-1, and ANGII

As shown in Figure 3, the temperature dropping process did not produce a significant effect on plasma concentrations of EPI and ET-1 in rats ($P<0.005$), but it did induce NE to increase noticeably in both TD and TE ($P<0.005$).

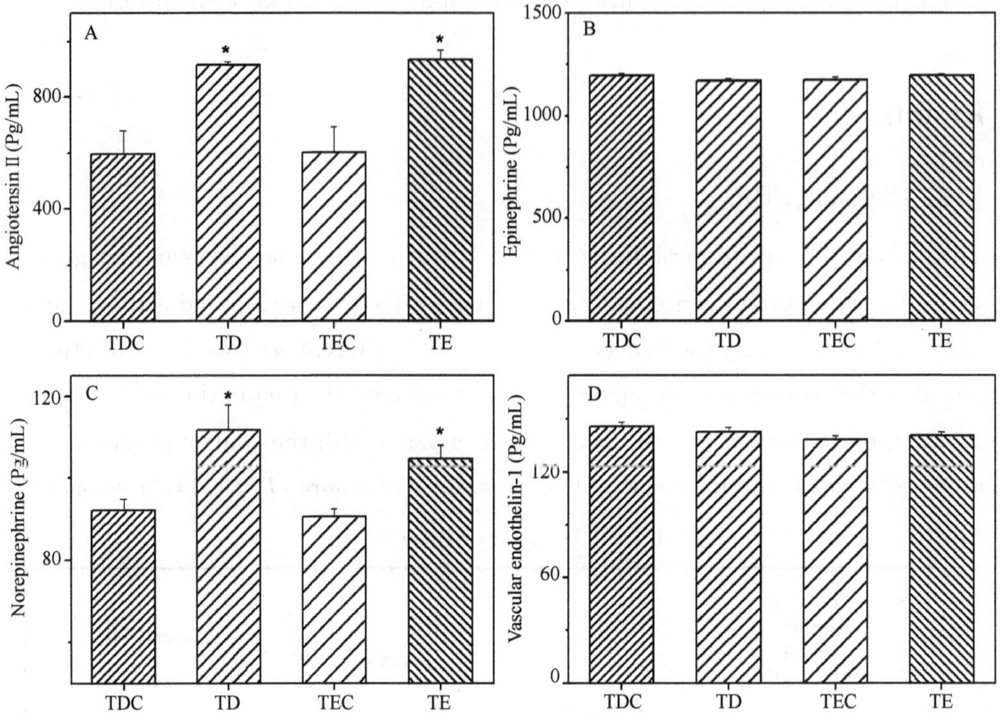

Figure 3 Effect of the temperature dropping process on plasma ANG II (A), EPI (B), NE (C), and ET1 (D) in Wistar rats. Results shown as a mean+SE, $n=6$ in each group. Compared with the control group, ** $P<0.005$.

No difference was found between TD and TE ($P>0.05$); this finding indicates the continuous effect of cold stress on NE. The same results were observed for ANG II, suggesting the impact of the temperature dropping process of cold air exposure on RAS.

3.3 CVD Risk Factors: WBV, FG, and Blood Lipids (Table 1)

At shear rates of 10/s and 150/s, both TD and TE displayed a higher WBV than their control groups ($P<0.005$, $P<0.05$), but no significant difference was found between them. TD had a higher concentration of plasma FG than TDC and TE ($P<0.005$, $P<0.05$), even if TE had a higher concentration of FG than TEC ($P<0.005$). Among the blood lipids results, including TG, TC, LDL, and HDL, the temperature change process of the cold air mainly induced plasma TC and LDL to increase ($P<0.005$) and TG to decrease

($P<0.005$); no effects on the plasma HDL, both in TD and TE, compared with control groups were observed ($P>0.05$). TD had a higher concentration of plasma TC and LDL than TE ($P<0.05$), indicating slight recovery after the temperature rewarming process. In contrast with the control groups, the LDL/HDL was found to be higher both in TD and TE ($P<0.005$).

Table 1 Effects of the temperature dropping process on WBV, FG, and blood lipids (mean (SE), $n=6$ in each group)

CVD risk factors		TDC	TD	TEC	TE
Whole blood	10/s	10.51(0.72)	16.34 (2.03)**	12.23(0.55)	17.13(0.91)*
Viscosity(mPa·s)	150/s	4.45(0.27)	11.11(0.23)**	4.87(0.16)	6.08(0.47)*
Fibrinogen(g/L)		1.85(0.04)	2.29(0.05)**	1.79(0.03)	2.07(0.07)**,†
	TC	1.26(0.04)	2.27(0.12)**	1.29(0.07)	1.70(0.09)**,††
Blood lipids	TG	0.51(0.03)	0.27 (0.02)**	0.43(0.06)	0.26(0.03)
(mmol/L)	HDL	0.71(0.03)	0.83(0.04)	0.77(0.03)	0.69(0.05)†
	LDL	0.58(0.06)	1.47(0.13)**	0.53(0.07)	1.02(0.08)**,††
LDL/HDL		0.84(0.11)	1.76(0.12)**	0.69(0.08)	1.51(0.16)**

Compared with the control group, $P<0.05$, $P<0.005$; Compared with the TD group, † $P<0.05$, †† $P<0.005$. TC—total cholesterol; TG—triglyceride; LDL—low density lipoprotein; LDL—high density lipoprotein.

3.4 Myocardial Damage Indicators: Mb, cTnT, and Histopathological Changes in the Heart

After statistical analysis, no significant difference in plasma Mb and cTnT was found between any group ($P<0.05$, Table 2).

Table 2 Results of plasma Mb and cTnT levels and cases of hearts with lesions. (mean (SE), $n=6$ in each group)

Myocardial injury markers	TDC	TD	TEC	TE
Cardic Troponin T (pg/mL)	9.38(0.79)	8.40(0.34)	9.29(0.32)	8.65(0.30)
Myoglobin (pg/mL)	323.68(11.67)	356.75(16.33)	323.88(18.17)	368.46(19.14)
Focal Myocardial Lesions	—	—	—	—

TDC: temperature drop control group; TD: temperature drop group; TEC: entire temperature change control group; TE: entire temperature change group.

Under optical microscopic observation, no sign of possible damage to the heart, necrosis, atrophy of myocardial fiber cells, or inflammatory cell infiltration, among others, was observed (Figure 4).

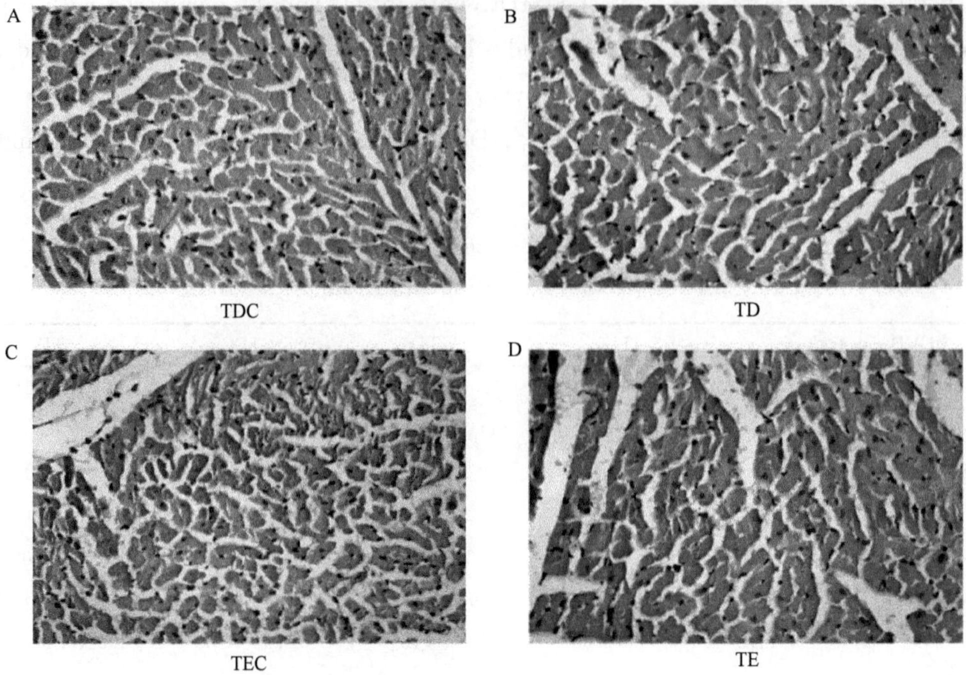

Figure 4 Left heart ventricle of sample rats from TDC, TD, TEC, and TE; $n=6$ in each group. Hematoxylin-eosin 400.

4 Discussion

During the entire cold air process, the temperature dropped for about 8.9℃ within 51 h, with an average drop rate of 0.17℃/h. This slow temperature change rate may have induced adaptation of the rats to the environmental conditions to some degree so as not to produce any impact on their HR. The HR findings may also be explained by the unchanged plasma level of EPI through the entire temperature change process, as it often acts as a positive regulator of HR. However, the cold air induced SBP to increase, not only in TD but also in TE. This finding may be explained by the increased plasma level of NE and ANG II in TD and TE. As critical components of SNS and RAS, increased plasma NE and ANG II could contribute to vasoconstriction and lead to the elevation of SBP. Therefore, the cold air may have activated SNS and RAS and induced SBP elevation in the rats, similar to the mechanism by which constant low temperature stresses induce SBP elevation[17].

As an easily observable and sensitive index of the cardiovascular system towards the cold, SBP has been reported to be more sensitive than the diastolic pressure in predicating the occurrence of CVD events[34,35]. Constantly elevated blood pressure could increase myocardial 1oad and oxygen exhaustion and reduce blood flow to the brain, which could eventually induce myocardial and cerebral infarctions[36,37]. Among CVD deaths caused by the cold, many of them are characterized by a history of hypertension[38-40], so SBP elevation may be a critical contributing factor. Cardiovascular damage caused by constantly elevated BP has already been indicated in cold-exposed animals (with constant low temperatures)[9,41]. Aside from SBP elevation, the increase in plasma ANG II could also be a critical contributing factor to the higher occurrence of CVD events during cold weather, because its increase can lead to inflammatory response vessels and induce vascular endothelium dysfunction[42]. Some traditional CVD risk factors, such as WBV, plasma FG, TC, and LDL[43-49] were also found to be higher in treatment groups than in control groups. The increase in WBV may indicate increases in some coagulation factors, such as red cells, FG, blood lipids, platelet, and haemoglobin[23,50,51]. Therefore, the increase in WBV may increase the risk of thrombosis in coronary and cerebral arteries. In addition to being an indispensable coagulation factor, increased plasma FG could also directly join the process of atherosclerosis by binding fibrin and its degradation products-FDP-to induce pro-inflammatory responses[51,52]. The CVD risk contributed by the increased plasma level of TC and LDL is also closely related to their function to induce atherosclerosis by inducing manifestation of adhesion molecules and vascular endothelium dysfunction[53,54]. In addition, the CVD risk predictor-LDL/HDL-was also significantly higher in both TD and TE than the controls. A study reported that the LDL/HDL ratio is an excellent predictor of CVD risk, being more accurate than LDL or HDL alone[55]. Therefore, the increase in CVD risk factors and predictors in rats after cold exposure suggests that a cold air may increase CVD risk. Moreover, the results yielding significantly higher levels of CVD risk factors, such as SBP, WBV, plasma FG, TC and LDL, and a higher CVD risk predictor of LDL/HDL in the TE group may also indicate higher CVD risks even after Ta has recovered. CVD risk induced by WBV, FG, TG, and LDL is a latent process; higher levels of CVD risk factors in TD do not mean that the condition poses a unique and higher CVD risk than TE.

Sun et al. reported that chronic cold exposure induced cardiac hypertrophy, even when the blood pressure elevation had been depressed[56]. However, in our study, the temperature change process of the cold air did not cause any damage to the heart, as proven by the unchanged plasma levels of myocardium damage indicators—Mb and cTnT[57-59] and the unaltered myocardial tissue under the microscope. The short period of cold stress in this study may be the very reason for this finding, even if it induces elevation in the blood pressure in rats. Hence, moderate cold air does not induce heart damage in healthy rats.

In this study, a natural cold air was successfully simulated and applied as a cold stress. The results indicate a mechanism by which the cold air may also increase blood pressure by activating SNS and RAS, similar to studies which obtained elevated blood pressure by giving fixed lower temperature stress to animals. Since rats are able to maintain their core temperatures constant during exposure to cold 5±2℃[41,60], the increase in SBP, WBV, FG, TC and LDL and decrease in TG in the blood may be due to their adaptation to the cold. Another probable explanation for these increases may be the dieresis induced hemoconcentration during cold exposure, suggested in other studies[61]. However, we did not study the dieresis of cold, but we did observe soppier padding in treatment groups than control groups. The increase in CVD risk factors may not be related to any cardiovascular system damage in healthy rats, but they may lead to cardiovascular system damage in CVD subjects. Since a delayed phenomenon after Tmin was found in the peak occurrences of CVD events, the significantly increased risk factors in the temperature rewarming group may be regarded as a risk sign for the progress of atherosclerosis. The difficulty here is that the time by which this phenomenon was observed was limited to a few hours. Although most people stay indoors when a cold air comes, some people, especially those living in rural areas, with no heating measures or who have jobs outdoors, cannot avoid exposure to a cold air. Therefore, this study is necessary to unveil the cardiovascular risks that a cold air may bring. Rats were used as research subjects in this study, but they may not completely simulate the condition of a whole human body being exposed to a cold air. Therefore, further human studies are necessary to prove these obtained results. Even if rats are able to maintain their core temperatures constantly during cold exposure 5±2℃[41,60], the specific variation in the core temperature during this cold air was unknown because of the limitations of the study; thus further research is needed.

5 Conclusions

In conclusion: (1) higher levels of SBP, WBV and LDL/HDL, total cholesterol (TC), and FG in blood may indicate higher CVD risks during cold air exposure; (2) cold airs may exert continuous impacts on SBP and other CVD risk factors.

Acknowledgments

This study was supported by the National Natural Science Foundation of China (No. 40975069) and Special Scientific Research Program for Public Welfare (Meteorology) of China (No. GYHY201106034). We are grateful for the help from Jingping Niu and Bingling Zhang of the School of Public Health, Lanzhou University. We also thank all the anonymous reviewers of this manuscript.

Conflict of Interest

The authors declare no conflict of interest.

References

[1] Komulainen S, Rintamaki H, Virokannas H, et al. Blood pressure responses to whole-body cold exposure: Effect of metoprolol. *J. Hum. Hypertens*, 2004, 18, 905-906.

[2] Korhonen M. Helping inuit clients: Cultural relevance and effective counselling. *Int. J. Circumpolar Health*, 2004, 63, 135-138.

[3] Raven P B, Niki I, Dahms T E, et al. Compensatory cardiovascular responses during an environmental cold stress, 5 degrees C. *J. Appl. Physiol.*, 1970, 29, 417-421.

[4] Li Y, Alshaer H, Fernie G. Blood pressure and thermal responses to repeated whole body cold exposure: Effect of winter clothing. *Eur. J. Appl. Physiol*,. 2009, 107, 673-685.

[5] Scriven A J, Brown M J, Murphy M B, et al. Changes in blood pressure and plasma catecholamines caused by tyramine and cold exposure. *J. Cardiovasc. Pharmacol*, 1984, 6, 954-960.

[6] Qian Z M, Koon H W. Area postrema is essential for the maintenance of normal blood pressure under cold stress in rats. *Exp. Brain Res.*, 1998, 121, 186-190.

[7] Fregly M J, Schechtman O. Direct blood pressure measurements in rats during abrupt exposure to, and removal from, cold air. *Proc. Soc. Exp. Biol. Med.*, 1994, 205, 119-123.

[8] Barnett A G, Dobson A J, McElduff P, et al. Cold periods and coronary events: An analysis of populations worldwide. *J. Epidemiol. Community Health*, 2005, 59, 551-557.

[9] Fregly M J, Kikta D C, Threatte R M, et al. Development of hypertension in rats during chronic exposure to cold. *J. Appl. Physiol.*, 1989, 66, 741-749.

[10] Sun Z, Fregly M J, Cade J R. Effect of renal denervation on elevation of blood pressure in cold-exposed rats. *Can. J. Physiol. Pharmacol.*, 1995, 73, 72-78.

[11] Kanayama N, Tsujimura R, She L, et al. Cold-induced stress stimulates the sympathetic nervous system, causing hypertension and proteinuria in rats. *J. Hypertens*, 1997, 15, 383-389.

[12] Papanek P E, Wood C E, Fregly M J. Role of the sympathetic nervous system in cold-induced hypertension in rats. *J. Appl. Physiol.*, 1991, 71, 300-306.

[13] Zhang Z, Wang J, Yuan H, et al. Low-temperature growth and photoluminescence property of zns nanoribbons. *J. Phys. Chem. B*, 2005, 109, 18352-18355.

[14] Yamamoto Y, Yamamoto T, Oberg P A. Impedance plethysmography for blood flow measurements in human limbs. Part 2. Influence of limb cross-sectional area. *Med. Biol. Eng. Comput*, 1992, 30, 518-524.

[15] Stancak A, Jr, Yamamotova A, Kulls I P, et al. Cardiovascular adjustments and pain during repeated cold pressor test. *Clin. Auton. Res.*, 1996, 6, 83-89.

[16] Kanayama N, Khatun S, Belayet H, et al. Chronic local cold stress to the soles induces hypertension

in rats. *Am. J. Hypertens*, 1999,12,1124-1129.

[17] Sun Z. Cardiovascular responses to cold exposure. *Front Biosci.*, 2010,2,495-503.

[18] Huynen M M, Martens P, Schram D, et al. The impact of heat waves and cold spells on mortality rates in the dutch population. *Environ. Health Perspect*, 2001,109,463-470.

[19] Kysely J, Pokorna L, Kyncl J, et al. Excess cardiovascular mortality associated with cold spells in the czech republic. *BMC Public Health*, 2009,9,doi:10.1186/1471-2458-9-19.

[20] Keatinge W R, Donaldson G C. Cardiovascular mortality in winter. *Arctic Med. Res.*, 1995,54, 16-18.

[21] Neild P J, Syndercombe-Court D, Keatinge W R, et al. Cold-induced increases in erythrocyte count, plasma cholesterol and plasma fibrinogen of elderly people without a comparable rise in protein C or factor X. *Clin. Sci.*, 1994,86,43-48.

[22] Stout R W, Crawford V. Seasonal variations in fibrinogen concentrations among elderly people. *The Lancet*, 1991,338,9-13.

[23] Vogelaere P, Brasseur M, Quirion A, et al. Hematological variations at rest and during maximal and submaximal exercise in a cold (0 degree C) environment. *Int. J. Biometeorol*, 1990,34,1-14.

[24] Woodhouse P R, Khaw K T, Plummer M, et al. Seasonal variations of plasma fibrinogen and factor vii activity in the elderly: Winter infections and death from cardiovascular disease. *The Lancet*, 1994,343, 435-439.

[25] Guo H R, Chen P K, Long S C, et al. Effects of extreme cold weather on the mortality of cardiovascular and respiratory diseases in Taiwan. *Epidemiology*, 2007,18,doi:10.1097/ 01. ede.0000276647.14824.2a.

[26] Revich B, Shaposhnikov D. Excess mortality during heat waves and cold spells in Moscow, Russia. *Occup. Environ. Med.*, 2008,65,691-696.

[27] Yu W, Hu W, Mengersen K, et al. Time course of temperature effects on cardiovascular mortality in Brisbane, Australia. *Heart*, 2011,97,1089-1093.

[28] Clauss A. Rapid physiological coagulation method in determination of fibrinogen. *Acta. Haematol*, 1957,17,237-246.

[29] Warnick G R, Nauck M, Rifai N. Evolution of methods for measurement of hdl-cholesterol: From ultracentrifugation to homogeneous assays. *Clin. Chem.*, 2001,47,1579-1596.

[30] Sullivan D R, Kruijswijk Z, West C E, et al. Determination of serum triglycerides by an accurate enzymatic method not affected by free glycerol. *Clin. Chem.*, 1985,31,1227-1228.

[31] Siedel J, Hagele E O, Ziegenhorn J, et al. Reagent for the enzymatic determination of serum total cholesterol with improved lipolytic efficiency. *Clin. Chem.*, 1983,29,1075-1080.

[32] Sakaue T, Hirano T, Yoshino G, et al. Reactions of direct LDL-cholesterol assays with pure LDL fraction and LDL: Comparison of three homogeneous methods. *Clin. Chim. Acta*, 2000,295,97-106.

[33] Nauck M, Warnick G R, Rifai N. Methods for measurement of LDL-cholesterol: A critical assessment of direct measurement by homogeneous assays versus calculation. *Clin. Chem.*, 2002,48,236-254.

[34] Lipsitz L A, Mukai S, Hamner J, et al. Dynamic regulation of middle cerebral artery blood flow velocity in aging and hypertension. *Stroke*, 2000,31,1897-1903.

[35] Heijer T, Skoog I, Oudkerk M, et al. Association between blood pressure levels over time and brain atrophy in the elderly. *Neurobiol. Aging*, 2003,24,307-313.

[36] Chobanian A V. Calcium channel blockers. Lessons learned from midas and other clinical trials. *JAMA*, 1996,276,829-830.

[37] Cohn J N, Quyyumi A A, Hollenberg N K, et al. Surrogate markers for cardiovascular disease: Functional markers. *Circulation*, 2004,109,31-46.

[38] Baker-Blocker A. Winter weather and cardiovascular mortality in Minneapolis-St. *Paul. Am. J. Public Health*, 1982,72,261-265.

[39] Fujiwara T, Kawamura M, Nakajima J, et al. Seasonal differences in diurnal blood pressure of hypertensive patients living in a stable environmental temperature. *J. Hypertens*, 1995,13,1747-1752.

[40] Manfredini R, Gallerani M, Portaluppi F, et al. Chronobiological patterns of onset of acute cerebrovascular diseases. *Thromb. Res.*, 1997,88,451-463.

[41] Sun Z, Cade R, Katovich M J, et al. Body fluid distribution in rats with cold-induced hypertension. *Physiol. Behav.*, 1999,65,879-884.

[42] Brasier A R, Recinos A, 3rd; Eledrisi M S. Vascular inflammation and the renin-angiotensin system. *Arterioscler. Thromb. Vasc. Biol.*, 2002,22,1257-1266.

[43] Abdel-maksoud M F, Grunwald G K, Eckel R H, et al. Long-term intra-individual variability of triglycerides predicts the risk of chd irrespective of triglyceride levels. *Circulation* 2009,120,S406.

[44] Arsenault B J, Rana J S, Stroes E S, et al. Beyond low-density lipoprotein cholesterol: Respective contributions of non-high-density lipoprotein cholesterol levels, triglycerides, and the total cholesterol/high-density lipoprotein cholesterol ratio to coronary heart disease risk in apparently healthy men and women. *J. Am. Coll. Cardiol.*, 2009,55,35-41.

[45] Chirovsky D R, Fedirko V, Cui Y, et al. Prospective studies on the relationship between high-density lipoprotein cholesterol and cardiovascular risk: A systematic review. *Eur. J. Cardiovasc. Prev. Rehabil.*, 2009,16,404-423.

[46] Lowe G D, Lee A J, Rumley A, et al. Blood viscosity and risk of cardiovascular events: The edinburgh artery study. *Br. J. Haematol*, 1997,96,168-173.

[47] Mora S, Otvos J D, Rifai N, et al. Lipoprotein particle profiles by nuclear magnetic resonance compared with standard lipids and apolipoproteins in predicting incident cardiovascular disease in women. *Circulation*, 2009,119,931-939.

[48] Wilson P W, D'Agostino R B, Levy D, et al. Prediction of coronary heart disease using risk factor categories. *Circulation*, 1998,97,1837-1847.

[49] Zhang X, Patel A, Horibe H, et al. Cholesterol, coronary heart disease, and stroke in the Asia pacific region. *Int. J. Epidemiol*, 2003,32,563-572.

[50] Keatinge W R, Coleshaw S R K, Cotter F, et al. Increases in platelet and red cell counts, blood viscosity, and arterial pressure during mild surface cooling: Factors in mortality from coronary and cerebral thrombosis in winter. *Br. Med. J.*, 1984,289,1405-1408.

[51] Green D, Foiles N, Chan C, et al. Elevated fibrinogen levels and subsequent subclinical atherosclerosis: The cardia study. *Atherosclerosis*, 2009,202,623-631.

[52] Guo F, Liu J, Wang C, et al. Fibrinogen, fibrin, and fdp induce c-reactive protein generation in rat vascular smooth muscle cells: Pro-inflammatory effect on atherosclerosis. *Biochem. Biophys. Res. Commun.*, 2009, 390, 942-946.

[53] Hansson G K. Inflammation, atherosclerosis, and coronary artery disease. *N. Engl. J. Med.*, 2005, 352, 1685-1695.

[54] Lusis A J. Atherosclerosis. *Nature*, 2000, 407, 233-241.

[55] Fernandez M L, Webb D. The LDL to HDL cholesterol ratio as a valuable tool to evaluate coronary heart disease risk. *J. Am. Coll. Nutr.*, 2008, 27, 1-5.

[56] Sun Z, Cade J R, Fregly M J, et al. Effect of chronic treatment with propranolol on the cardiovascular responses to chronic cold exposure. *Physiol. Behav.*, 1997, 62, 379-384.

[57] Babuin L, Jaffe A S. Troponin: The biomarker of choice for the detection of cardiac injury. *CMAJ*, 2005, 173, 1191-1202.

[58] O'Brien P J, Dameron G W, Beck M L, et al. Cardiac troponin T is a sensitive, specific biomarker of cardiac injury in laboratory animals. *Lab. Anim. Sci.*, 1997, 47, 486-495.

[59] Plebani M, Zaninotto M. Diagnostic strategies in myocardial infarction using myoglobin measurement. *Eur. Heart J.*, 1998, 19, 12-15.

[60] Barney C C, Katovich M J, Fregly M J, et al. Changes in beta-adrenergic responsiveness of rats during chronic cold exposure. *J. Appl. Physiol.*, 1980, 49, 923-929.

[61] Fregly M J, Rossi F, Van Bergen P, et al. Effect of chronic treatment with losartan potassium (DuP 753) on the elevation of blood pressure during chronic exposure of rats to cold. *Pharmacology*, 1993, 46, 198-205.

Int J Biometeorol
DOI 10. 1007/s00484-013-0641-3

ICB 2011-STUDENTS / NEW PROFESSIONALS

Effects of different cold-air exposure intensities on the risk of cardiovascular disease in healthy and hypertensive rats

Bin Luo, Shu YuZhang, Shoucun, Ma JiZhou, Baojian Wang

Abstract: Ten-week-old male Wistar rats (systolic bloodpressure, 106 — 116 mmHg; body weight, 300 — 320 g) and spontaneously hypertensive rats (systolic blood pressure, 160 — 176 mmHg; body weight, 210. 9—244. 9 g) were used as healthy and hypertensive subjects to determine the effects of varying degrees of cold-air exposure in a climate chamber box. The three cold-air ranks were cold air I [minimum temperature (TMIN) 6. 4℃, $\downarrow \Delta T_{48}$ 8. 6℃], cold air II (TMIN 3. 8℃, $\downarrow \Delta T_{48}$ 11. 2℃), and cold air III (TMIN -0. 3℃, $\downarrow \Delta T_{48}$ 15. 3℃), as established from the cold-air data of Zhangye City, China. Each cold-air rank consisted of a temperature drop and a temperature increase with the same initial and terminal temperatures (15℃). After cold-air exposure, the risk factors for cardiovascular disease (CVD) such as systolic blood pressure, whole blood viscosity (10/s and 150/s), plasma fibrinogen, and blood lipids of the rats were determined. The results indicated that the CVD risk factors of the healthy and hypertensive rats increased signifi-cantly with cold-air exposure intensities. The increase in systolic blood pressure was greater during temperature drops, whereas the increases in whole blood viscosity and plasma fibrinogen were greater after cold-air exposure. The effects of cold-air exposure on the CVD risk factors of healthy rats, particularly the systolic blood pressure, whole blood viscosity (150/s), and LDL/HDL, were greater than those in hypertensive rats. In conclusion, CVD risk may increase with cold-air ranks. Blood pressure-induced CVD risk may be greater during cold- air temperature drop, whereas atherosclerosis-induced CVD risk may be greater after cold-air exposure. The effect of cold air on the CVD risk factors in healthy subjects may be more significant than those in

B. Luo; S. Ma; J. Zhou School of Applied Meteorology, Nanjing University of Information Science and Technology, 219 Ningliulu, Nanjing, China

B. Luo; S. Zhang (✉) Key Laboratory of Arid Climatic Change and Reducing Disaster of Gansu Province, Lanzhou Institute of Arid Meteorology, CMA, 2070 Donggang Eastern Road, Chengguan District, Lanzhou, China E-mail: zhangsy@cma. gov. cn

B. Wang Lanzhou Central Meteorological Observatory, 2070 Donggang East Road, Chengguan District, Lanzhou, China hypertensive subjects.

Keywords: CVD risk factors . Healthy and hypertensive rats . Cold air.

Abbreviations

CVD	Cardiovascular disease
TC	Total cholesterol
TG	Triglyceride
LDL	Low density lipoprotein
HDL	High density lipoprotein
FG	Fibrinogen
WBV	Whole blood viscosity
TMIN	Minimum temperature
Ta	Atmospheric temperature
Tr	Rectal temperature
$\downarrow \Delta T_{24}$/ $\downarrow \Delta T_{48}$/ $\downarrow \Delta T_{72}$	Drop breadth of TMIN in 24 h/48 h/72 h
CAI/CAII/CAIII	Cold air I/II/III
SBP	Systolic blood pressure
SHR	Spontaneously hypertensive rat
TD/TR/TE	Temperature dropping/rewarming/entire cold-air process

Introduction

Cold-related cardiovascular disease (CVD) events are major public health problems worldwide. These events should not be underestimated by public health authorities because of the recent major focus on heat wave episodes. A great deal of studies proposed the close relationship between cold weather and CVD (Barnett et al. 2005; Hong et al. 2003; Kunst et al. 1993; Sotaniemi et al. 1970). Even, severe coldspell induced exceed CVDdeaths (Huynen et al. 2001; Kysely et al. 2009). Among the meteorological variables, ambient temperature (T_a) is the key factor in inducing CVD during cold days. As T_a increases from a certain temperature, the number of CVD events correspondingly increase (Danet et al. 1999; Morabito et al. 2005), which indicates that a decrease in Ta is followed by an increase in CVD risk. However, the increase in the onset T_a of CVD risk, as well as the definition of cold spell, varies with locations. For example, Kysely et al. (2009) defined cold spell as periods of at least three consecutive days with a maximum average daily $T_a <$ -3.5℃. In another study, a cold spell was defined as a period of at least 9 days with a minimum temperature (TMIN) of -5℃ or lower, of which at least 6 days had a TMIN of

−10℃ or lower (Huynen et al. 2001). Technically, a cold spell is a certain period of lower T_a caused by cold air. In China, cold spells are ranked by TMIN and its fall breadth (Materials and methods section), which is used to warn against the adverse effects of cold air both on health and on property. Although this ranking standard has been used nationally for several years, further studies still need to be conducted to evaluate the health impacts of different cold-air ranks. Given that CVD risk increases with the decline in Ta, the risk may also increase with cold-air ranks (Materials and methods section). However, the CVD risk under different cold-air ranks remains yet to be determined either via epidemiologic studies or via experimental studies. Thus, this study aims to investigate the risk of CVD under different cold-air ranks using animal experiments.

As an environmental risk factor, cold stress contributes to CVD risk by affecting internal CVD risk factors such as blood pressure, plasma fibrinogen (FG), blood lipids, and blood viscosity (BV). Numerous human and animal studies have shown that cold stress causes blood pressure elevation (Wilson et al. 2007; Arjamaa et al. 2001; Gao et al. 2012; Wilson et al. 2010; Fregly and Schechtman 1994). Keatinge et al. (1984) induced an increase in whole blood viscosity (WBV) in human subjects via mild facial cooling for 6 h. Similar results were obtained by Vogelaere et al. (1990), who detected increases in WBV components such as red blood cells, haemoglobin, and hematocrit in humans under cold treatment. Plasma FG and cholesterol both increase in the elderly and young people after exposure to a low T_a (Neild et al. 1994). These results support the hypothesis that cold-induced increases in CVD events are directly correlated with traditional CVD risk factors such as blood pressure, WBV, FG, and cholesterol. However, the cold sources used in these studies are often lower T_a with no variations, regardless of different durations. Whether the fluctuating T_a of natural cold-air produces similar effects remains to be confirmed. In this study, the CVD risks under different cold-air ranks were determined by investigating the aforementioned CVD risk factors in animal experiments. The study aims to provide reliable information for the ranking of cold-air exposure according to the benefits to human health. Prior to the conduct of this study, two critical issues were addressed, namely, the establishment of cold-air models and the acquisition of the proper equipment to supply artificial cold air. The first issue was solved by collecting 7 years of cold-air data (2004—2010) in Zhangye City. These data were then calculated to establish different cold-air models according to the coldair ranking standard of China. The second issue was addressed using a climate simulator with an animal-keeping chamber. Given that most cold-induced CVD events occur in the populations with previous CVD (Gerber et al. 2006), the different CVD risks in healthy and hypertensive rats during cold-air exposure were also investigated.

Materials and methods

Cold air and simulation

Definition of cold air

Cold air is a stream of air that leads to a decrease in T_a. This event generally occurs in winter and early spring. In China, cold air is ranked according to TMIN and the TMIN drop breadth in 24 h ($\downarrow\Delta T_{24}$), 48 h ($\downarrow\Delta T_{48}$), or 72 h ($\downarrow\Delta T_{72}$). The TMIN for 1 day is the 24 h TMIN from 0600 of the previous day to the current 0600. $\downarrow\Delta T_{24}$, $\downarrow\Delta T_{48}$, and $\downarrow\Delta T_{72}$ are the TMIN drop breadths that consecutively dropped from the day 1 TMIN to another TMIN after 24, 48, and 72 h. Three coldair ranks (Table 1; Fig. 1) based on the cold-air rank criteria of China were evaluated in this study. To make the cold air comparable, only $\downarrow\Delta T_{48}$ was used.

Cold-air data and simulation

The cold-air data (hourly temperature) of Zhangye City, a typical north-western city in China, over a 7-year period were collected from the Lanzhou Centre Meteorology Observatory and were used in calculations to classify cold air I (CAI), cold air II (CAII), and cold air III (CAIII), as shown in Table 1. The TMIN of the previous day was used as the initial T_a for all cold-air ranks. To meet the TMIN conditions of the cold-air ranks as well as to sustain the survival T_a for the rats, the initial temperature of all cold-air ranks were set as 15℃. This temperature was used as the daily TMIN for the rats during the thermal adaption period. The details of the three cold-air ranks are presented in Fig. 1 and Table 1.

Table 1 Details of cold-air ranks

Cold air groups	Ranking criteria(℃)	Initial T_a(℃)	TMIN (℃)	$\downarrow\Delta T_{48}$ (℃)	Terminal T_a(℃)	TD duration (h)	Rewarming duration (h)	Total duration (h)
CAI	$8\leqslant\downarrow\Delta T_{48}<10$, TMIN<8	15	6.4	8.6	15	46	4	50
CAII	$10\leqslant\downarrow\Delta T_{48}<12$, TMIN≤4	15	3.8	11.2	15	48	5	53
CAIII	$\downarrow\Delta T_{48}\geqslant 12$, TMIN≤0	15	0.3	15.3	15	47	7	54

TMIN minimum temperature, *TD* temperature drop process, $\downarrow\Delta T_{48}$ Tmin fall breadth in 48 h, T_a ambient temperature CAI, CAII and CAIII stand for cold air I, II and III, respectively

The temperature variations in the three cold-air ranks were introduced using a climate simulator (GDJS-500 L, Pulingte Co., China) within a control lable temperature range of −20℃ to 120℃. The simulator simulated fluctuating temperatures and constant temperatures based on the set values as required. The atmospheric pressure and humidity can also be controlled as needed. Data on meteorological vari-ables were automatically recorded every 10 s using an external computer. The animal-keeping chamber of this climate simulator

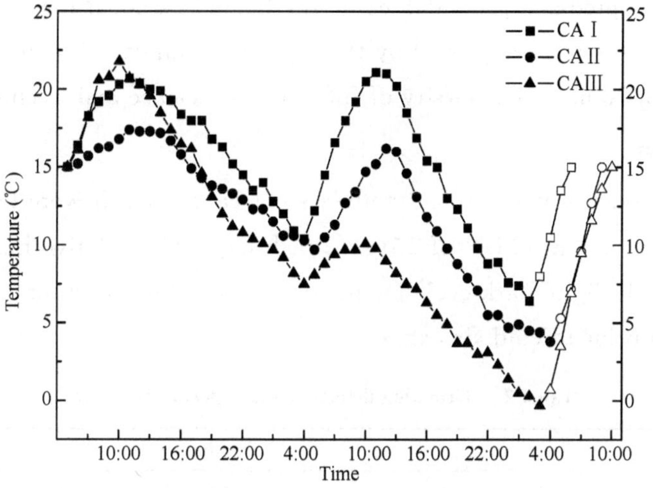

Fig. 1　Temperature hourly variation in three cold-air ranks (CAI, CAII and CAIII). Solid symbols stand for the ambient temperature (T_a) falling process and open symbols stand for the T_a rewarming process

was an 80 cm×80 cm×80 cm enclosed space that was large enough to sustain the rats. The light in the chamber was controllable and provided a luminous flux similar to that under laboratory conditions. The oxygen concentration in the cham-ber was sustained through a fixed air vent. After repeated testing, the climate simulator was considered highly suitable to simulate the temperature changes in this study.

Animals and protocol

Animals and grouping

Ten-week-old male Wistar rats [systolic blood pressure (SBP), 106－116 mmHg; body weight, 300－320 g] and spontaneously hypertensive rats (SHR) (SBP, 160－176 mmHg, body weight, 210.9－244.9 g) were used as healthy and hypertensive subjects, respectively. All rats were commercially obtained from Vital River Laboratories, China. The healthy and hypertensive rats were randomly divided into three groups with weight-matched control groups, namely, the CAI, CAII, and CAIII groups. Each cold-air rank consisted of a temperature drop process (TD) and a temperature rewarming process (TR). Therefore, the rats of each cold-air group were randomly divided into TD and TE subgroups (entire cold-air process including both TD and TR processes) that consisted of six rats each. The grouping criteria are shown in Table 2. This research was conducted in accordance with the Declaration of Helsinki and with the Guide for the Care and Use of Laboratory Animals, as adopted and promulgated by the United National Institutes of Health. All experimental protocols were approved by the Review Committee for the Use of Human or Animal Subjects of Nanjing University of Information Science and Technology.

Thermal adaption

All rats were placed in separate stainless steel cages, which were kept in a room at a T_a of 20(2)℃ with a 4 h TMIN of 15(2)℃ each day. The relative humidity (RH) was 45(5)%, and a 12/12 light/dark cycle (lights on at 0800) was used for 2 weeks of environmental adaptation prior to cold-air exposure.

Table 2 Grouping details of the experiment design

Groups			Treating conditions	
			Treated group	Concurrent control group(n=6 per group)
CAI	TD	Health	Treated with CI, exposure terminated	
		Hypertension	at TMIN 6.4 ℃ (n=6)	
	TE	Health	Treated with CI, exposure terminated	
		Hypertension	at terminal T_a 15℃ (n=6)	
CAII	TD	Health	Treated with CII, exposure terminated	Kept in the same condition as thermal adaption period: T_a 20 (2)℃ with daily TMIN 15℃, RH 45(5)%
		Hypertension	at TMIN 3.8℃ (n=6)	
	TE	Health	Treated with CII, exposure terminated	
		Hypertension	at terminal T_a 15℃ (n=6)	
CAIII	TD	Health	Treated with CIII, exposure terminated	
		Hypertension	at TMIN−0.3℃ (n=6)	
	TE	health	Treated with CIII, exposure terminated	
		Hypertension	at terminal T_a 15℃ (n=6)	

CAI, CAII and CAIII stand for cold air I, II and III, respectively; *TD* T_a drop process; *TE* the entire process of T_a variation

The TMIN period (15℃×4 h) was sustained in the late half of the 12 h dark period (from 0100 to 0500, when most daily TMIN occurred) to simulate a normal daily T_a cycle. The rats were provided sufficient water and pellet-sized normal fodder were ad libitum. Fresh bedding (capsule-sized corncob) was supplied daily for every cage. All rats were handled daily to minimise the handling stress.

Cold-air exposure

After thermal adaptation, the TD and TE groups were transferred to the chamber of the climate simulator box, whereas the control groups were kept in the thermal adaptation environment. Cold air was introduced into the climate simulator box using pre-inputted cold-air data. The rats received food and water ad libitum and were provided with daily refreshed beddings under a circadian rhythm of 12 h/12 h light/dark (lights on from 0800 to 2000) during the entire exposure process. The relative humidity was controlled at 45(5)% throughout the cold-air exposure. Each cold-air exposure started at 0500 in the early morning to simulate actual T_a drops. The exposure of the TD group ended at TMIN, whereas that of the TE group ended at the restored temperature of 15℃. The actual times at which the aforementioned procedures were conducted are in accordance with the time schedule shown in Fig. 1. The conditions of the rats were monitored for every 6 h.

SBP monitoring

After the cold-air exposure, SBP monitoring for each group was performed via a non-invasive tail-cuff method using an animal sphygmomanometer (BP-2006A, Softron, Japan), which is widely used in many cold-exposure experiments (Qian and Koon 1998; Sun et al. 1995).

Plasma collection

After the treatment of abdominal anaesthesia (pentobarbital sodium, 120 mg/kg i. p.), blood was collected in vacuum tubes with an anticoagulant (liquaemin) through the abdom-inal aorta. Three millilitres of blood were immediately used for WBV determination; the remaining blood was centrifuged at 3000 rpm for 20 min to collect plasma and was then stored at −80℃ prior to the assay.

Assessment of vasoconstrictors and CVD risk factors

WBV was determined using a blood rheology system (LGR80, Steellex, China) at shear rates of 10/s and 150/s. Prior to the assay, the plasma, which was kept at −80℃, was melted at 37℃. The Clauss method (Clauss 1957) was used to measure the FG plasma concentration using reagents obtained from Siemens Healthcare Diagnostic Products GmbH, Germany. The GPO-PAP, CAT, and CHOD-PAP methods were used to obtain the triglyceride (TG), low-density lipoprotein (LDL), and high-density lipoprotein (HDL) levels, and total cholesterol (TC), respectively (Sullivan et al. 1985; Nauck et al. 2002; Okada et al. 1998; Stamler et al. 1989; Warnick et al. 2001; Sakaue et al. 2000; Siedel et al. 1983), using reagents obtained from Sichuan Maker Biotechnology Co., Ltd, China. Variations in LDL and HDL were determined from the LDL/HDL ratio.

Rectal temperature (T_r) monitoring

To monitor the T_r changes in the rats during the three cold-air processes, nine male SHR (SBP, 164−182 mmHg; body weight, 233−260.4 g) and nine male Wistar rats (SBP 103−118 mmHg; body weight, 294.2−316.1 g) were separately divided into three groups of three rats each and weight-matched. The T_r was monitored by placing a temperature probe 3 cm deep into the rat rectum. The T_r was detected before, during (at TMIN) and after cold-air exposure.

Statistical analysis

Data were analyzed using SPSS13.0 for Windows. The results are expressed as the D-value (value of the treated rats minus the value of the matched control rats) or SEM. The WBV (150/s) and LDL/HDL D-values were transformed using square root arithmetic. The differences between paired groups were determined using a paired t-test. Factorial anal-ysis of the variance was performed to investigate the inter-action of cold-air rank, the rat strain, and the cold-air processes with CVD risk factors. Repeated-measures ANOVA were used to analyze the changes in Tr. A compar-ison of the means was performed using the least-significant difference (LSD) method. A 95% confidence limit was used to indicate the significance.

Results

The evaluated three cold-air treatments had the same initial temperature (15℃, the TMIN of the initial day) and termi-nal temperature (15℃) (Table 1; Fig. 1). CAI lasted for 50 h, with TMIN falling from 15℃ to 6.4℃ (a decrease of 8.6℃) during the first 46 h and then returning to 15℃ for the remaining 4 h. CAII lasted for 53 h, with the daily TMIN falling from 15℃ to 3.8℃ (a decrease of 11.2℃) during the first 48 h and then retuning to 15℃ for the remaining 5 h. CAIII lasted for 54 h, with the daily TMIN falling from 15℃ to −0.3℃ (a decrease of 15.3℃) during the first 47 h and then returning to 15℃ for the remaining 7 h. The temperature-dependent curves of the three cold-air treatments (Fig. 1) had similar trends that showed an increase in the temperature before TMIN was reached. of the three cold-air ranks, CAIII had the highest ↓ ΔT_{48} (15.3℃) and the lowest TMIN (−0.3℃), followed by the CAII ↓ ΔT_{48} (11.2℃) and TMIN (3.8℃), thus showing a 4.1℃ difference. However, the CAII values were higher than the CAI ↓ ΔT_{48} (8.6℃) and TMIN (6.4℃).

Throughout the experimental period, no rat was excluded either by death or through other reasons. The mobility of all experimental rats declined after cold-air exposure. In addition, the beddings in all treatment cages were soppier than those of the control rats.

All groups showed significant increase in SBP compared with the matched control groups after exposure to cold air (Table 3). No interaction was found among the rat strains, cold-air ranks, and cold-air processes ($F = 0.098$, $P = 0.907$). Cold-air-treated healthy rats exhibited a higher increase in SBP than the hypertensive rats ($F=20.54$, $P<$

0.001). The CAII and CAIII groups had similarly higher increases in SBP than the CAI groups (F=10.31, P<0.001). The TD groups had a higher increase in SBP than the TE groups (F=29.63, P<0.001). On average, SBP increased with the enhancement of the cold-air ranks.

Contrary to the results of the SBP, a significantly higher plasma FG level was found in all cold-air-treated groups except in the healthy rat of the CAI group (Table 3). No significant difference was found between the healthy and hypertensive rats (F=0.006, P=0.938). A significant increase in the plasma FG was found in the TE groups compared with the TD groups (F=13.22, P<0.001). The differences among the different cold-air groups implied that the plasma FG increased with increasing cold-air rank (F=23.17, P<0.001).

The result of the WBV (10/s) showed a significant increase in the TE of CAI, CAII, and CAIII in both rat strains and in the TD of CAII and CAIII in the hypertensive rats and in the TE of CAIII in the healthy rat (Table 3). No interaction was found among rat strain, cold-air rank, and cold-air process (F=0.055, P=0.947), but an interaction was found between the cold-air rank and cold-air process. No significant difference in the increase of WBV (10/s) was found between the healthy and hypertensive rats in any processes in any cold-air-treated groups. A synergistic effect was noted between cold-air rank and duration of the cold-air processes (F=9.34, P=0.007). The WBV (150/s) of the hypertensive rats in the CAII and CAIII groups increased more significantly in TE than those of the control groups, and that of the healthy rats increased markedly in the TE of the CAII and CAIII groups as well as in the TD of the CAIII group. No interaction was found among rat strain, cold-air rank, and cold-air process (F=0.098, P=0.907). Additionally, the cold-air-treated groups exhibited higher increases in WBV (150/s) in the healthy rats than the hypertensive rats (F=10.99, P=0.002). The CAII and CAIII groups had similarly higher WBV (150/s) increases than the CAI groups (F=6.82, P=0.002), and the TE groups exhibited higher increases in WBV (150/s) than the TD groups (F=7.47, P=0.009).

The TC measurements showed that all cold-air-treated groups had significantly increased TC levels compared with the control groups (Table 3). No interaction among the rat strains, cold-air ranks, and cold-air processes was noted (F=0.054, P=0.947). No difference was found between the TD group and the TE group. The CAIII groups had higher increases in the TC level than the CAI and CAII groups (F=6.99, P=0.002). No difference was found among the different rat strains and among the cold-air processes.

Table 3 Variation of CVDs risk factors in different groups

Cold air groups	Exposure processes	Rat strains	Groups	SBP (mmHg)	FG (g/L)	WBV (10/s)	WBVa (150/s)	TC (mmol/L)	TG (mmol/L)	LDL/HDL[a]
CAI	TD	Health	Exposure	124 (1)	1.79 (0.03)	10.08 (0.08)	4.70 (0.13)	1.33 (0.07)	0.23 (0.02)	1.25 (0.12)
			Control	111 (1)	1.77 (0.06)	10.21 (0.48)	4.39 (0.09)	1.15 (0.04)	0.38 (0.03)	0.94 (0.10)
			Variation	13 (2)*	0.02 (0.03)	−0.14 (0.48)	0.62 (0.19)	0.17 (0.05)*	−0.15 (0.03)**	0.57 (0.12)
		Hypertension	Exposure	180 (1)	2.10 (0.01)	11.12 (0.24)	4.46 (0.11)	1.00 (0.04)	0.31 (0.02)	0.78 (0.05)
			Control	171 (2)	1.97 (0.02)	10.80 (0.46)	4.35 (0.07)	0.89 (0.04)	0.41 (0.01)	0.69 (0.04)
			Variation	10 (2)**	0.12 (0.02)**	0.32 (0.39)	0.49 (0.06)	0.11 (0.04)**	−0.09 (0.03)	0.36 (0.06)
	TE	Health	Exposure	119 (1)	1.85 (0.10)	11.58 (0.36)	4.48 (0.22)	1.42 (0.06)	0.31 (0.02)	1.67 (0.24)
			Control	111 (2)	1.71 (0.04)	10.03 (0.44)	4.36 (0.14)	1.13 (0.03)	0.36 (0.03)	0.84 (0.05)
			Variation	8 (2)*	0.13 (0.06)	1.55 (0.61)	0.63 (0.14)	0.29 (0.08)*	0.04 (0.04)*	0.86 (0.14)*
		Hypertension	Exposure	177 (1)	2.13 (0.05)	12.23 (0.20)	4.66 (0.07)	1.02 (0.02)	0.28 (0.02)	0.82 (0.05)
			Control	1689 (1)	1.99 (0.03)	10.87 (0.20)	4.40 (0.19)	0.90 (0.02)	0.34 (0.03)	0.72 (0.07)
			Variation	9 (2)**	0.14 (0.02)**	1.36 (0.21)**	0.60 (0.15)	0.22 (0.03)**	0.06 (0.03)	0.37 (0.06)
CAII	TD	Health	Exposure	134 (1)	1.88 (0.02)	11.34 (0.54)	4.97 (0.17)	1.38 (0.06)	0.22 (0.01)	2.07 (0.18)
			Control	109 (1)	1.79 (0.03)	11.05 (0.18)	4.39 (0.19)	1.15 (0.03)	0.41 (0.02)	1.15 (0.15)
			Variation	25 (1)*	0.09 (0.02)**	0.29 (0.55)	0.84 (0.14)	0.22 (0.07)*	0.19 (0.05)**	0.90 (0.15)*
		Hypertension	Exposure	183 (3)	2.08 (0.02)	11.31 (0.29)	4.56 (0.11)	1.14 (0.03)	0.20 (0.01)	0.90 (0.08)
			Control	168 (2)	1.97 (0.03)	10.11 (0.29)	4.40 (0.10)	0.90 (0.04)	0.40 (0.01)	0.80 (0.04)
			Variation	16 (3)**	0.11 (0.03)*	1.19 (0.22)**	0.53 (0.07)	0.24(0.06)*	0.19 (0.03)**	0.35 (0.27)

续表

Cold air groups	Exposure processes	Rat strains	Groups	SBP (mmHg)	FG (g/L)	WBV (10/s)	WBVa (150/s)	TC (mmol/L)	TG (mmol/L)	LDL/HDL[a]
	TE	Health	Exposure	128 (2)	1.94 (0.03)	11.99 (0.41)	5.86 (0.17)	1.41 (0.08)	0.36 (0.04)	2.13 (0.23)
			Control	113 (1)	1.69 (0.04)	10.94 (0.21)	4.87 (0.16)	1.11 (0.04)	0.42 (0.04)	0.89 (0.10)
			Variation	15 (2)*	0.25 (0.03)**	1.05 (0.61)	0.96 (0.1)**	0.30 (0.10)*	−0.06 (0.07)	1.05 (0.17)*
		Hypertension	Exposure	181 (2)	2.19 (0.03)	13.14 (0.37)	5.42 (0.16)	1.20 (0.02)	0.24 (0.01)	0.73 (0.04)
			Control	173 (1)	2.01 (0.05)	11.50 (0.41)	4.43 (0.08)	0.89 (0.01)	0.35 (0.04)	0.72 (0.04)
			Variation	9 (2)*	0.19 (0.04)*	1.64 (0.60)*	0.97 (0.11)**	0.31 (0.03)**	−0.11 (0.04)	0.33 (0.09)
CAIII	TD	Health	Exposure	136 (2)	1.94 (0.05)	12.11 (0.43)	5.50 (0.22)	1.53 (0.08)	0.19 (0.01)	1.85 (0.23)
			Control	111 (1)	1.71 (0.01)	10.51 (0.72)	4.45 (0.27)	1.17 (0.04)	0.48 (0.03)	1.01 (0.07)
			Variation	25 (2)*	0.23 (0.04)**	1.59 (0.91)	1.10 (0.15)**	0.36 (0.10)*	0.28 (0.02)*	0.89 (0.12)*
		Hypertension	Exposure	189 (2)	2.06 (0.01)	11.8 (0.33)	4.49 (0.06)	1.31 (0.05)	0.21 (0.01)	0.86 (0.08)
			Control	172 (3)	1.94 (0.04)	10.60 (0.41)	4.29 (0.10)	0.87 (0.02)	0.42 (0.02)	0.71 (0.04)
			Variation	17 (2)**	0.13 (0.03)*	1.20 (0.43)*	0.47 (0.09)	0.44 (0.06)**	0.21 (0.02)*	0.42 (0.03)*
	TE	Health	Exposure	128 (3)	2.02 (0.03)	15.88 (0.59)	5.85 (0.27)	1.50 (0.09)	0.23 (0.01)	1.96 (0.17)
			Control	113 (1)	1.75 (0.03)	11.15 (0.31)	4.38 (0.15)	1.19 (0.04)	0.42 (0.03)	0.76 (0.07)
			Variation	15 (3)*	0.27 (0.01)**	4.73 (0.67)**	1.17 (0.14)*	0.32 (0.11)*	−0.20 (0.04)*	1.07 (0.10)**
		Hypertension	Exposure	178 (1)	2.30 (0.06)	15.31 (0.41)	5.3 (0.10)	1.36 (0.06)	0.28 (0.01)	1.06 (0.08)
			Control	170 (2)	2.01 (0.04)	11.11 (0.64)	4.53 (0.13)	0.92 (0.05)	0.37 (0.02)	0.56 (0.05)
			Variation	8 (3)*	0.30 (0.05)**	4.2 (0.47)**	0.86 (0.07)**	0.44 (0.08)**	0.08 (0.03)*	0.67 (0.09)*

CAI, CAII and CAIII stand for cold air I, II and III, respectively. Compared with paired control group, * $P<0.05$, ** $P<0.01$

[a] Variations of FG and LDL/HDL have been transformed using square root arithmetic

The TG results showed significant reductions in the TG levels in the TD and TE of the CAIII groups and in the TD of the CAII and CAI groups in both rat strains compared with the control groups (Table 3). No interaction among the rat strains, cold-air ranks, and cold-air processes was found ($F=1.851, P=0.166$). No prominent difference was found-among the different rat strains ($F=0.367, P=0.547$). A higher decrease in the plasma TG level was found in the TD than in TE ($F=12.46, P<0.001$). With the upgrading of the cold-air ranks, the plasma TG declined correspondingly ($F=27.7, P<0.001$) The results of the LDL/HDL measurement showed a sig-nificant increase in the LDL/HDL level in the CAIII group of hypertensive rats and in all groups of healthy rat except the TD group of CAI compared with the control groups (Table 3). No interaction was observed among rat strain, cold-air rank, and cold-air process ($F=0.50, P=0.612$). The cold-air-treated healthy rats had a higher increase in the LDL/HDL level than the hypertensive rats ($F=42.49, P<0.001$), and this parameter increased with cold-air ranks ($F=3.38$, $P=0.042$).

During exposure, but not before or after exposure, there was significantly lower Tr in the healthy rats than the hyper-tensive rats ($t=3.149, P=0.006$) (Table 4). Compared with CAII and CAI, the Tr of CAIII was the lowest during exposure($F=9.45, P=0.002$), but not before or after exposure. The T_r dropped significantly at TMIN (Fig. 2a and b). T_r was significantly lower during exposure than before or after exposure in the hypertensive and healthy rats ($F=160.00, P<0.001$).

Table 4 The rectal temperature (Tr) of rats during cold-air exposure

Variable	Exposure process	CAI		CAII		CAIII	
		Health	Hypertension	Health	Hypertension	Health	Hypertension
T_r	Before	37.53(0.12)	37.47(0.12)	37.43(0.15)	37.63(0.13)	37.90(0.06)	37.70(0.12)
	During	36.30(0.12)	37.17(0.09)	35.83(0.30)	36.40(0.26)	35.23(0.27)	35.77(0.12)
	Change	−1.23(0.29)	−0.3(0.1)	−1.6(0.31)	−1.23(0.19)	−2.67(0.27)	−1.93(0.19)
	After	37.37(0.22)	37.7(0.20)	37.60(0.25)	37.53(0.09)	37.47(0.03)	37.83(0.09)

CAI, CAII and CAIII stand for cold air I, II and III, respectively

Discussion

Previous studies have extensively explored the effect of cold stress on CVD risk factors, particularly blood pressure. However, what they have applied was a single cold intensity. The present study applied different cold intensities, increasing from CAI (T_{min} 6.4℃, ↓ΔT_{48} 8.6℃) to CAII (T_{min} 3.8℃, ↓ΔT_{48} 11.2℃) and CAIII (T_{min} −0.3℃, ↓ΔT_{48}

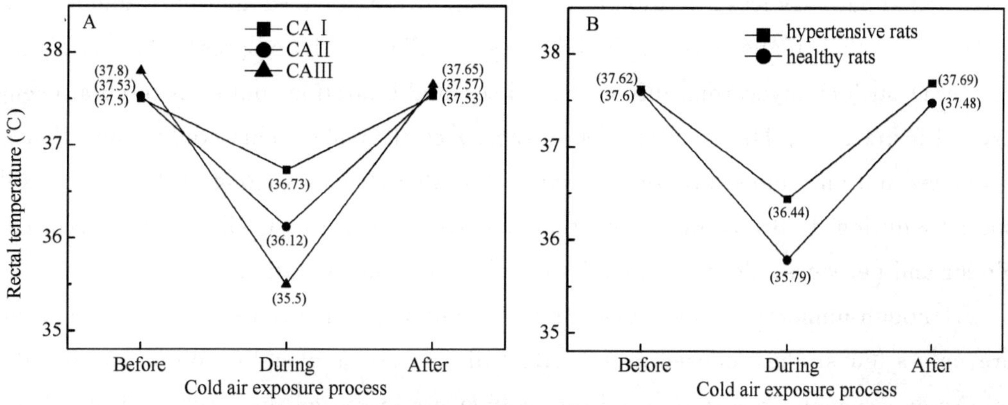

Fig. 2　a Estimated marginal means of rectal temperature (Tr) of rats during cold-air exposure in three cold-air treatments. b Estimated marginal means of Tr of rats during cold-air exposure in hypertensive and healthy rats

15.3℃) in terms of T_{min} and $\downarrow \Delta T_{48}$. These three cold-air groups represent the typical cold air of northwestern China. Results suggest that all three cold-air ranks induced CVD risk factors to increase significantly except plasma TG in both rat strains. There were higher rises of SBP during temperature drops and higher rise of plasma FG and WBV after temperature rewarmed. Between the two rat strains, there were higher rises of SBP, WBV (150/s) and LDL/HDL in health rats than hypertensive rats after cold-air exposure. The results also indicate that the CVD risk factors such as the increased SBP, WBV (150/s), plasma FG, and TC, as well as CVD risk predictors such as increased LDL/HDL, increased from CAI to CAII and CAIII.

The present study used Wistar and SHR rats (106—116 mmHg vs. 160—176 mmHg) as healthy and hypertension models, respectively. Both rat strains showed SBP elevation after cold-air exposure, while significantly greater increase was observed among the healthy rats rather than the hypertensive rats. This phenomenon is contrary to the hypothesis that the cardiovascular and sympathetic responses were more exaggerated in hypertensive rats than healthy rats under cold stimuli (Morley et al. 1990; Kirby et al. 1999). One study suggested that several compensatory mechanisms engaged to help normalize the blood pressure under continuously sustained sympathetic activation in cold, which may be more prominent in hypertensive rats (Chambers et al. 2000). In addition, the T_r dropped less in hypertensive rats than in healthy rats during cold-air exposure. Therefore, the sluggish decrease in temperature under cold-air conditions may cause more prominent compensatory mechanisms in hypertensive rats to normalize the blood pressure than in healthy rats, similar to the greater reduction in circulation volume caused by cold-induced diuresis and natriuresis (Fregly et al. 1993). Nevertheless, this result does not mean that people with hypertension should pay less attention to the cold-air stress. Instead, more care should be given because of their higher baseline blood pressure. Elevated blood pressure is known to induce CVD, such as myocardial infarction and cerebral infarction, and even cerebral haemorrhage (Lipsitz, 2000; Heijer et al. 2003; Lipsitz et al. 2000). This study found that cold air induced not only blood pressure elevation but also elevation along with cold-air ranks, especially during T_a drops, indicating that hypertension-related-CVD could be induced by cold air and get worse along with cold-air ranks, particularly during T_a drops.

Although numerous studies examined the cold stress-induced elevation of blood pressure, only a few studies focused on the effect of cold stress over FG, WBV, and blood lipids. An experimental research found that cold stress increased the level of plasma FG and cholesterol both in elderly and young people (Neild et al. 1994). Two studies reported that cold stress induced increases in blood viscosity in humans (Keatinge et al. 1984; Vogelaere et al. 1990). The cold sources in these studies only involved stationary low temperature, different from the cold sources of our study. However, consistent with their results, cold-air exposure also induced the increase of FG, WBV, and blood lipids, which might be explained by the blood concentration from cold-induced diuresis and natriuresis (Fregly et al. 1993; Neild et al. 1994). However, increased LDL/HDL after cold-air exposure offsets the effect of blood concentration. LDL/HDL, as a superior risk predictor of CVD than LDL or HDL alone (Fernandez and Webb 2008), may be more efficient in showing the CVD risk of cold air. Between the two rat strains, both WBV and LDL/HDL were higher in healthy rats than hypertensive rats. This may be explained by the compensatory mechanisms in hypertensive rats under cold exposure, prominently presented by the smaller $\Delta T_r\downarrow$ during cold exposure. Nonetheless, additional studies are needed to explain the unveiled difference in the increase of plasma FG and TC between this two rat strains. The increased level of FG, WBV, and blood lipids are all atherosclerosis risk factors, which are correlated with CVD (Green et al. 2009; Guo et al. 2009; Lusis 2000; Hansson 2005; Lowe et al. 1997). Therefore, these results indicate that atherosclerosis risk may increase after cold exposure and increase along with cold-air ranks. The higher level of WBV and LDL/HDL in healthy rats may predict higher CVD risk in healthy rats than in hypertensive rats during cold exposure. Although these results may not establish that healthy subjects have higher CVD risk than hypertensive subjects during coldair exposure, they at least suggest that increased CVD risk may be more prominent in healthy subject than in hypertensive subject, particularly after cold-air exposure.

During cold-air exposure, both rat strains showed declined body temperature. Skin blood capillaries constricted to sustain a normal core temperature, which led to blood pressure elevation in both rat strains. Comparison of T_r between the two strains displayed lower T_r in healthy ratsthan in hypertensive rats during cold-air exposure. This difference may have caused different blood pressure elevation levels in them. Studies reported density rarefaction in the skin blood capillary of hypertensive subjects (Prewitt et al. 1982; Antonios et al. 1999). As skin blood capillaries play the key role in heat dissipation, this structure difference may contribute to the higher T_r in hypertensive rats than in healthy rats during cold-air exposure. Therefore, the hypertensive subjects may be easier to sustain body temperature than the healthy subjects under cold-air exposure.

In this study, we selected SHR (representing hypertensive subjects) and Wistar (representing healthy subjects) rats to compare their CVD susceptibilities to cold air. In normal growth rate, there are several weeks' difference in age between SHR and Wistar rats at a given body weight. As indices like blood lipids increased with age both in human and rats (Uchida et al. 1982, 1978; Kritchevsky 1980), we selected same-aged SHR and Wistar rats to offset this compound factor. Besides, age was considered as the main match factor in many studies to explore the difference between SHR and Wistar rats (Silva et al. 2011; Atanassova et al. 2009; Koprdova et al. 2009). SHR and Wistar rats used in the present study were all 12 weeks old during exposure; the body weights were different but all within the normal range of the corresponding strain (no overweight animals were selected in any strain). Therefore, the influence of different body weight on the serum lipid concentration, etc., should be minimal in this study.

In many conditions, animal tests are often regarded as an effective alternative to human tests in scientific studies in an ethical view. However, they have limits in extending the results to humans for the heterogeneous characteristics between animals and humans. Therefore, this may limit the practical use of our results in humans. What is more, blood volume loss in rats was not effectively detected, even though we observed soppier bedding in the treatment cages than in the control cages. Thus, this finding may not be compelling enough for us to confirm that cold exposure induces blood concentration. Without epidemiologic studies, the CVD risk factor results from our study only help us to hypothesize the CVD risk during cold-air exposure. Therefore, these limits make our work very speculative, though it may explain the increased CVD risk in population during cold days to some degree. Concerning this aspect, the application of human study would be more effective in assessing the CVD risk during different degrees of cold-air exposure. Besides, animal experiments with CVD events (both including the occurrence of CVD and CVD death) would be more helpful in understanding the increased CVD events during cold weather.

In conclusion, data from the present study clearly demonstrate that CVD risk may increase with cold-air ranks. Blood pressure elevation-induced CVD risk may occur in the T_a drop process of cold-air exposure, whereas the atherosclerosis-induced CVD risk is greater after cold-air exposure. Cold air may affect the risk factors more prominently in healthy rats than in hypertensive rats. Along with the rise of cold-air ranks, CVD risk increases. Therefore, prevention measures against cold-air exposure like effective medical care (specific to CVD population) and other care (specific to healthy population) should be established and scaled to the severity of cold air. Even through hypertensive subjects may be less sensitive to the cold than healthy ones, they should also take measures to sustain body temperature in case of blood pressure elevation under cold exposure, especially during T_a drops.

Acknowledgment This study was supported by the National Natural Science Foundation of China (No. 40975069) and the Special Scientific Research Program for Public Welfare (Meteorology) of China (GYHY201106034). We are grateful for the help of Prof. Jingping Niu and MD. Bingling Zhang of the School of Public Health, Lanzhou University. We also thank all the anonymous reviewers of this manuscript.

References

Antonios T F, Singer D R, Markandu N D, et al. Structural skin capillary rarefaction in essential hypertension. *Hypertension*, 1999, 33(4): 998-1001.

Arjamaa O, Makinen T, Turunen L, et al. Are the blood pressure and endocrine responses of healthy subjects exposed to cold stress altered by an acutely increased sodium intake? *Eur J Appl Physiol*, 2001, **84**(1-2): 48-53.

Atanassova N, Lakova E, Bratchkova Y, et al. Expression of testicular angiotensin-converting enzyme in adult spontaneously hypertensive rats. *Folia Histochem Cytobiol*, 2009, **47**(1): 117-122.

Barnett A G, Dobson A J, McElduff P, et al. Cold periods and coronary events: an analysis of populations worldwide. *J Epidemiol Community Health*, 2005, 59(7): 551-557.

Chambers J B, Williams T D, Nakamura A, et al. Cardiovascular and metabolic responses of hypertensive and normotensive rats to one week of cold exposure. *Am J Physiol Regul Integr Comp Physiol*, 2000, **279**(4): R1486-R1494.

Clauss A. Rapid physiological coagulation method in determination of fibrinogen. *Acta Haematol*, 1957, **17**(4): 237-246.

Danet S, Richard F, Montaye M, et al. Unhealthy effects of atmospheric temperature and pressure on the occurrence of myocardial infarction and coronary deaths. A 10-year survey: the Lille World Health Organization MONICA project (Monitoring trends and determinants in cardiovascular disease). *Circulation*, 1999, **100**(1): E1-E7.

Fernandez M L, Webb D. The LDL to HDL cholesterol ratio as a valuable tool to evaluate coronary heart disease risk. *J Am Coll Nutr*, 2008, 27(1): 1-5.

Fregly M J, Schechtman O. Direct blood pressure measurements in rats during abrupt exposure to, and removal from, cold air. *Proc Soc Exp Biol Med*, 1994, **205**(2): 119-123.

Fregly M J,Rossi F,Van Bergen P, et al. Effect of chronic treatment with losartan potassium (DuP 753) on the elevation of blood pressure during chronic exposure of rats to cold. *Pharmacology*,1993,**46**(4):198-205.

Gao Z,Wilson T E,Drew R C,et al. Altered coronary vascular control during cold stress in healthy older adults. *Am J Physiol Heart Circ Physiol*,2012,**302**(1):H312-H318.

Gerber Y,Jacobsen S J,Killian J M, et al. Seasonality and daily weather conditions in relation to myocardial infarction and sudden cardiac death in Olmsted County,Minnesota,1979 to 2002. *J Am Coll Cardiol*, 2006,**48**(2):287-292.

Green D,Foiles N,Chan C, et al. Elevated fibrinogen levels and subsequent subclinical atherosclerosis: the CARDIA Study. *Atherosclerosis*,2009,**202**(2):623-631.

Guo F,Liu J,Wang C, et al. Fibrinogen,fibrin,and FDP induce C-reactive protein generation in rat vascular smooth muscle cells: pro-inflammatory effect on atherosclerosis. *Biochem Biophys Res Commun*,2009, **390**(3):942-946.

Hansson G K. Inflammation,atherosclerosis,and coronary artery disease. *N Engl J Med*,2005,**352**(16): 1685-1695.

Heijer T,Skoog I,Oudkerk M,et al. Association between blood pressure levels over time and brain atrophy in the elderly. *Neurobiol Aging*,2003,**24**(2):307-313.

Hong Y C,Rha J H,Lee J T. Ischemic stroke associated with decrease in temperature. *Epidemiology*, 2003,**14**(4):473-478.

Huynen M M,Martens P,Schram D,et al. The impact of heat waves and cold spells on mortality rates in the Dutch population. *Environ Health Perspect*,2001,**109**(5):463-470.

Keatinge W R,Coleshaw S R K,Cotter F,et al. Increases in platelet and red cell counts,blood viscosity,and arterial pressure during mild surface cooling: factors in mortality from coronary and cerebral thrombosis in winter. *Br Med J*,1984,**289**:1405-1408 (Clinical Research Edition).

Kirby R F,Sokoloff G,Perdomo E,et al. Thermoregulatory and cardiac responses of infant spontaneously hypertensive and Wistar-Kyoto rats to cold exposure. *Hypertension*1999,**33**(6):1465-1469.

Koprdova R,Cebova M,Kristek F. Long-term effect of losartan administration on blood pressure,heart and structure of coronary artery of young spontaneously hypertensive rats. *Physiol Res.*,2009,**58**(3):327-335.

Kritchevsky D. Age-related changes in lipid metabolism. *Proc Soc Exp Biol Med*,1980,**165**(2):193-199.

Kunst A E,Looman C W,Mackenbach J P. Outdoor air temperature and mortality in The Netherlands: a time-series analysis. *Am J Epidemiol*,1993,**137**(3):331-341.

Kysely J,Pokorna L,Kyncl J,et al. Excess cardiovascular mortality associated with cold spells in the Czech Republic. *BMC Publ Health*,2009, **9**:19.

Lipsitz L A,Mukai S,Hamner J,et al. Dynamic regulation of middle cerebral artery blood flow velocity in aging and hypertension. *Stroke*,2000,**31**(8):1897-1903.

Lowe G D,Lee A J,Rumley A,et al. Blood viscosity and risk of cardiovascular events: the Edinburgh Artery Study. *Br J Haematol*,1997,**96**(1):168-173.

Lusis A J. Atherosclerosis. *Nature*,2000,**407**(6801):233-241.

Morabito M,Modesti P A,Cecchi L,et al. Relationships between weather and myocardial infarction: a biometeorological approach. *Int J Cardiol*,2005,**105**(3):288-293.

Morley R M, Conn C A, Kluger M J, et al. Temperature regulation in biotelemetered spontaneously hypertensive rats. *Am J Physiol*, 1990, **258**(4 Pt 2): R1064-R1069.

Nauck M, Warnick G R, Rifai N. Methods for measurement of LDL-cholesterol: a critical assessment of direct measurement by homogeneous assays versus calculation. *Clin Chem*, 2002, **48**(2): 236-254.

Neild P J, Syndercombe-Court D, Keatinge W R, et al. Cold-induced increases in erythrocyte count, plasma cholesterol and plasma fibrinogen of elderly people without a comparable rise in protein C or factor X. *Clin Sci* (Lond), 1994, **86**(1): 43-48.

Okada M, Matsui H, Ito Y, et al. Low-density lipoprotein cholesterol can be chemically measured: a new superior method. *J Lab Clin Med*, 1998, **132**(3): 195-201.

Prewitt R L, Chen I I, Dowell R. Development of microvascular rarefaction in the spontaneously hypertensive rat. *Am J Physiol*, 1982, **243**(2): H243-H251.

Qian Z M, Koon H W. Area postrema is essential for the maintenance of normal blood pressure under cold stress in rats. *Exp Brain Res*, 1998, **121**(2): 186-190.

Sakaue T, Hirano T, Yoshino G, et al. Reactions of direct LDL-cholesterol assays with pure LDL fraction and IDL: comparison of three homogeneous methods. *Clin Chim Acta*, 2000, **295**(1-2): 97-106.

Siedel J, Hagele E O, Ziegenhorn J, et al. Reagent for the enzymatic determination of serum total cholesterol with improved lipolytic efficiency. *Clin Chem*, 1983, **29**(6): 1075-1080.

Silva D M, Gomes-Filho A, Olivon V C, et al. Swimming training improves the vasodilator effect of angiotensin-(1-7) in the aorta of spontaneously hypertensive rat. *J Appl Physiol*, 2011, **111**(5): 1272-1277.

Sotaniemi E, Vuopala U, Huhti E, et al. Effect of temperature on hospital admissions for myocardial infarction in a subarctic area. *Br Med J.*, 1970, **4**(5728): 150-151.

Stamler J, Neaton J D, Wentworth D N. Blood pressure (systolic and diastolic) and risk of fatal coronary heart disease. *Hypertension*, 1989, **13**(5 Suppl): I2-I12.

Sullivan D R, Kruijswijk Z, West C E, et al. Determination of serum triglycerides by an accurate enzymatic method not affected by free glycerol. *Clin Chem*, 1985, **31**(7): 1227-1228.

Sun Z, Fregly M J, Cade J R. Effect of renal denervation on elevation of blood pressure in cold-exposed rats. *Can J Physiol Pharmacol*, 1995, **73**(1): 72-78.

Uchida K, Nomura Y, Kadowaki M, et al. Age-related changes in cholesterol and bile acid metabolism in rats. *J Lipid Res*, 1978, **19**(5): 544-552.

Uchida K, Nomura Y, Takase H, et al. Age-related changes in cholesterol and bileacid metabolism in spontaneously hypertensive rats. *Arch Gerontol Geriatr*, 1982, **1**(2): 171-191.

Vogelaere P, Brasseur M, Quirion A, et al. Hematological variations at rest and during maximal and submaximal exercise in a cold (0 degree C) environment. *Int J Biometeorol*, 1990, **34**(1): 1-14.

Warnick G R, Nauck M, Rifai N. Evolution of methods for measurement of HDL-cholesterol: from ultracentrifugation to homogeneous assays. *Clin Chem*, 2001, **47**(9): 1579-1596.

Wilson T E, Sauder C L, Kearney M L, et al. Skin-surface cooling elicits peripheral and visceral vasoconstriction in humans. *J Appl Physiol*, 2007, **103**(4): 1257-1262.

Wilson T E, Gao Z, Hess K L, et al. Effect of aging on cardiac function during cold stress in humans. *Am J Physiol Regul Integr Comp Physiol*, 2010, **298**(6): R1627-R1633.

张书余，马守存，周骥，等. 2013. 模拟寒潮对高血压疾病影响机理的实验研究. 气象，39(6):789-793.

模拟寒潮对高血压疾病影响机理的实验研究

张书余[1] 马守存[2] 周 骥[3] 罗 斌[4] 王宝鉴[5] 秦元明[6]

(1. 中国气象局兰州干旱气象研究所，甘肃省干旱气候变化与减灾重点实验室，兰州 730020；2. 青海省气象服务中心，西宁 810001；3. 上海市浦东新区气象局，上海 200030；4. 南京信息工程大学，南京 210044；5. 兰州中心气象台，兰州 730020；6. 吉林省气象局，长春 130062)

摘 要：文章通过动物实验初步探讨了模拟寒潮对高血压疾病影响的机理。采用统计降尺度方法建立了模拟寒潮模型，应用 TEM1880 气象环境模拟箱模拟寒潮温度和气压变化，将 SHR 和 Wister 大鼠低温组、回温组放入模拟箱内，使其受寒潮天气影响，按照寒潮天气过程发生的不同时间先后分批取出实验大鼠，测量各组大鼠的收缩压(SBP)、心率(HR)、体重，并通过腹主动脉采血测量肾上腺素(EPI)、血管紧张素Ⅱ(AngⅡ)及全血黏度(WBV)等。实验结果分析表明，受模拟寒潮天气影响大鼠 SBP、HR、EPI、AngⅡ和 WBV 比对照组高；除 Wister 大鼠 HR 外，其他指标均是 SHR 组受到影响大于 Wister 组；除 EPI 和 WBV 回温组受寒潮影响高于低温组外，其余指标低温组均高于回温组。模拟寒潮刺激使 HR、EPI、AngⅡ 和 WBV 升高，这些指标的升高导致 SBP 升高，对高血压疾病产生影响。

关键词：高血压；寒潮天气；影响机理；实验

中图分类号：R188.8　　**文献标识码**：A　　**doi**：10.7519/j.issn.1000-0526.2013.06.016

引言

人类生活在地球大气中，时时刻刻都在受到大气变化的影响，张书余(1999)系统阐述了天气变化对人体机能产生的影响，其中冷空气活动对人类健康产生的影响是不可忽视的。目前我国高血压疾病的患病率与其他国家相比处于中等偏高的水平(李玉林等，2007)，临床研究和流行病学资料显示(Sun et al，2005；Saez et al，1995)，寒冷也能诱发高血压，杨贤为等(2003)、张书余等(2010)、刘学恩等(2002)及董墓壶等(2000)就不同地区降温过程对高血压疾病的影响做了研究，得出在冷高压控制下，高血压疾病的发病率和死亡率都有所增加。因此，研究模拟寒潮对高血压疾病的影响机理对人类健康很有意义。当前国内应用动物实验研究模拟寒潮对健康影响，多集中在寒潮对脑卒中的研究上，而且采用恒定降温，不能模拟自然寒潮天气变化过程；人工气候箱仅考虑了温度单要素，不能模拟温度、气压联合变化

基金项目：国家自然科学基金项目(40975069)资助。

作者简介：张书余，主要从事医疗气象研究工作. E-mail：zhangsy@cma.gov.cn

过程(林健雯等,2009)。本文着重研究模拟寒潮天气过程对高血压疾病的影响机理,揭示模拟寒潮天气过程是通过什么方式导致高血压疾病发生或复发的。

甘肃省是我国西北方冷空气东移南下的必经咽喉要道,每年影响我国的强冷空气约95%会从甘肃省经过(朱乾根等,2007)。本文收集张掖市16年地面观测数据,采用统计降尺度方法建立寒潮模型,在气象环境模拟箱实时模拟寒潮,使实验大鼠受冷空气刺激,取出并测量其心率(heart rate,HR)、收缩压(systolic blood pressure,SBP)、肾上腺素(epinephrine,EPI)、血管紧张素Ⅱ(angiotensin Ⅱ,Ang Ⅱ)和全血黏度(whole blood viscosity,WBV),分析模拟寒潮对Wister大鼠和SHR大鼠高血压疾病的影响及其机理。最后从毒理学实验推到人,为实时提醒人们根据气象预报做好高血压预防工作提供依据。

1 材料与方法

1.1 仪器

采用TEM1880气象环境模拟箱模拟寒潮温度、气压和湿度随时间变化。温度可控范围为−30 ~120℃,波动范围为±0.5℃;气压变化可控范围为±1000 Pa,波动度为±50 Pa;湿度可控范围为30%~98%,波动度为±3% RH(≥75% RH),±0.5% RH(<75% RH)。根据实验需求和基本功能,实验箱提供高低气温、湿度、气压联合实验环境,还能保证高低温湿压交变实验有新鲜的空气(氧气)补入,满足实验动物呼吸需求。

血压测量应用尾动脉无创血压仪(BP-98A型)测定,测压时将大鼠置入鼠袋内加温,温度控制在39~40℃,可以为大鼠创造一个适温、低干扰的环境,运用红外线传感技术精确地检测脉搏振动波,以大鼠保持安静和尾动脉有搏动信号为度,测量大鼠的尾动脉收缩压及心率,并自动通过计算得到舒张压。在实验大鼠清醒状态下,每只大鼠平行测量9次取平均值,且误差在5 mmHg内。

1.2 动物饲养及分组

雄性自发性高血压SHR和Wistar大鼠各18只(共36只),各自随机分为Wistar对照组、SHR对照组(对照组);Wistar低温组、SHR低温组(低温组);Wistar回温组、SHR回温组(回温组)(每组6只),饲养于带有铁网笼中,温度控制在15℃,光暗时间为12 h:12 h,07 am开灯,07 pm关灯,饲料和垫料按动物实验标准要求购置,水为自来水。实验中无异常情况,无死亡。模拟实验开始前,将室温控制在15℃,低温组和回温组大鼠放入模拟箱内,模拟箱内温度从室温开始降温(第0 h),温度达到最低温3.0℃(第45 h),取出低温组大鼠,立即测量低温组大鼠血压、心率、肾上腺素、血管紧张素Ⅱ以及全血黏度,模拟寒潮降温结束,并用7 h回升到初始温度15℃时(第52 h)取出回温组大鼠,测量低温组大鼠各项指标。对照组于实验室内饲养,模拟实验结束后测量对照组大鼠各项指标。

本研究使用的自发性高血压大鼠(SHR)与人类自发性高血压有很多的相似之处:(1)遗

传因素占主要地位；(2)在高血压早期无明显器质性改变；(3) 病程相似，血压升高随年龄增加而加剧；(4)紧张刺激和大量食盐等环境因素会加重高血压的发展；(5)血压上升早期或高血压前期有高血流动力的特征；(6)发生继发性心血管损坏，出现心脑肾并发症；(7) 大鼠血压和血管阻力对刺激的反应很敏感，适合选作高血压疾病的研究。

1.3　寒潮模型的建立及实验过程

1.3.1　寒潮模型的建立

采用甘肃省张掖市 1995 年 1 月 1 日至 2010 年 12 月 31 日，16 年地面气象观测资料，数据包括日平均气温、日最低气温、日最高气温及日平均气压等。

按中国气象局 2004(48)号文件中冷空气国家标准和寒潮国家标准，筛选寒潮天气过程，其标准以日最低气温降温幅度及其持续时间表示，具体标准为 48 h 内日最低气温降幅大于等于 10℃，并且日最低气温小于等于 4℃。

采用统计降尺度方法，得到张掖市 16 年逐时温度和气压值，经筛选有 7 次天气过程达到了国家寒潮标准(姚永明等，2011)，通过多元线性回归统计分析，建立了模拟寒潮模型(表1)，整个模拟寒潮过程持续时间为 52 h，最低温出现在第 44 h，日最低温降温幅度为 11.2±0.51℃，利用历史观测资料对模型进行检验，结果表明模型能够比较好地模拟寒潮温度与气压变化，如图 1 所示。

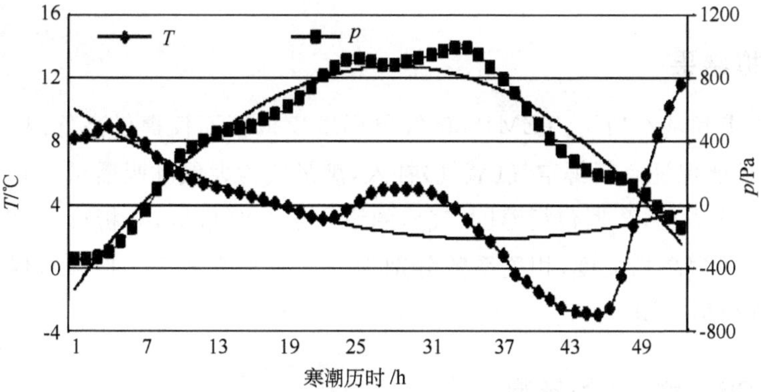

图 1　寒潮过程温度、气压变化图

1.3.2　实验过程

实验前测量所有大鼠体重、收缩压和心率。按模拟寒潮模型设定气象环境模拟箱温度、气压变化值，寒潮组放入气象环境模拟箱，使其受到冷空气刺激。对照组于实验室条件下饲养。根据实验需求，在模拟实验进行到第 45 h 时取出低温组实验鼠，称重，并用 BP-98A 型血压计测量收缩压和心率。根据体重计算大鼠麻醉所需麻醉剂量(3% 戊巴比妥钠，注射剂量 30 mg・kg^{-1})，以腹腔注射法对所有大鼠进行麻醉，麻醉诱导时间为 5 min。利用真空采血针从大鼠腹主动脉采血，保存于编号的 EDTA 和枸橼酸钠真空抗凝管中，反复摇匀采血管。主要检测指标包括肾上腺素(EPI)、血管紧张素Ⅱ(AngⅡ)和血黏度(BV)。将用于检测 EPI 和 AngⅡ 的 EDTA 真空抗凝管 3000 r 离心 10 min,用一次性吸管将上清液移入 3 mL 道夫管,保存于−20℃冰箱内待检;用于检测 BV 的真空抗凝管放入 5℃ 冰箱内待检。用 ELISA 法(刘艳玲等,2010)测量大鼠血清中 EPI 和 AngⅡ的含量,用全自动血液黏度仪 LG- R-80A 检测全血黏度(宋大卫等,2008)。模拟实验进行到 72 h 时取出回温组大鼠,测量指标和方法与低温组相同。

表 1 寒潮模型

冷空气类型	寒潮模型及多元线性相关系数
寒潮	$T=0.006t^2-0.485t+10.51 \quad R^2=0.419$
	$P=-1.941t^2+108.5t-640.5 \quad R^2=0.951$

注:T 代表温度(℃);P 代表气压(Pa);t 代表时间(h)

1.3.3 数据录入和统计分析方法

采用 SPSS 11.5 统计软件进行统计分析。资料数据用 $x \pm s$ 表示,适应性饲养前后所有资料进行配对 t 检验,3 组间各指标结果用单因素方差分析,两两比较采用独立样本 t 检验,以 $P<0.05$ 为差异有统计学意义。

2 结果分析

2.1 寒潮模拟结果

根据实验需求和基本功能,TEM1880 气象环境模拟箱不仅提供高低温、高低气压变化联合实验环境,还能保证有新鲜空气(氧气)补入,满足实验大鼠呼吸需求。在寒潮模拟过程中每 10 s 记录一次数据,数据包括温度、气压的设定值和测量值,分析可得,温度、气压的实测值与设定值之间为高相关度,相关系数分别为 0.985 和 0.917(z 检验),保证了整个实验过程能够较准确模拟寒潮。

2.2 寒潮对 SBP 和 HR 的影响

受模拟寒潮影响,实验组 SBP、HR 与对照组相比都有所升高,低温组 SBP 和 HR 达到最高值,回温组 SBP 和 HR 比低温组有所下降,但高于对照组(见图 2)。其中健康组 SBP 和高血压组 HR 上升更为明显。经统计分析,高压回温组、健康低温组和健康回温组与对照组 SBP 的差异存在统计学意义,且 $P<0.01$。HR 的各组间差异无统计学意义,$P>0.05$。

2.3 寒潮对 EPI 和 AngⅡ 影响

受模拟寒潮影响,实验组 EPI、AngⅡ与对照组相比都有所升高,回温组 EPI 和低温组 HR 达到最高值,回温组 AngⅡ比低温组有所下降,但其值高于对照组(见图 3)。健康组 SBP 和高压组 HR 上升更为明显。经统计分析,EPI 各组间差异无统计学意义,$P>0.05$。

健康低温组与对照组的 AngⅡ 差异存在统计学意义，且 $P<0.01$。

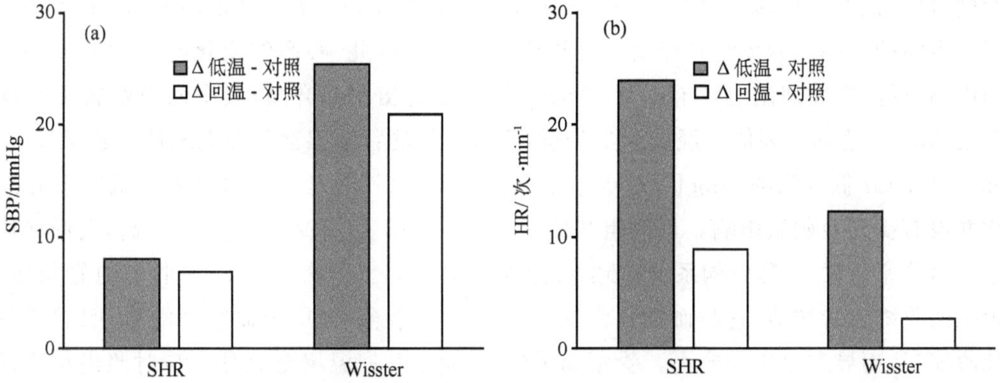

图 2　实验组与对照组 SBP 之差(a)和 HR 之差(b)的变化

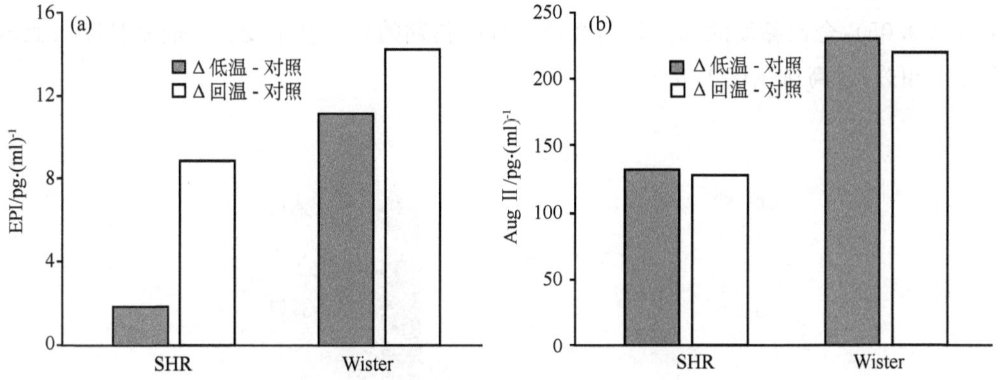

图 3　实验组与对照组 EPI 之差(a)和 AngⅡ之差(b)的变化

2.4　寒潮对 WBV 的影响

受模拟寒潮影响，实验组 WBV 与对照组相比都有所升高，健康低温组 WBV 和高压回温组 WBV 与组内相比达到最高值，低切值高于中切值和高切值，健康低温组受模拟寒潮影响最大(见图 4)。经统计分析，健康低温组、高压回温组的 WBV 与对照组的差异有统计学意义，且除高压回温组低切值 $P>0.01$ 外($P=0.015$)，其余 $P<0.01$。健康回温组、高压低温组与对照组的差异无统计学意义。

3　讨论与结论

实验结果显示受冷刺激后低温组收缩压达到最高值，统计结果显示 Wistar 低温组、Wistar 回温组和 SHR 回温组的收缩压差异有统计学意义，因此，冷刺激能够使大鼠收缩压升高，且受到同等冷空气刺激后，Wistar 收缩压对冷刺激反应更敏感，其原因可能是 SHR 受到冷刺激时，感受器触发代偿因素来进行代偿，以维持血压的稳定(Chambers et al，2000)。

因此,冷刺激能够加大 Wistar 患高血压相关疾病的可能性,加重高血压大鼠的危险因素。受冷刺激后,低温组和回温组大鼠心率都升高,其中低温组心率达到最高值,但统计结果显示所有组间的心率差异无统计学意义(均 $P>0.05$)。因此,心率的变化与冷刺激无关。受寒潮影响,低温组和回温组肾上腺素、AngⅡ与对照组相比都升高,其中回温组肾上腺素和低温组 AngⅡ 达到最高值。经统计学分析,所有组间的肾上腺素差异无统计学意义(均 $P>0.05$)。Wistar 低温组的 AngⅡ 差异有统计学意义,说明低温组和回温组大鼠肾上腺素的变化并没有受到冷刺激影响。低温组和回温组大鼠 AngⅡ 升高,AngⅡ的升高,会激活体内肾素—血管紧张素— 醛固酮系统,必然导致血压的升高。因为 AngⅡ 是收缩血管物质,具有很强的收缩血管功能,它与血管紧张素Ⅱ-1 型受体结合,作用于血管平滑肌,引起全身微动脉收缩,从而导致血压的升高。受寒潮影响,低温组和回温组全血黏度与对照组相比都有所升高,其中 Wistar 低温组全血黏度达到最高值。经统计学分析,Wistar 低温组(包括高、中、低切)、高压回温组(包括高、中、低切)和高压低温组(低切)与对照组的差异存在统计学意义($P<0.05$),全血黏度的升高是高血压过程中初期的一项基本变化,全血黏度与血压之间存在正相关,对高血压产生危害。

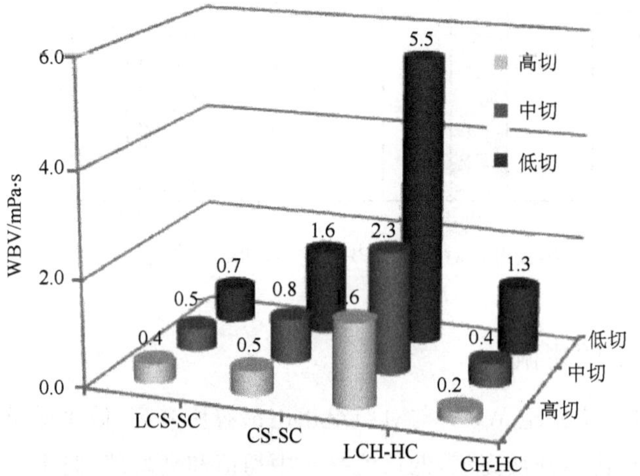

图 4　实验组与对照组 EPI 之差的变化

(LCS-SC 表示高压低温组与高压对照组 WBV 之差,CS-SC 表示高压回温组与高压对照组 WBV 之差, LCH-HC 表示健康低温组与健康对照组 WBV 之差, CH-HC 表示健康回温组与健康对照组之差)

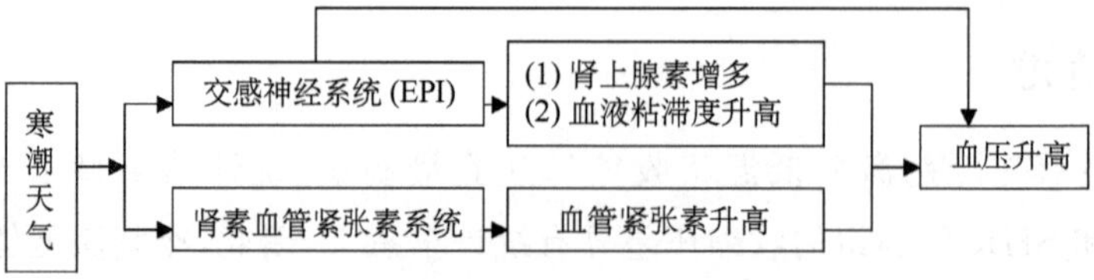

图 5　模拟寒潮对高血压疾病影响流程图

综上讨论结果，模拟寒潮对高血压疾病影响的机理可初步归纳为：

由于自发性高血压大鼠与人类自发性高血压有很多的相似之处，适合做高血压研究，因此，通过本实验可知，寒潮天气影响可使动物及人类交感神经兴奋，致使肾上腺素增加，心跳加速，血液黏滞度升高，血管扩张反应减弱等，导致外周阻力增加并最终引起血压升高；同时也导致血管紧张素Ⅱ升高，可使全身微动脉收缩，引起血压升高。

参考文献

董蓦壶，黄香杏，林莹，等．高血压发病与短期天气变化关系分析．广西气象，2000，**21**(2)：43-48.

李玉林，文继舫，唐建武，等．病理学．北京：人民卫生出版社，2007：121-122.

林健雯，施晓耕，解龙昌，等．人工寒潮促发大鼠脑卒中发病前脑血管内皮细胞黏附分子的变化．中山大学学报(医学科学版)，2009，**30**(6)：677-681.

刘学恩，李群娜，赵宗群，等．气温及冷空气对武汉市心脑血管疾病死亡率的影响．中国公共卫生，2002，**18**(8)：948-950.

刘艳玲，赵伟，刘晓志．浅析 ELISA 法质量控制要点浅析 ELISA 法质量控制要点．河北化工，2010，**33**(12)：53-54.

宋大卫，贾维民．血黏度测定与质量控制．中国医药指南，2008，**6**(6)：73-75.

杨贤为，叶殿秀．我国心脑血管病的医学气象研究．气象科技，2003，**31**(6)：376-380.

姚永明，姚雷，邓伟涛．长江中下游地区类寒潮发生频次的变化特征分析．气象，2011，**37**(3)：339-344.

张书余．医疗气象预报基础．北京：气象出版社，1999：56.

张书余，王宝鉴，谢静芳，等．吉林省心脑血管疾病与气象条件关系分析与预报研究．气象，2010，**36**(9)：115-119.

张书余，张夏琨，谢静芳，等．白山市感冒与气象条件的关系分析和预报．气象，2012，**38**(6)：740-744.

朱乾根，林锦瑞，寿绍文．天气学原理和方法．北京：气象出版社，2007.

Chambers J B, Williams T D, Nakamura A, et al. Rashotte ME Cardiovascular and metabolic responses of hypertensive and normotensive rats to on eweek of cold exposure. *Am J Physiol Regul Integr Comp Physiol*, 2000, **279**(4): 1486-1494.

Saez M, Sunyer J, Castellsague J, et al. Relationship between weather temperature and morality: A time series analysis approach in Barcelona. *International Journal of Epidemiology*, 1995, **24** (3): 576-582.

Sun Z, Wang X, Wood C E, et al. Genetic AT1A receptor deficiency attenuates cold-induced hypertension. *Am J Physiol Regul Integr Comp Physiol*, 2005, **288**: R433-R439.

Study of Influence Mechanism of Cold Wave on Hypertension Disease

ZHANG Shuyu[1] MA Shoucun[2]
ZHOU Ji[3] LUO Bin[4] WANG Baojian[5] QIN Yuanming[6]

1. *Key Laboratory of Arid Climatic Change and Reducing Disaster of Gansu Province*, *Lanzhou Institute of Arid Meteorology*, *CMA*, *Lanzhou*, 730020; 2. *Qinghai Meteorological Service Centre*, *Xining*, 810001; 3. *Pudong New Area Weather Office of Shanghai*, *Shanghai*, 200030; 4. *Nanjing University of Information Science and Technology*, *Nanjing*, 210044; 5. *Lanzhou Central Meteorological Observatory*, *Lanzhou*, 730020; 6. *Jilin Meteorological Service*, *Changchun*, 130062

Abstract: Based on the animal experiments, the influence mechanism of cold wave on hypertension was discussed in this paper. The cold wave models were established by statistical downscaling method, and the cold wave processes were simulated in the meteorological environment simulation chamber (TEM1880). At the same time, the SHR and Wister rats were put into simulation chambers divided into low-temperature group and return-temperature group and subjected to the progresses of cold wave respectively. The following indexes were measured on experimental rats in batches in accordance with the process of cold wave process that occurred in different times: systolic blood pressure (SBP), heart rate (HR), weight, epinephrine(EPI), angiotensin Ⅱ (Ang Ⅱ) and whole blood viscosity(WBV). The results are as follows: compared with the control-group, SBP, HR, EPI, Ang Ⅱ and WBV of the experimental-group subjected to cold wave are higher. Except HR, the other physiological indexes of SHR group are more sensitive than the ones of Wister group. The indexes of low-temperature group are higher than return-temperature group except EPI and WBV. Cold waves can elevate HR, EPI, Ang Ⅱ and WBV which lead to a higher SBP so that it has a great impact on hypertension.

Key words: hypertension, cold wave, mechanism

张书余,王宝鉴,谢静芳,等.吉林省心脑血管疾病与气象条件关系分析和预报研究[J].气象,2010,36(9):115-119.

吉林省心脑血管疾病与气象条件关系分析和预报研究

张书余[1] 王宝鉴[2] 谢静芳[3] 秦元明[4]

(1. 中国气象局兰州干旱气象研究所,甘肃省干旱气候变化与减灾重点实验室,兰州 730020;2. 兰州中心气象台,兰州 730020;3. 吉林省专业气象台,长春 130056;4. 吉林省气象局,长春 130056)

摘 要:本文利用吉林省部分地区医院病例资料及气象资料,分析了吉林省心脑血管疾病与气象条件的关系。结果发现:心脑血管疾病的复发、加重与气象条件有一定的关系,但不同的患者对天气变化的敏感性有一定的差异。在各种天气条件中,以气压低、感觉闷热的影响最为显著,确认率达 74%。不论冬半年还是夏半年,长春市气压和气温的大幅变化都易引起冠心病复发,较大幅度的气压升高、气温下降对脑出血、脑梗死不利,高血压主要与气压的波动、相对湿度关系较为密切。辽源市心脑血管疾病在日平均气温和极端气温下降、气压上升时发病人数增加。气象要素影响心脑血管疾病的机理分析表明:高温、高湿天气将造成心排出量增加,心功能减弱,心排血量降低;强降温将导致人体内的肾上腺素水平上升,从而造成心跳加快,血压升高,同时寒冷刺激可使交感神经过度兴奋,诱发冠状动脉痉挛甚至心肌梗死。最后,建立了长春市和辽源市医疗气象预报模型。

关键词:吉林省;心脑血管疾病;气象条件;医疗气象预报

引言

人类健康往往受到如经济、文化、自然环境等诸多因素的综合影响,天气条件是自然环境中变化最多、最快、最显著的因子,它们在为人类提供必要生存条件的同时,其变化又常常引起多种疾病的发生[1~9]。心脑血管疾病(Cardio-vascular Disease, CVD)简称心血管病,其中对人类健康危害最为严重的是高血压、脑卒中、冠心病。据 2000 年世界卫生组织报告[7],全球每三个死亡的人中就有一人死于心脑血管疾病。我国每年死于心血管病的人数约 300 万,占总死亡人数的 45%[10],该病已经成为中国居民健康的“头号杀手”。研究表明,心脑血管疾病的发病率存在明显的季节性变化特征,冬季是心脑血管疾病的高发季节,秋冬季节的发病率占全年的 80%[11,12];同时疾病的突发以及心脑血管病人的死亡与环境温度的

基金项目:国家自然基金面上项目-冷空气对心脑血管疾病的影响及其机制研究(40975069).

作者简介:张书余,主要从事专业气象、天气预报研究工作. E-mail:Zhangsy@cma.gov.cn.

剧烈变化密切相关[13,14]。冷空气的活动以及高温炎热天气的持续都会导致患病率和死亡率的明显上升,其中冷空气活动对病人的影响显得更加突出[15,16]。

吉林省地处欧亚大陆的东部,接近我国亚寒带,四季更替明显,冬季寒冷漫长,受东北冷涡影响,冷空气活动频繁,与气象有关的疾病多且波及范围广。本文利用吉林省人民医院、辽源市中心医院和妇婴医院病例资料、随访调查结果以及气象资料,探索了心脑血管疾病与季节和天气变化的关系,找出了影响心脑血管疾病发病率的气象因子,进而建立了心脑血管疾病医疗气象预报模型。

1 资料来源

1.1 医疗资料为吉林省部分地区医院病历资料

(1)吉林省人民医院病案室 1992—2001 年的心脑血管病人的病例 219 例。其中,脑血管病例(含脑出血、脑梗死)93 例,冠心病病例 89 例(含心肌梗死等),高血压病例 37 例。

(2)吉林省人民医院高干病房调查资料。具体为脑梗死、脑出血、冠心病(包括心肌梗死、心绞痛、供血不足)等心脑血管疾病患者 144 人(表 1)。

(3)辽源市中心医院病案室 1998—2000 年及妇婴医院 1999—2000 年病例,共 1733 例。

表 1 吉林省人民医院高干病房心脑血管疾病患者调查资料

患者	人数	平均年龄	≥60 岁	40～50 岁	初次患病年龄	平均带病期
简介	125(男)/19(女)	69.7 岁	123 人	21 人	59.4 岁	10.3 年

1.2 气象资料

长春、辽源市对应同期的气象观测资料,包括最高(低)气温、日平均气温、日较差、24 小时变温、日平均气压、14 时气压、24 小时变压、日平均相对湿度、14 时相对湿度等。

2 长春市心脑血管疾病医疗气象预报

2.1 心脑血管疾病复发的气象条件分析

心脑血管疾病的复发、加重与季节及天气变化有一定的关系,但不同患者响应的敏感性有一定的差异。长春市被调查的 144 名患者中,认为该病的复发、加重与季节和天气变化有关系的患者占总数的 76%,其中认为关系显著占 63%;认为关系一般占 13%,有 34 人(占 24%)认为与气象条件没有关系,而主要与劳累、情绪等关系密切。

从季节变化看,49%的患者认为冬季是容易导致疾病复发加重的季节,其主要致病因素是强降温和低温寒冷天气,认为春季和秋季容易发病的患者分别占 38%和 23%,夏季只有

21%。从天气变化看(表2)，在13类天气条件中以气压低、感觉闷热对患者的影响最为显著，确认率达74%(女性达90%以上)，其次是阴天和降温天气，确认率达60%左右，约40%的患者认为降雨和高温天气时易复发加重，晴好天气和温暖、适宜、爽朗的天气最不易发病。

表2　患者对各种天气条件影响的确认率统计表(%)

患者　类别	性别	晴	阴	雨	雪	暖和	冷天	降温	高温	干燥	潮湿	适宜	闷热	爽朗
关系显著	男	1	70	52	34	0	27	70	47	18	32	0	70	0
	女	0	75	17	8	0	8	58	50	0	33	0	92	0
关系一般	男	0	7	0	0	7	13	33	20	7	0	0	73	0
	女	0	25	0	0	0	0	50	50	0	0	0	100	0
总体	/	1	60	39	25	1	22	63	44	14	26	0	74	0

2.2　季节和天气对不同性别患者的影响

从季节的影响来看，男性患者认为冬季影响最大，其次为春季，女性患者认为春季影响最大，其次为冬季。从天气的影响来看，女性患者对闷热天气影响的确认率比男性高出20多个百分点；对于雨雪天气、寒冷和降温等天气影响的确认率，男性明显高于女性。说明女性患者对闷热天气更为敏感，而男性患者对雨雪和寒冷低温天气较为敏感。

2.3　天气与带病期关系

患者对天气影响的确认程度除了受个体差异的影响之外，还与患者带病期长短有一定关系(表3)，带病期越长感觉天气影响越显著，感觉关系显著患者的平均带病期比认为没有关系的患者带病期长1倍多。分析其原因可能是带病期长的患者对自身疾病复发规律的认识、感受和经验的总结比带病期短的患者更加明确。

表3　3类患者初患年龄、现在年龄和带病期对比分析表

患者类别	比例/%	初患年龄/岁	现在年龄/岁	带病期/年
关系显著	63	59.2	71.9	12.7
关系一般	13	60.0	67.1	7.1
没有关系	24	59.6	65.2	5.6
总体平均	/	59.4	69.7	10.3

2.4　预报模型

吉林省夏半年气候温和适宜，高温和阴雨天气较少，持续时间也比较短，从全年发病率的变化来看，夏半年是心脑血管疾病发生率较低的季节。因此，分夏半年(5—9月)和冬半年(10月—次年4月)，分别建立医疗气象预报概念模型，具体判别条件如下。

夏半年：当 $T_{\min}>20$ ℃或 $\Delta T_{24}<-4$ ℃时，冠心病人易发病，当 $\Delta P_{24}\leqslant-4$ hPa，日平

均相对湿度>70%时，冠心病发病率增加，说明夏季闷热、潮湿的天气或明显降温对冠心病人极为不利。当夏季气温高即日最高气温达 30 ℃以上、最低气温达 22 ℃以上、日平均气温≥24 ℃，对脑出血、脑梗死的影响很大，另外气温及气压的大幅度波动时，对该病也极为不利。夏季高血压发病主要与气压的波动和相对湿度关系较为密切，具体表现为 24 小时变压正负值交替出现，日平均相对湿度≥90%时，发病率明显增加。

冬半年：心脑血管病人冬半年发病率占总数的 71.4%，远高于夏半年，表明冬半年的气象条件对病人不利。$\Delta P_{24}\geqslant 5$ hPa、$\Delta T_{24}\leqslant -5$ ℃ 和温度日较差≥14 ℃ 时，冠心病发病率较高。出现 $\Delta P_{24}\geqslant 5$ hPa、$\Delta T_{24}\leqslant -5$ ℃和日较差≥14 ℃时，对脑出血、脑梗死不利。高血压患者不仅与气压、气温的变化幅度有关，而且还与该要素的波动有关，具体表现为当 $\Delta P_{24}>5$ hPa、$\Delta T_{24}\leqslant 5$℃和 ΔP_{24}、ΔT_{24} 出现波动即正负交替出现时，对高血压患者不利，另外 1 日内气温日较差≥14 ℃ 时，对高血压患者也是不利的。

3 辽源市心脑血管疾病医疗气象预报

3.1 心脑血管疾病复发的气象条件分析

辽源市心脑血管疾病冬半年多发，其中春季最多(月平均 62 人，最多为 3 月)，冬季次之(月平均 56 人，最多为 12 月)，秋季第三(月平均 50 人，最多为 9 月)，夏季最少。为了分析辽源市疾病复发的气象条件，将日发病人数和日平均气温、日极端气温、日平均气压等气象要素的 24 小时变量值进行“0、1” 分类(表 4)，用气象倾向的估价(气象敏感度 m 值) 方法进行分析判断。

表 4 日发病人数和气象要素分类 (℃)

分类	病人数	日变温	最高气温 24 小时差	最低气温 24 小时差	日变压
0	≤2	≥0	>−2	≥0	≤0
1	≥3	<0	≤−2	<0	>0

m 值的计算方法为：

$$m=\frac{\text{某条件下发病人数/ 某条件下发病天数}}{\text{发病总人数/发病总天数}}$$

当 $m>1$ 时，发病人数多于平均值，表明该条件有利于发病人数增加；$m<1$ 时发病人数少于平均值，表明不利于发病人数增加，而且 m 与 1 的差值越大影响就越显著。对表 4 中两类情况的 m 值分别计算，各季节各要素为“0”类时，m 值均明显小于 1，要素为“1”类时，m 值均明显大于 1。由此可见，日平均气温和极端气温下降、气压上升时，导致发病人数增加，反之减少。对病例资料的分析和对患者的随访调查也证实了上述分析结果。如 2000 年 5 月 5 日，受冷空气影响，气压上升 9.1 hPa，气温下降 10.3 ℃，结果 5 月 5 日和 6 日心脑血管疾病发病人数达 7 人。

3.2　辽源市心脑血管疾病指数预报模型

根据以上分析，将预报日与前一天的日变温与日极端气温24小时变量相加，再与日变压相减，得到一个综合变量Y($Y=\Delta T_1+\Delta T_g+\Delta T_d-\Delta P$)，该变量反映日平均气温变量、最高气温变量、最低气温变量及气压变量对心脑血管发病率的综合影响，此变量值与日发病人数呈反相关，值越小，当天发病人数就越多。具体判据见表5。

表5　辽源市心脑血管疾病医疗气象预报等级指标

级别	春季	夏季	秋季	冬季
一级	$Y>3$	$Y>0$	$Y\geqslant-2$	$Y\geqslant-5$
二级	$-3\leqslant Y\leqslant3$	$-4<Y\leqslant0$	$-5\leqslant Y<-2$	$-5>Y\geqslant-10$
三级	$-13<Y<-3$	$-8<Y\leqslant-4$	$-10\leqslant Y<-5$	$-10>Y\geqslant-20$
四级	$-23<Y\leqslant-13$	$-12<Y\leqslant-8$	$-20\leqslant Y<-10$	$-20>Y\geqslant-30$
五级	$Y\leqslant-23$	$Y\leqslant-12$	$Y<-20$	$Y<-30$

4　气象要素影响心脑血管疾病的机理分析

流行病学研究和我国1979—1980年及1992年的抽样普查表明：高血压及冠心病的发病率东北明显高于南方。我们针对气压、温度和湿度三种气象要素引起心脑血管疾病复发的原因，进行了初步分析探讨，以提醒该类疾病患者在天气剧烈变化时注意预防。

4.1　高温、高湿

正常人体温一般恒定在37℃左右，这是在体温调节中枢控制下，产热和散热平衡的结果。当环境温度达到30 ℃左右时，便开始发汗，超过皮肤温度时，人体散热只能靠出汗以及皮肤和肺泡表面的蒸发。由于散热的需要，皮肤血管扩张，血液重新分配，同时心排出量增加，心负荷加重，最终导致心功能减弱，心排血量降低。另一方面，大量的高温出汗伴有盐的丢失，导致电解质紊乱和酸碱平衡失调而出现心律失常，同时丢失水分过多可引起循环障碍，特别是患有心脑血管疾病的老年人，在夏季持续高温时易发生周围循环衰竭，严重者可出现心力衰竭和脑水肿。当湿度较高时，特别是在通风不良或衣着较多时，即使温度不很高亦可发生上述高温条件下人体发生的一系列变化。

4.2　明显降温

气温的影响可使血压在冬季要比夏季高12/6 mmHg。有证据表明，气温每降低1 ℃，收缩压升高1.3 mmHg，舒张压升高0.6 mmHg。这是因为气温下降时，人体内的肾上腺素水平上升，体表血管收缩以减少热量的散发，同时肾上腺素使心跳加快，心输出量增加，导致血压升高。因此，高血压患者常因寒冷刺激导致血压急剧上升而发生脑卒中。气温不稳定

(转冷或转暖)气压变化大时,锋面可使人体血管的舒缩难以适应而导致中风发作。寒冷刺激可使交感神经过度兴奋,加上冠状动脉局部高敏性,可诱发冠状动脉痉挛而导致急性冠状动脉供血不足甚至心肌梗死。

4.3 气压

当气压下降时,氧分压也相应减低,导致人体缺氧,对呼吸和循环系统的影响明显。当大气与肺泡中氧分压之差缩小时,直接影响肺泡气体交换、血液携氧和结合氧在组织中释放的速度,致使肌体供氧不足产生缺氧。缺氧可导致动脉含氧量下降、交感神经活性增高、血容量及血液黏度增加、肾素分泌增加、肾上腺功能亢进等,以上改变均可使血压升高、心脏负荷加重,对氧的供需关系产生矛盾而诱发心肌缺血及心力衰竭,缺氧对冠心病伴有肺心病或广泛脑动脉硬化患者会进一步加重脑乏氧,严重者出现脑细胞变性、坏死、脑细胞水肿及脑间质水肿而危及生命。

5 小结

(1)心脑血管疾病的复发、加重与气象条件有一定的关系,但不同的患者对天气变化的敏感性有一定的差异。49%的长春市心脑血管疾病患者认为冬季是容易导致疾病复发加重的季节,而在各种天气条件中,以气压低、感觉闷热的影响最为显著,确认率达 74%,但同样的季节和天气条件对不同性别患者的影响是有差别的。辽源市心脑血管疾病也在冬半年多发。

(2)不论冬半年还是夏半年,长春市冠心病在气压和气温的变化幅度过大,都易引起该病复发;较大幅度的气压升高、气温下降和日较差对脑出血、脑梗死不利;高血压主要与气压的波动和相对湿度关系较为密切,当 ΔP_{24} 正负值交替出现,日平均 $RH \geqslant 90\%$ 时,发病率明显增加。

(3)辽源市心血管疾病在日平均气温和极端气温下降、气压上升时,发病人数增加,日平均气温和极端气温上升、气压下降时,发病人数减少。

(4)高温、高湿天气将造成心排血量增加,心负荷加重,心功能减弱,心排血量降低。强降温将导致人体内的肾上腺素水平上升,从而造成心跳加快,心输血量增加,血压升高;同时寒冷刺激可使交感神经过度兴奋,可诱发冠状动脉痉挛甚至心肌梗死。

(5)通过血脑管疾病与气象要素变化关系分析,建立了长春市和辽源市医疗气象预报模型。

参考文献

[1] 张德山,孙培源,赵娜,等. 北京市感染性腹泻疾病的医疗气象预报与应用研究[J]. 气象,2008,**34**(10):90-95.

[2] 朱飞叶,孙亚峰,宋明江,等. 医学气象学与 SARS 流行的相关性研究[J]. 中国中医药信息杂志,

2005,**12**(3):21-23.

[3] 谈荣梅,陈坤,屠春雨. 气象因素变化与霍乱发病的相关性研究[J]. 中国公共卫生,2003,**19**(4):416-417.

[4] 阴俊,谈建国,竺丽明. 不同地区慢性阻塞性肺病与气象因子相关性分析[J]. 气象科技,2007,**35**(6):841-844.

[5] 郑能雄,林云钦,郑高. 福州市主要传染病与气象因素关系的研究[J]. 中国公共卫生管理,2004,**20**(4):343-346.

[6] 谈建国,殷鹤宝,林松柏. 上海热浪与健康监测预警系统[J]. 应用气象学报,2002,**13**(3):356-363.

[7] 李萍阳. 从第18届国际生物气象会议看生物气象研究的进展与动向[J]. 气象,2010,**36**(2):136-141.

[8] 丁一汇,李巧萍,柳艳菊,等. 空气污染与气候变化[J]. 气象,2009,**35**(3):3-14.

[9] 王汝宽. 世界卫生组织,2000年世界卫生报告. 北京:人民卫生出版社,2000:11.

[10] 中国卫生部心血管病防治研究中心. 中国心血管病报告二〇〇五. 北京.

[11] 黄玉霞,许东蓓,王宝鉴,等. 兰州市医疗气象综合预报服务系统[J]. 气象,2002,**28**(8):56-57.

[12] 山义昌,徐太安,郑学山,等. 潍坊市四类疾病与气象环境的关系[J]. 气象,2001,**27**(11):52-54.

[13] 杨贤为,叶殿秀. 我国心脑血管病的医学气象研究[J]. 气象科技,2003,**31**(6):376-380.

[14] 谈建国,瞿惠春. 猝死与气象条件的关系[J]. 气象科技,2003,**31**(1):58-61.

[15] 王晓明,谢静芳,王宝书,等. 心脑血管疾病与气象要素关系分析及医疗气象等级预报[J]. 吉林气象,2002,**3**:32-35.

[16] 马有哲,丁秀兰,等. 北京地区急诊死亡与气象要素关系的探讨,气象,1998,**24**(4):54-57.

Study and Analysis of Relationship Between CVD and Weather Conditions and the Establishment of Medical Forecast in Jilin Province

ZHANG Shuyu[1]　WANG Baojian[2]　XIE Jingfang[3]　QIN Yuanming[4]

1. *Key Laboratories of Arid Climatic Change and Reducing Disaster of Gansu Province, Lanzhou Institute of Arid Meteorology, CMA, Lanzhou*, 730020

2. *Lanzhou Central Meteorological Observatory, Lanzhou*, 730020

3. *Jilin Professional Meteorological Observatory, Changchun*, 130056

4. *Jilin Provincial Meteorological Bureau, Changchun*, 130056

Abstract: Based on the clinical data of Jilin Province several hospitals and the corresponding meteorological data, this study has analyzed the relationship between CVD (cardio-cerebral vascular disease) and the weather conditions in Jilin Province. Results show that the recurrence and the aggravation of CVD have a certain relationship to the weather conditions, and different patients have different sensitivities to the weather changes. Among all the weather conditions, the impact of low air pressure and feeling of sultriness over the CVD are the most significant, with a confirmation rate of 74%. Whether in winter half year or summer half year, in Changchun City, both the sharp changes in air pressure and temperature are prone to cause coronary heart disease relapse, the relatively huge rise of air pressure and fall of air temperature are unfavorable to cerebral hemorrhage and cerebral infarction, and the high blood pressure is mainly related to air pressure fluctuations and relatively humid weather. In Liaoyuan City, the incidence of CVD increases along with the falling of average daily temperature, dropping of extreme temperature and rise of air pressure. Through the analysis of meteorological factors in the development of CVD, we also found that high-temperature and high humidity weather can lead to the increase of cardiac output and cardiac load, eventually result in the falling of cardiac function. Besides, strong temperature drop can cause the rise of body's adrenaline level, resulting in accelerated heart rate and blood pressure, and the stimulation of coldness can induce the over-excitement of sympathetic nerve, producing coronary spasm or even myocardial infarction. Finally, the medical weather forecasting model was established in Changchun and Liaoyuan City.

Key words: Jilin Province, CVD (cardio-cerebral vascular disease), Weather conditions, Medical weather forecast